Heike Mayer
Doris Iding

Partner-Yoga

Eine Bereicherung für
Körper, Geist und Seele

vianova

Heike Mayer
Doris Iding

Partner-Yoga

Eine Bereicherung für
Körper, Geist und Seele

vianova

Alle Fotos von Susanne Holzmann

2. Auflage 2009

Verlag Via Nova, Alte Landstraße 12, 36100 Petersberg

Telefon: (06 61) 6 29 73
Fax: (06 61) 9 67 95 60
E-Mail: info@verlag-vianova.de
Internet:
www.verlag-vianova.de
www.transpersonale.de

Projektmanagement: www.book-net.de
Umschlag, Design und Satz: www.vectordesign.de
Druck und Verarbeitung: Fuldaer Verlagsanstalt, 36037 Fulda

ISBN 978-3-936486-34-6

Widmung

Wir widmen
dieses Buch der Kraft,
die uns auf unserem Weg zur Wahrheit
wertvollstes Wissen vermittelt,
uns liebevoll begleitet und
uns zutiefst berührt.

Heike Mayer und Doris Iding

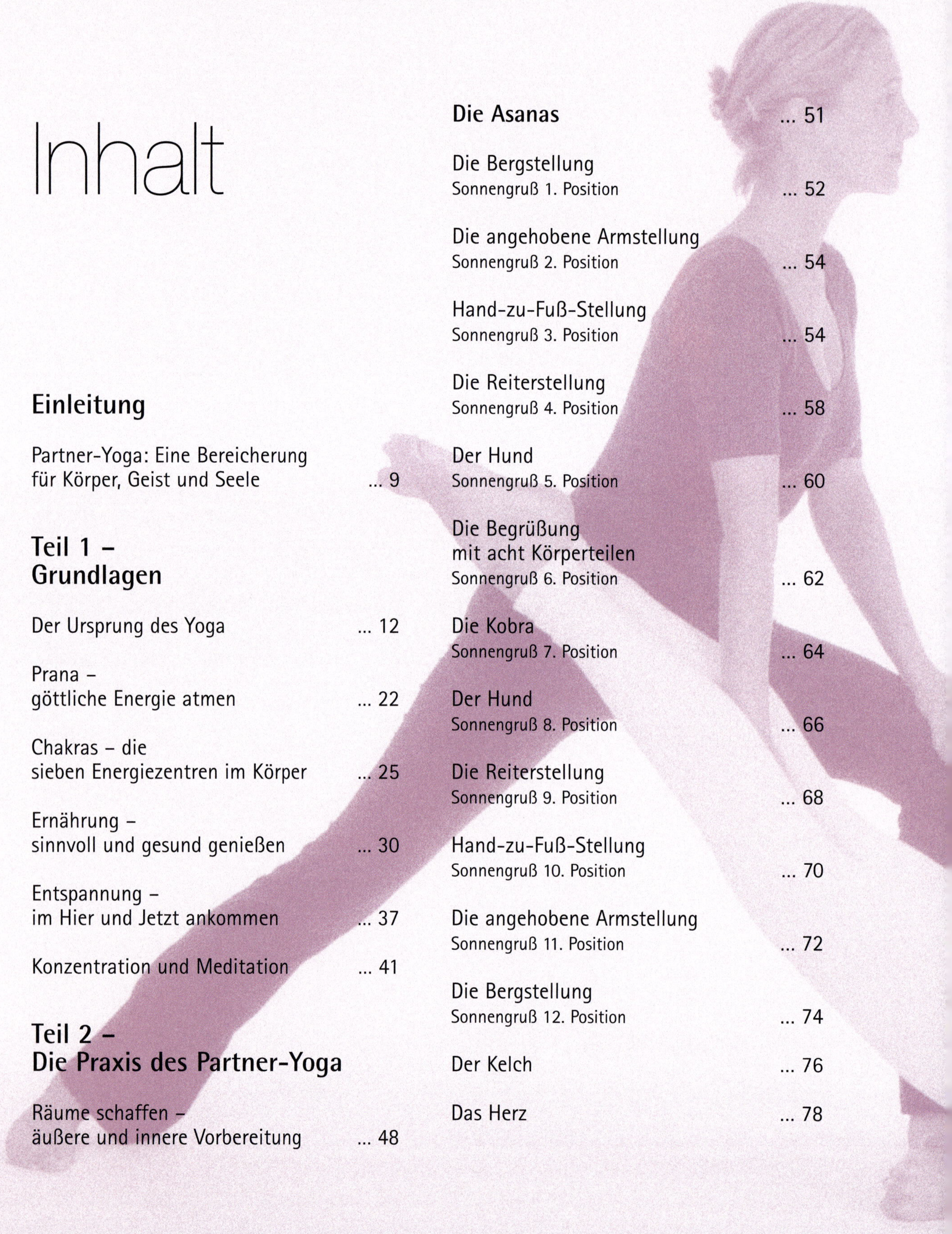

Inhalt

Teil 3 – Anhang

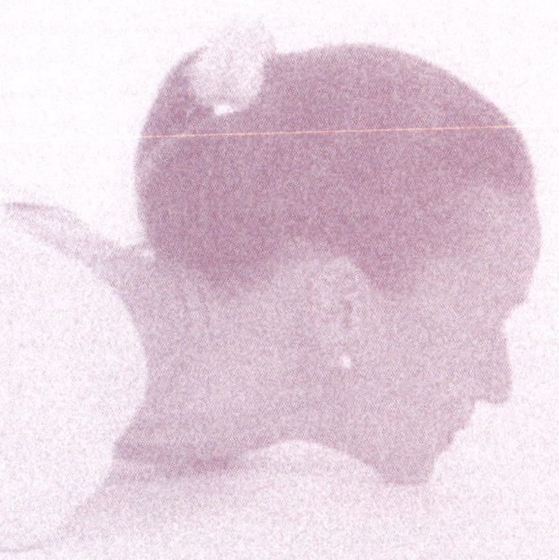

Einleitung

Partner-Yoga: eine Bereicherung für Körper, Geist und Seele

Dein Herz wird voll Liebe sein,
wenn es keine Barriere zwischen dir
und dem anderen gibt.
Jiddu Krishnamurti

Mit dem vorliegenden Buch möchten wir Sie mit einer bislang in Europa unbekannten Weise des Yoga bekannt machen. Der Partner-Yoga, der – wie der Name verrät – im Vergleich zum üblichen Yoga immer zu zweit geübt wird, bietet die Möglichkeit, Yoga in einer anderen Dynamik und Intensität zu erleben, als es beim normalen Yoga der Fall ist. Durch die Unterstützung des Partners können Sie Ihre vermeintlichen Grenzen in erstaunlichem Maße überschreiten. Bei der Durchführung der einzelnen Yoga-Stellungen werden Sie schnell spüren, dass Sie die ruhige, wärmespendende Hand Ihres Yoga-Partners entspannter in die gewünschte Stellung sinken lässt. Durch die Unterstützung des Partners gelingt es Ihnen leichter, Grenzen zu überschreiten und so eine neue Tiefe der Körper- und Selbsterfahrung zu erleben. Je mehr Sie sich auf die gemeinsame Yoga-Stellung einlassen, desto mehr wachsen Sie für diesen Zeitraum mit Ihrem Partner zu einer Einheit zusammen. Das spiegelt sich unter anderem im synchronen Atem wider. Dieser verbindet Sie nicht nur auf der grobstofflich-körperlichen, sondern auch auf der feinstofflich-geistigen Ebene. Sie werden erstaunt sein, wie schnell Sie ein Feingefühl dafür entwickeln werden, um zu erspüren, in welchem Moment Ihr Partner Ihre physische Unterstützung braucht, um tiefer in eine Yoga-Stellung hinein- bzw. leichter hinauszugehen, oder in welchem Moment Sie ihn allein durch Ihre mentale Präsenz unterstützen können.

Durch den bewussten, tiefen Atem werden Sie Ihren Körper nicht nur mit erhöhter Sauerstoffzufuhr verwöhnen, sondern Sie nehmen auch die universelle Kraft – das so genannte „Prana" – auf. Diese Kraft, die Sie mit dem Ursprung, dem Schöpfer und der Schöpfung verbindet, tanzt dann bei den gemeinsamen Yoga-Stellungen ihren Reigen. Die Ha-Tha-Energie fließt dabei zwischen Ihnen und Ihrem Partner und findet ihre Ergänzung in dem Gegenüber. Das Wechselspiel von Geben und Empfangen sowie von An- und Entspannung, das dabei entsteht, ist gekennzeichnet von Leichtigkeit und Freude. Je bedingungsloser Sie sich in den Yoga-Stellungen in die unterstützenden Hände des Partners begeben und je mehr Sie bereit sind, dabei loszulassen, desto größer kann das Vertrauen in Sie selbst, Ihren Partner und das Leben werden. Auch für (Ehe-)Paare eignet sich Partner-Yoga sehr gut. Häufig entsteht in langjährigen Beziehungen das Gefühl, nebeneinander her zu leben oder sich sogar voneinander zu entfernen. Durch eine liebevolle Begegnung während der Partner-Yoga-Erfahrung können Sie Ihrem Partner auf sehr feine, sinnliche Weise begegnen, die eine neue, achtsame Verbindung zwischen Ihnen und Ihrem Partner schaffen kann. Auch hier verbessert sich nicht nur die eigene Lebensqualität, sondern die Qualität Ihrer Beziehung. Sie werden auf vielen Ebenen davon profitieren und erkennen, dass Partner-Yoga eine Bereicherung in jeder Beziehung darstellt. Möge Ihnen dieses Buch eine harmonische Begegnung mit sich selbst und anderen Menschen vermitteln und Inspiration zur eigenen Kreativität sein.

Heike Mayer und Doris Iding

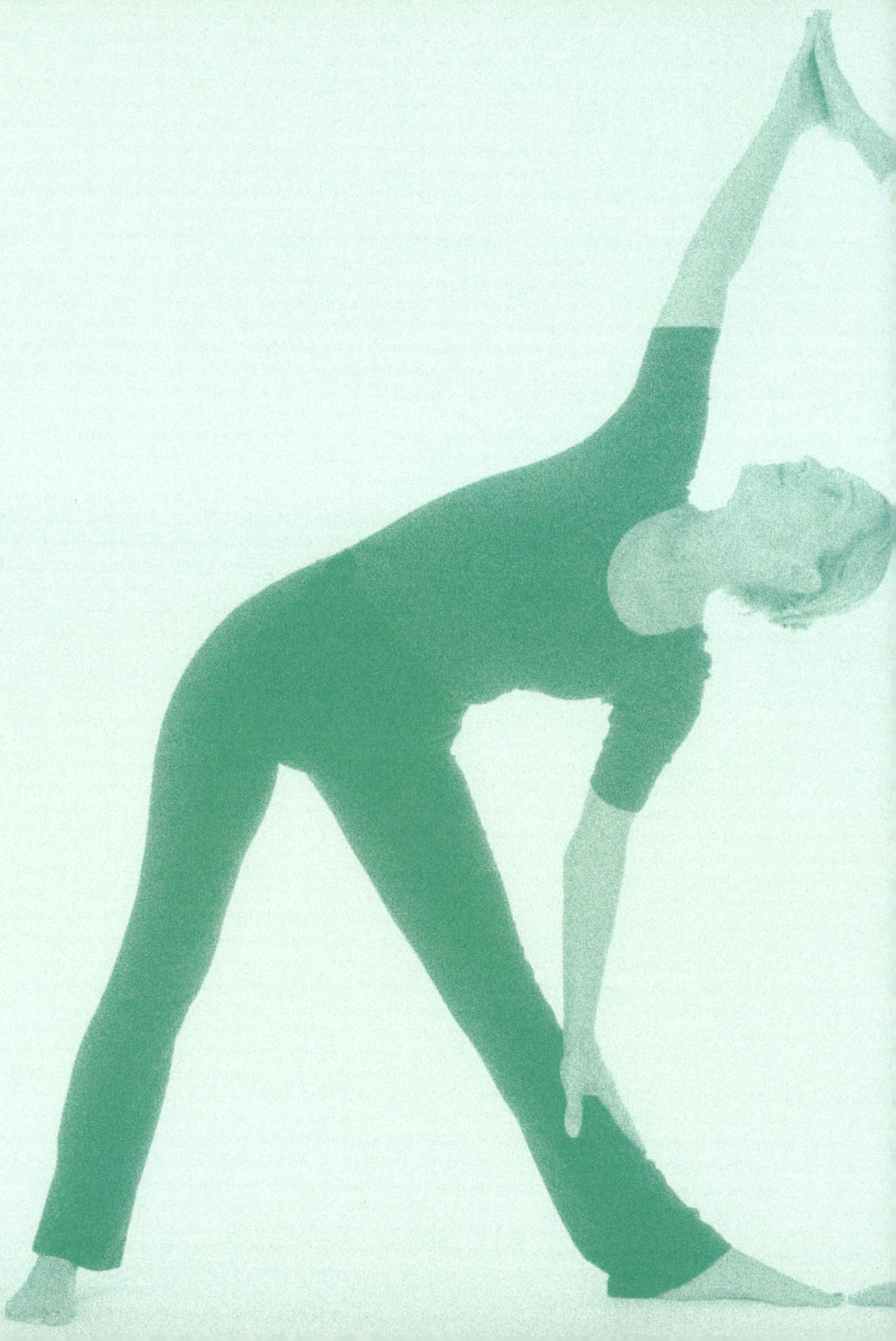

Teil 1
Grundlagen

Der Ursprung des Yoga

Prana –
göttliche Energie atmen

Chakras –
die sieben Energiezentren im Körper

Ernährung –
sinnvoll und gesund genießen

Entspannung –
im Hier und Jetzt ankommen

Konzentration und Meditation

Der Ursprung des Yoga

Der Weg aus der Unbewusstheit
in das göttliche Selbstbewusstsein,
das ist Yoga;
der Weg aus dem Sklaventum in die Freiheit,
das ist Yoga;
der Weg von der Isoliertheit in die Einheit,
das ist Yoga.
Elisabeth Haich[1]

Die Ursprünge des Jahrtausende alten Yoga verlieren sich im Dunkel der Zeit. Den genauen Ursprung aufzuzeigen erscheint nicht einfach, da Yoga immer wieder von verschiedenen Traditionen und Techniken inspiriert wurde, z.B. vom Schamanismus oder vom Asketismus. Erstmals erwähnt wurde Yoga in der großen Schriftsammlung der Veden, die die philosophische Grundlage des Hinduismus bilden. Veda (Wissen) ist die Sammelbezeichnung für die vier heiligsten und ältesten Schriften des Hinduismus. Sie werden teilweise auf mindestens 2500 Jahre vor Christus datiert.[2]

Die Hinduisten betrachten die Veda als ein zusammenhängendes Ganzes. Es ist keine Offenbarung, sondern wurde von Rishis (Sehern) durch höhere Erkenntnis geschaut und über einen sehr langen Zeitraum nur mündlich weitergegeben. Verfasst wurde die Veda in Sanskrit, der heiligen Sprache Indiens. Es gibt vier einzelne Veden, die *Samhita* genannt werden.

1. *Rig-Veda* – Die Sammlung der Götterhymnen
2. *Sama-Veda* – Die Sammlung der Opfergesänge
3. *Yajur-Veda* – Die Sammlung der Opfersprüche
4. *Atharva-Veda* – Die Sammlung der Zaubersprüche

Die Grundlage der Yoga-Lehren und der als Vedanta bekannten Philosophie stammen allerdings aus den *Upanishaden*, dem abschließenden Teil der Veden. Den Mittelpunkt der Vedanta bilden die Fragen um die höchste Wirklichkeit und das absolute Sein oder Bewusstsein, auch *Brahman* genannt. In den *Upanishaden*, die etwa 800 v. Chr. entstanden, wurde versucht, Antworten auf diese Fragen und die Stellung des Menschen in der Welt zu finden. Diese höchste Wirklichkeit wird teilweise als persönlich und teilweise als unpersönlich aufgefasst. Eine zentrale Rolle spielt hierbei auch die Erkenntnis der Identität vom *Atman*, dem individuellen Selbst des Menschen, und dem Brahman, der schöpferischen Kraft im gesamten Universum.

Ca. 600 v. Chr. erschienen die zwei großen Epen des Hinduismus: das *Ramayana* von Valmiki und das *Mahabharata* von Vyasa, das die *Bhagavad Gita*, die wohl bekannteste und zugleich beliebteste Schrift des Hinduismus, enthält. Das *Mahabharata*, die „größte Erzählung vom Krieg der Bharatas" gilt mit seinen über 100 000 Doppelversen als die umfangreichste Dichtung der Weltliteratur. Das Werk entstand zwischen 400 v. Chr. und 400 n. Chr.[3] Die zentrale Handlung des *Mahabharatas* findet sich in der *Bhagavad Gita*. Erzählt wird die Auseinandersetzung zweier verfeindeter Sippen, der *Kauravas* und der *Pandavas*. Beschrieben werden die komplizierten familiären Beziehungen zwischen den Sippen, die um die rechtmäßige Thronfolge streiten. Nach jahrzehntelanger Auseinandersetzung kommt es schließlich zu einem erbitterten Kampf, in dem die Pandavas den Sieg davontragen. Einer der Pandavas, *Arjuna*, hat den Gott *Krishna* (eine Inkarnation *Vishnus*) in Gestalt eines Wagenlenkers zur Seite.

Als Arjuna unter seinen Gegnern viele Blutsverwandte erkennt, verlässt ihn der Mut, und er will auf den Kampf verzichten. Daraufhin gibt sich Krishna zu erkennen und erklärt Arjuna, warum seine Teilnahme am Kampf seine Pflicht sei. Kein Wesen, so Krishna, könne leben, ohne tätig zu sein. Es komme lediglich darauf an, frei von den Erwartungen auf Lohn zu handeln. Ein solches Handeln würde dem göttlichen Gebot auch auf keinem Fall widersprechen, sondern es geradezu erfüllen. Darüber hinaus könne die unsterbliche Seele auch niemals getötet werden, sondern nur der physische Körper.[4]
Die *Bhagavad Gita* ist zugleich auch die bekannteste aller Yoga-Schriften, denn sie beschreibt umfassend die einzelnen Yoga-Wege, die aufzeigen, wie der Mensch durch rechtes Handeln und durch den rechten Glauben Befreiung im Leben erlangen kann.

Die unterschiedlichen Yoga-Wege

Besonders durchgesetzt haben sich vier Yoga-Wege: Bhakti-Yoga, Jnana-Yoga, Karma-Yoga und Raja-Yoga, wobei jeder Weg seinen eigenen Schwerpunkt hat. Aber allen Wegen gemein ist ihr Ziel, nämlich die Vereinigung mit dem Göttlichen. Jeder Mensch soll seiner eigenen Persönlichkeit gemäß einen Yoga-Weg wählen, wobei eine Synthese der vier Hauptwege empfohlen wird. Denn eine einseitige Beschäftigung mit einem Weg kann zu Unausgeglichenheit führen. Es ist ratsam, sich immer wieder mit allen vier Richtungen des Yoga zu beschäftigen. Meistens können wir sogar durch den Yoga-Weg, der uns am wenigsten anspricht, in unserem persönlichen Wachstumsprozess am meisten lernen.

Karma-Yoga

Wer handelt ohne jeden Hang und all sein Tun
der Gottheit weiht, wird durch das Böse nicht befleckt,
wie's Lotosblatt durch's Wasser nicht.
Mit ihrem Leib, Sinn und Verstand, und
mit den Sinnen ganz allein, tun die Andächt'gen
jede Tat, ganz ohne Hang – um rein zu sein.
Wer fromm aufgibt die Frucht der Tat,
erlangt die höchste Seelenruh,
wer unfromm hängt an dem Erfolg,
wird durch begehrliches Tun verstrickt.
Bewusst aufgebend alles Tun, sein selber
Herr, sitzt glücklich da.[5]

Karma-Yoga ist der Weg des selbstlosen Dienens. Der Karma-Yogi soll die Arbeit um ihrer selbst willen verrichten. Er soll sich dabei weder um Erfolg oder Anerkennung noch um Misserfolg oder Ablehnung kümmern. Während egoistisches Handeln dem Menschen negatives Karma auflädt, führt der Weg des Karma-Yoga den Menschen in die Freiheit, denn er strebt auf diesem Weg danach, der Menschheit ohne eigenen Nutzen zu dienen. Man sagt, dass sich der Geist beim Karma-Yoga am schnellsten reinigt und seine Grenzen transzendiert werden.

Bhakti-Yoga

Sri Krishna:
Die Herzen, die mir zugetan sind in getreuer Liebe
und mich mit unbedingter Gläubigkeit verehren,
erfassen inniger, was Yoga ist.
Rasch komme ich denen entgegen, die jegliches
Wirken mir darbringen und mit unverzagter Ergebung
einzig mich anbeten als ihre köstliche Wonne.
Weil sie mich lieben, sind sie die Meinen.
Irdischer Sorgen enthebe ich sie, rette sie vor den
Wellen des tödlichen Lebensmeeres.
Geh in mir auf, lass dein Gemüt in mir ruhen:
so wirst du ganz ohne Zweifel wohnen in mir –
hier und hernach.[6]

Bhakti-Yoga ist der Weg der Hingabe. Der Bhakti-Yogi wird in erster Linie durch die Kraft der Liebe motiviert und sieht in allem das Göttliche. Durch verschiedene Methoden wie die Rezitation von Mantren, Singen oder Beten unterwirft er sich dem Göttlichen und lenkt und wandelt seine Gefühle in reine Hingabe. Der Lobgesang spielt auf diesem Weg eine wichtige Rolle, weil durch die Rezitation emotionale Energie in Hingabe transformiert wird. Hier werden zum Beispiel Gefühle wie Zorn, Hass und Eifersucht in eine positive Richtung gelenkt.

Jnana-Yoga

Die Seele, in der Welt der Sinne sich bewegend und diese zugleich harmonisierend ...findet Ruhe in der Stille.
Bhagavad-Gita

Der Jnana-Yoga, das Yoga der Weisheit, wird als der schwierigste der vier Yoga-Wege betrachtet, da er große Willenskraft und geistige Anstrengung erfordert. Über die Vedanta-Philosophie setzt sich der Jnana-Yogi geistig mit der Erforschung seiner eigenen Natur auseinander. Mit Hilfe zweier wirkungsvoller intellektueller Methoden – *Viveka* (Unterscheidungsvermögen) und *Vairagya* (Objektivität)[7] – werden die Schleier der Illusion gelüftet, und der Jnana-Yogi wird zu einer direkten Einheitserfahrung mit Gott geführt.
Es wird empfohlen, den Jnana-Weg erst zu gehen, wenn man die Aspekte der anderen Yoga-Wege integriert hat.

Raja-Yoga

Den vierten Yoga-Weg stellt der Raja-Yoga dar. Die alten Yogis gingen davon aus, dass man durch bewusste Beobachtung des Geistes die Hindernisse erkennen kann, die sich einem in den Weg stellen. Welche Hindernisse es sind, die einen Menschen im Kreislauf der Wiedergeburten gefangen halten, hat der Weise Patanjali in den Yoga-Sutras zusammengefasst.

Patanjalis Sutras

Das ultimative Ziel des Raja Yoga ist es, dem ernsthaft Praktizierenden eine gründliche Transformation zu vermitteln. Dieses Ziel ist kein geringeres als die absolute Umwandlung einer scheinbar begrenzten, körperlich-mentalen und emotionalen Person in ein vollkommenes, erleuchtetes Wesen – von einem Individuum mit Neigungen und Abneigungen, Leiden und Freuden, Erfolgen und Misserfolgen in einen Weisen des dauerhaften Friedens, der Freude und selbstlosen Hingabe an die gesamte Schöpfung.
Sri Swami Satchidananda

Patanjali war der erste, der den Yoga systematisch zusammengefasst hat. Pantanjalis Sutras umfassen fast 200 Aphorismen, die in vier Bücher (Bereiche) aufgeteilt sind.

1. Buch über die Versenkung	*Samadhi Pada*
2. Buch über die Übung	*Sadhana Pada*
3. Buch über die (übernatürlichen) Kräfte	*Vibhuti Pada*
4. Buch über die Freiheit	*Kayvaly Pada*

Sutra heißt wörtlich „Faden". Im Yoga heißt es, dass die Sutras oder Leitfäden den, der sie befolgt zur Erkenntnis führen. Die Erkenntnis wiederum ist es, die es uns ermöglicht, den Schleier der Täuschung, Unwissenheit bzw. Illusion (Maya) Faden für Faden aufzulösen, um die Wahrheit schauen zu können.
Wenn Sie sich für den Yoga-Pfad entscheiden, gehen Sie ihn ganz bewusst Schritt für Schritt und mit ganzem Herzen. Pflegen Sie einen disziplinierten, aber auch gleichsam spielerischen Umgang, vor allem jedoch einen wertfreien!

Der achtfache Pfad des Patanjali

Durch das Praktizieren der Yoga Disziplinen
des achtgliedrigen Yoga schwinden
die Unreinheiten und das Licht derWeisheit, das
zur unterscheidenden Einsicht führt, geht auf.
Sutra 2, 28

Patanjali hat einen achtfachen Pfad entwickelt, der dem Menschen hilft, den rastlosen Geist zu beherrschen und den sich dahinter verbergenden immerwährenden Frieden wieder zu entdecken und zu leben. Hierbei haben alle acht Stufen eine gleich wichtige Stellung, denn nur wenn wir sie alle beachten und in unser Leben integrieren, können wir vollkommene Freiheit und inneren Frieden erfahren.

Der achtfache Pfad des Patanjali

1. Yama – Verhaltensregeln im Umgang mit anderen
Ahimsa – Gewaltlosigkeit
Satya – Wahrhaftigkeit
Asteya – Nicht-Stehlen
Brahmacharya – Mäßigung
Aparigraha – Nicht-Horten
2. Niyama – Selbstdisziplin
Saucha – Reinheit
Samtosha – Zufriedenheit
Tapasya – Schmerz annehmen, ohne zuzufügen
Svadhyaya – Studium heiliger Schriften
Ishvarapranidahanat – Hingabe an Gott
3. Asanas – Yoga-Stellungen
4. Pranayama – Kontrolle des Atems
5. Pratyahara – Zurückziehen der Sinne
6. Dharana – Konzentration
7. Dhyana – Meditation
8. Samadhi – Einheitserfahrung

1. Yama

Unter *Yama* werden moralisch-ethische Verhaltensregeln verstanden, die sich auf den Umgang mit anderen Menschen, Tieren sowie der gesamten Natur beziehen. Sie werden auch als äußere Disziplinen bezeichnet. Durch die Einhaltung dieser Tugenden wird ein Mensch darin unterstützt, sich von den Ursachen des Leidens wie Gier, Anhaften und Unwissenheit zu befreien. Dabei wird zwischen fünf Yama unterschieden:
Gewaltlosigkeit (*ahimsa*), Wahrhaftigkeit (*satya*), Nicht-Stehlen (*asteya*), Enthaltung von Kräftigung (*brahmacharya*) und Nicht-Horten (*aparigraha*).

Gewaltlosigkeit – ahimsa

In der Gegenwart
eines in Gewaltlosigkeit Gefestigten
enden alle Feindseligkeiten.
Sutra 2,35

Himsa bedeutet Schmerz, *A-himsa* keinen Schmerz zufügen. Dieses erste Sutra legt uns nahe, weder sich noch anderen Gewalt anzutun bzw. Schmerz zuzufügen, sei es in Form von Gedanken, Worten oder Taten. Ein Mensch, der diesen Grundsatz befolgt, gewinnt eine zunehmende harmonische Ausstrahlung, in der sich die Feindseligkeiten Andersgesinnter auflösen.
Das Sutra der Gewaltlosigkeit ist Grund für viele Yogis, auf den Konsum von Fleisch zu verzichten. Sri Swami Satchidananda hat seinen Schülern sogar ein Verhalten nahegelegt, sodass sich nicht einmal eine Ameise vor uns fürchten müsste.

Wahrhaftigkeit – satya

Dem in Wahrhaftigkeit Gefestigten,
ordnen sich Handlungen und deren Ergebnisse unter.
Sutra 2,36

Mit Wahrhaftigkeit ist Aufrichtigkeit, aber auch Kongruenz, die Stimmigkeit zwischen Gedanken, Worten und Werken gemeint. Wer über einen langen Zeitraum Wahrhaftigkeit lebt, dem wird eine enorme positive Gedankenkraft zuteil. Es ist, als würde uns die Schöpf-

ung nach einiger Zeit der Bewährung ein großes Vertrauen entgegenbringen, indem sich unsere Gedanken unmittelbar manifestieren können, sei es zum Segen oder Fluch, zur Zerstörung oder Heilung. Die Gedanken besitzen eine große Macht, mit der wir achtsam umgehen sollten. Mit der Festigung der Aufrichtigkeit tritt der Zustand der Furchtlosigkeit zu Tage. Denn wer nichts verbirgt, der hat auch keine Furcht, ertappt zu werden. Gibt es keine Lügen, wird das Leben zu einem offenen Buch.
Wenn der Geist klar und aufrichtig ist, zeigt sich das wahre Selbst ohne Verzerrungen, und wir erkennen die Wahrheit in ihrer ursprünglichen Natur.

Nicht-Stehlen – asteya

Zu dem im Nicht-Stehlen Gefestigten
kommt aller Reichtum.

Sutra 2, 37

Das Leben und jeder Atemzug sind ein Geschenk. Prana, die Lebensenergie, die uns am Leben erhält, empfangen wir aus Gnade, denn schließlich kann sie weder käuflich erworben, bestellt, reserviert, noch abonniert werden. Die Schöpfung schenkt Leben und Lebenskraft. Als Yoga Praktizierende sollten wir jeden Atemzug mit Ehrfurcht empfangen und ihn zum Nutzen anderer einsetzen. Dann stehlen wir nicht.
In großen Zusammenhängen bedeutet Nicht-Stehlen das angemessene Ausschöpfen der natürlichen Ressourcen genauso wie die Achtung und das Nicht-Stehlen geistigen Eigentums anderer Menschen. Für den Einzelnen kann es das zuverlässige Erbringen der vollen Arbeitsleistung sein, statt Privatgespräche auf Firmenkosten zu führen, oder Dinge, die ein anderer gut brauchen oder nutzen könnte, zu teilen, statt zu horten. Ein gesundes Gleichgewicht von Geben und Empfangen sollte stets bewahrt bleiben, um diesem Sutra gerecht zu werden.
Reichtum wird dem zuteil, der ihm nicht mehr nachjagt, dem, der in Freiheit geben und empfangen kann.

Mäßigung von Sinnlichkeit – brahmacharya

Ein in Enthaltsamkeit Gefestigter
gewinnt geistige Lebenskraft.

Sutra 2, 38

Unter *brahma* versteht man das höchste, göttliche Prinzip im Hinduismus. Mit *charya* wird der Lebenswandel bezeichnet, der dem yogischen Prinzip entsprechend auf eine Mäßigung der Sinnlichkeit angelegt ist. Dabei muss man natürlich darauf achten, dass der Wunsch nach sinnlichen Erfahrungen nicht nur abgespalten und unterdrückt wird, sondern dass diese Erfahrungen transformiert werden.
Im Grunde genommen geht es hier um die Erhaltung der Lebenskraft und den bewussten Umgang mit der Sexualität. Da das Sperma als der wertvollste „Saft" des Mannes gilt, der ursprünglich für neues Leben bestimmt ist, bedeutet ein Samenerguss einen hohen Energieverlust.
Mäßigung sollten wir jedoch in allen Bereichen des Lebens üben, um uns vom Sklaven zum Meister unserer Sinne zu entwickeln. Dann erleben wir freies Genießen statt zwanghaftes Konsumieren. Eingesparte Lebenskraft kann dann in feinstofflichere Ebenen aufsteigen und einfließen, um zum Beispiel unsere Nerven aufzubauen und unsere geistige Leistungskraft zu steigern.

Nicht-Horten – aparigraha

Jemand, der im Nicht-Besitzergreifen (Begierdelosigkeit)
fest gegründet ist, erkennt das Wesen des Lebens.

Sutra 2, 39

Der Begriff aparigraha bedeutet wörtlich „nicht nach allen Seiten greifen", das heißt, von Begierden und Horten, was eine Form des Stehlens darstellt, Abstand zu nehmen. Eine weitere Interpretation ist, das Nicht-Annehmen von Geschenken. Häufig erhalten wir Geschenke, die nur ein Vorschuss auf eine spätere Verpflichtung sind. Das Annehmen eines solchen Geschenkes bindet uns und lässt uns unsere Neutralität verlieren.
Ist der Geist jedoch frei von Wünschen und Verpflichtungen, wird er ruhig und klar. Dann gewinnen wir

die Fähigkeit zu sehen, wie unsere Wünsche unsere gegenwärtige Geburt verursacht haben.
Das Nicht-Begehren ist in einer Gesellschaft wie der unseren, in der tagtäglich neue Bedürfnisse geschaffen werden, schwierig und bedarf einer ungeheueren Selbstdisziplin.

2. Niyama

Während es bei den Yama um das Verhalten des Yogis in Bezug auf seine Um- und Mitwelt geht, sind *Niyama* positive Empfehlungen, nach denen ein Yogi streben sollte.

Innere und äußere Reinheit – saucha

Aus der Übung der Reinheit
erfährt der Übende Heiterkeit des Geistes,
Konzentration, Beherrschung der Sinne
und die Fähigkeit,
das wahre Selbst zu schauen.
Sutra 2, 41

Durch die Erkenntnis, dass der Körper nicht mehr als die vergängliche Hülle unseres unsterblichen, göttlichen Bewusstseins ist, verliert er mehr und mehr an Bedeutung. Somit achten wir zwar auf die Reinhaltung des „Seelentempels", lösen uns jedoch sowohl aus der Körperidentifikation als auch dem Begehren, mit anderen Körpern in Kontakt zu kommen. Dann suchen wir weit mehr die seelisch-geistige Berührung mit dem anderen und die Begegnung mit dem göttlichen Bewusstsein.
Das Verständnis, dass der Körper nur die grobstoffliche Manifestation unseres Bewusstseins ist, verschafft uns Zugang zu feinstofflicheren Ebenen unseres Seins und reinigt gleichzeitig unser Herz. Ein reines Herz ist wiederum immer glücklich. Natürliche Folge ist die Fähigkeit zur Konzentration und der Schau des wahren Selbst. Seien Sie einfach um Reinheit in Gedanken, Worten und Taten bemüht. Zwar bringt uns diese Haltung vielleicht nicht den großen Erfolg, nach dem ein Ego verlangt, aber sie verleiht uns den ruhigen Geist, der uns zur ersehnten Erkenntnis führt.

Zufriedenheit – samtosha

Durch Zufriedenheit
wird höchste Freude gewonnen.
Sutra 2, 42

Wertschätzung, Dankbarkeit zu empfinden für das, was uns geschenkt ist, anstatt das zu beklagen, worüber wir nicht verfügen; in der Tiefe des Augenblicks zu finden, anstatt in der fernen Zukunft zu suchen, darin liegt das Geheimnis der Zufriedenheit. Darin verbergen sich Friede und wahre Freiheit. Freiheit heißt nicht, sich alles leisten und sich alle Wünsche erfüllen zu können, sondern unabhängig von äußeren Bedingungen stets in sich zu ruhen.
Befriedigung dagegen strebt nach der Erfüllung im Außen, wo sie aber nur kurzweilig erlebt werden und wo ein Wunsch auf den anderen folgt oder die Erfüllung von der Angst des Verlustes gejagt wird.
Wünsche, Sehnsüchte binden uns an die irdische und vergängliche Welt, während uns die Zufriedenheit den Weg in die Unabhängigkeit und Beständigkeit ebnet. In dem Moment, wo der Mensch nicht mehr gierig nach Besitztümern strebt und seine Erfüllung im Inneren sucht, entsteht Zufriedenheit.

Schmerz annehmen ohne Schmerz zuzufügen – tapasya

Durch Enthaltsamkeit werden Unreinheiten des Körpers
und der Sinne ausgelöscht und magische Kräfte gewonnen.
Sutra 2, 43

Wörtlich übersetzt bedeutet *tapas* „Hitze" oder „Glut". Diese Glut verbrennt die äußeren Unreinheiten, alles Überflüssige, um das im Innern verborgene, reine Bewusstsein mehr und mehr zum Vorschein zu bringen.
Tapasya – auch mit Askese oder Enthaltsamkeit übersetzt – kann durch gezielte Enthaltsamkeit oder durch das Annehmen von Schmerz praktiziert werden. Physisch kann Enthaltsamkeit durch Fasten, verbal durch Schweigen und mental durch das Loslassen alter Gedankenmuster geübt werden. Durch den freiwilligen Entzug weltlicher Genüsse bringt der Praktizierende Gott ein inneres Opfer dar und gewinnt durch den diszi-

plinierten Einsatz seiner Willenskraft magische Kräfte. Durch das Überwinden körperlicher und sinnlicher Schwächen findet er Zugang zu den bis dahin latenten psychischen Fähigkeiten.
Schmerz kann aber auch durch Krankheit oder körperliche Verletzung erlebt oder durch persönliche Kränkung ausgelöst werden. Ihn zu ertragen, ohne im Gegenzug Schmerz zuzufügen, ist eine hohe Kunst in der Yoga-Praxis.
Versuchen Sie sich mit dem Gedanken der Läuterung zu stärken. So wie ein schmutziges Kleidungsstück früher den Prozess des Einseifens, Schrubbens, Reibens, Schleuderns, Auswringens, Schlagens und Bügelns erdulden musste, um sauber bzw. rein zu werden, so muss sich auch ein Mensch dem Läuterungsprozess stellen, wenn er in den Genuss der Erleuchtung kommen möchte.

Studium der heiligen Schriften – swadhyaya

Durch das Studium heiliger Schriften
entsteht Verbindung mit der gewählten Gottheit.
Sutra 2, 44

Das Studium heiliger Schriften schließt selbstverständlich jede Art religiöser Übungen, wie unsere persönliche Yoga-Praxis (*sadhana*) ein. Durch stete Wiederholung unseres speziellen Gebetes (*mantras*) erscheint uns die Gottheit, die mit dem Mantra verbunden ist. Jedes Mantra spricht eine bestimmte Form an, eine Gottheit, die als Repräsentant eines bestimmten Aspektes des einen Gottes steht. Auf das Christentum bezogen baut ein Gläubiger, der zu Jesus, Maria oder einem bestimmten Heiligen betet, eine innige Verbindung zu dieser Form Gottes auf. Es kann passieren, dass ihm der Vertreter der göttlichen Allmacht, Allgegenwärtigkeit und Allwissenheit als Vision, Licht oder Klang erscheint. Die Mantra-Wiederholung (*japa yoga*) entspricht dem Rosenkranzgebet aus dem Christentum.
Wir sollten uns stets in Erinnerung rufen, dass Erleuchtung nicht aus Büchern erworben werden kann. Das Wissen muss in den Alltag einfließen und in der Praxis angewandt werden. Selbst ein Analphabet kann das ganze Universum als seine Universität nutzen und durch aufmerksames Beobachten und stille Achtsamkeit das gleiche Ziel erreichen, wie ein Student, der tatsächlich an der Universität studiert. So bietet die Schöpfung unzähligen inkarnierten Seelen stets unzählige Möglichkeiten.

Hingabe an das Höchste – ishvara pranidhana

Durch vollkommene Hingabe an Gott
gewinnen wir samadhi (Erleuchtungszustand).
Sutra 2, 45

Ishvara pranidhana ist ein Leben der Hingabe, in dem alles Gott gewidmet wird. Wer oder was ist Gott? Die göttliche Gegenwart ist in allem zu finden, bringt sich in der gesamten Schöpfung zum Ausdruck, sei es im Menschen, der Kreatur, der Natur, aber ebenso in der Materie. Ein Bhakti-Yogi, der den Weg der Hingabe gewählt hat, ist bemüht, jede Tätigkeit in einen Gottes-Dienst zu verwandeln, indem er Achtsamkeit im Umgang mit Menschen und Dingen walten lässt.
Indem wir uns dem, was wir tun hingeben, ja unserem ganzen Leben widmen, befreien wir uns aus jeglicher Verhaftung und den daraus resultierenden Sorgen. In einem der Verse der *Bhagavad Gita* steht: „Tu alles in meinem Namen. Dann wirst du Frieden und Freude ernten."
Hingabe ist mit bedingungslosem Vertrauen und unerschütterlichem Glauben an Gott geknüpft, der uns zwar nicht immer alles gibt, was wir wollen, doch sicherlich alles, was wir brauchen.
Der Weg der Hingabe ist der in allen Religionen am meisten verbreitete. Manche bezeichnen ihn auch als den leichtesten.

Abschließend ist noch zu erwähnen, dass es im Grunde genügt, einen dieser Wege zu gehen. Denn wenn man bemüht ist, eine dieser Tugenden so gut wie möglich zu praktizieren, werden Konzentration, Meditation und möglicherweise die Erleuchtung (*samadhi*) folgen. Dann wird der Geist rein und ruhig, Meditation ist kein Zwang mehr und geschieht ganz natürlich und von selbst.

3. Asana – Körperstellung

Asana ist eine stete, bequeme Stellung.
Sutra 2, 46

Die *Asanas* werden im Westen oft im begrenzten Sinne als Yoga verstanden, sind im Grunde jedoch zur Vorbereitung für die Meditation entwickelt worden. Damit der Körper über längere Zeit still und regungslos sitzen kann, hat man ein Übungsprogramm für den Körper entworfen, das ihn einerseits geschmeidig und flexibel und andererseits als Behausung der Seele gesund und kraftvoll erhält. Asanas sind die Körperstellungen, die vor allen Dingen im Hatha-Yoga praktiziert werden. Im ursprünglichen Sinne bedeutet Asana „Sitz", womit die aufrechte, stabile Haltung gemeint ist, in der der Yogi meditiert.
Als Meditationssitz hat sich eine Vielzahl verschiedener Körperstellungen entwickelt. Alle Stellungen haben das Ziel, den Körper und den Geist zur Ruhe zu bringen und zu erreichen, dass man nicht immer von seinen körperlichen und geistigen Begierden beherrscht und abgelenkt wird. Darüber hinaus haben Asanas eine harmonisierende, gesundheitsfördernde Wirkung auf Körper und Geist, die heute eine wichtige Rolle spielt. Für viele Menschen ist der gesundheitliche Aspekt auch ein Grund, warum sie mit Yoga beginnen. Im Laufe der Praxis erkennen sie dann jedoch, dass Yoga weitaus mehr ist als nur die Ausübung der Asanas.

4. Pranayama – Kontrolle der Lebensenergie

Nachdem man die Stellung gemeistert hat,
muss man die Kontrolle über die Bewegung der Einatmung
und Ausatmung gewinnen. Das ist Pranayama.
Sutra 2, 49

Im ursprünglichen Sinne versteht man unter Pranayama die Kontrolle und das bewusste Lenken der Lebenskraft über den Atem. Im Yoga ist man davon überzeugt, dass man durch die Kontrolle des Atems in der Lage ist, Kontrolle über das Bewusstsein zu gewinnen. Pranayama beinhaltet aber auch noch viel mehr als die Kontrolle des reinen Atems.

Durch den bewussten Atem gelingt es uns nicht nur, mehr Sauerstoff, sondern auch mehr Prana aufzunehmen bzw. in Bewegung zu setzen. Prana empfangen wir einerseits über die Einatmung aus der Atmosphäre, andererseits verfügen wir über ein eigenes Prana-Reservoir, die Kundalini-Energie. In schlafender Form, als eingerollte Kobra symbolisiert, ruht sie an der Basis der Wirbelsäule, dem Wuzelchakra. Langsam soll sie erweckt und zum Tanzen gebracht werden, um dann von den grobstofflichen, körperlichen Energiezentren (*chakras*) hinauf zu den geistig-spirituellen Bewusstseinsebenen unseres Seins gelenkt zu werden.
Das Prana fließt durch Energiekanälchen, die so genannten *Nadis*. Das Hauptnadi verläuft im Wirbelkanal, heißt *Sushumna* und ist im Grobstofflichen mit dem Rückenmark gleichzusetzen. Umspielt wird Sushumna von *Ida* und *Pingala*. Ida verläuft links der Wirbelsäule und ist mit dem linken Nasenloch verbunden, das die kühle, feminine Energie repräsentiert. Pingala verläuft rechts der Wirbelsäule und ist mit dem rechten Nasenloch verbunden. Pingala steht für die maskuline, feurige Energie. Mit der Praxis des Pranayama bewegen wir uns langsam in die feinstofflicheren Ebenen, unseres Seins. Die Praxis beginnt mit dem bewussten Ein- und Ausatmen, dem ruhigen Lenken und Ausdehnen der Atemphasen.
Bevor Sie das Anhalten des Atems üben, sollten Sie ohne weiteres 20 Runden lang auf 20 aus und auf 10 einatmen können. Erst dann sollten Sie das Anhalten in Ihre persönliche Pranayama-Praxis einbauen.
Das System der Nadis (Energiebahnen) ist höchst sensibel und kann bei Missbrauch durch die kraftvollen Atemtechniken Schaden nehmen. Ein guter Vergleich ist ein Elektrogerät, das auf 110 Volt eingestellt ist, aber an ein 220 Volt-Netz angeschlossen wird. Die Kabel brennen durch. So muss auch unser Nerven- bzw. Nadi-System erst einmal durch reinen Lebenswandel vorbereitet werden, bevor wir die Erweckung der überaus kraftvollen Kundalini-Energie anstreben. Achtet man auf die vorherigen Stufen, erwacht die kosmische Kraft ohnehin auf ganz natürlich Weise.

5. Pratyahara

Wenn die Sinne sich von den Objekten zurückziehen,
und sozusagen in das Eigenwesen
des Geistes eingehen, so heißt dieser Zustand pratyahara.
Sutra 2,54

Bei der fünften Stufe auf dem Weg des Patanjali versucht man, sich durch das „Zurückziehen der Sinne" bzw. „Beherrschung der Sinne" von der Außenwelt und ihren Reizen unabhängig zu machen. Wenn wir es nicht gewohnt sind, unsere Sinneseindrücke zu beherrschen, reagiert der Geist auf die meisten Sinneseindrücke entweder mit der Sehnsucht, diese Sinneseindrücke zu vertiefen, oder aber mit Ablehnung und dem daraus folgenden Wunsch, sich diesen Eindrücken zu entziehen. Durch Yoga lernt der Mensch, nicht unmittelbar auf jeden Sinneseindruck zu reagieren, sondern ihn aufmerksam zu beobachten. Durch deren Wahrnehmung schafft er sich Einblick in sein eigenes Gemüt. Versteht er es, gelingt die Kontrolle umso leichter.

Wünsche werden durch unsere Sinne geweckt und lenken die Aufmerksamkeit, die der Yogi auf das Wahre und Unvergängliche im Inneren zu richten bemüht ist, immer wieder nach außen. Im Außen ist jedoch die Scheinwelt, das Unwahre, Vergängliche und somit Unzuverlässige, nicht immer Einschätzbare. Jeder erfüllte Wunsch bringt nur vorübergehendes Glück und geht meist einher mit der Angst, es wieder zu verlieren. Wer das erkannt hat, ist wahrlich motiviert, den beschwerlichen Weg zum dauerhaften Glück im Innen zu beschreiten.

Das bedeutet dann auch wiederum, dass der Geist immer mehr zur Ruhe kommt und nicht mehr von den Sinneseindrücken der Außenwelt abhängig ist, sondern mit der Zeit spürt, dass wahrer Friede nur durch inneren Reichtum erzielt werden kann. In anderen Worten: Wir müssen uns vom Haben zum Sein entwickeln. Was wir besitzen, können wir jederzeit verlieren, was wir sind, kann uns keiner nehmen und kann durch nichts zustört werden. Erst wer nicht mehr von seinen Sinnen beherrscht wird, also in der Lage ist, Pratyahara zu praktizieren, der kann sich gut konzentrieren. Unser Geist, der sich durch viele Gedanken und Sinneseindrücke ablenken lässt, ist es nicht gewohnt, sich über einen längeren Zeitraum auf eine Sache zu konzentrieren.

6. Dharana

Dharana ist das Binden des Geistes
an einen Ort, ein Objekt oder eine Vorstellung.
Sutra 3,1

Während die letzten Sutras noch dem Buch II – dem Buch der Übung – zugeordnet sind, bilden die letzten drei Stufen den Einstieg in das Buch III, das von den übernatürlichen, außersinnlichen Kräften handelt.

Es ist die Natur des Geistes, sprunghaft und rastlos von einem Gedanken zum anderen zu springen, sich zu zerstreuen.

Konzentration ist die Vorstufe der Meditation, mit der wir uns bemühen, unsere mentale Kraft zu bündeln und gleichzeitig den Geist zu zügeln, indem wir ihn an einen Gedanken, an eine Sache, an einen Ort binden. Bei jedem Abschweifen holen wir den Geist unermüdlich zurück, um ihn behutsam, aber konsequent zu schulen.

Vergleichen wir den Geist mit einem Welpen, so haben sie vieles gemeinsam. Sie sind beide neugierig, verspielt, ausgelassen, sprunghaft und oft außer Rand und Band, nicht aus Bösartigkeit, sondern weil es ihrer Natur entspricht. Es ist ratsam, liebevoll mit dem Geist umzugehen, um ihn weder durch übertriebene Strenge noch zu große Ungeduld zu entmutigen oder zu überfordern.

„Wie du denkst, so wirst du", lautet eine alte Weisheit. Deshalb ist die Wahl des Objekts, Gedankens oder Ortes, an den wir den Geist binden, von großer Wichtigkeit. Durch die Konzentration stellen wir eine Verbindung zwischen Objekt und uns als Subjekt her. Durch sie fließen Energien, und wir nehmen je nach Länge und Intensität der Konzentration auf das jeweilige Objekt dessen Schwingungsqualität an. Die Energie folgt stets unserer Aufmerksamkeit.

Zu Beginn bietet sich die Betrachtung eines Gegenstandes an. Zum Beispiel *Tratak*, das konzentrierte Schauen auf eine Kerzenflamme oder eine Blume. Der Anblick soll wohltuend sein und das innere Licht nähren. Eine Blume spiegelt die Großartigkeit der Schöpfung in einer einzigen Pflanze wider und erfüllt uns mit Ehrfurcht und Staunen. Die Konzentration bildet die Basis für die siebte Stufe, die Meditation, und für die achte Stufe, den Samadhi. Die fünfte, sechste, siebte und achte Stufe gehören somit unmittelbar zusammen.

7. Dhyana

Die Meditation bildet die Vorbereitung auf die höchste Stufe auf dem Pfad des Patanjali. Durch die Meditation lernen wir, den Geist zu beruhigen und zum Beobachter der eigenen Gedanken zu werden. In der Meditation hat der Meditierende alle Sinne unter Kontrolle und ist in der Lage, sich ganz und gar auf einen einzigen Punkt zu konzentrieren, mit dem er dann auf der achten Stufe verschmilzt.

Grundsätzlich unterscheidet man zwischen zwei Formen der Meditation, der gegenstandsfreien Meditation, *Nirguna*, und der gegenständlichen Meditation, die so genannte *Saguna*.

Bei der Meditation mit der Silbe OM handelt es sich zum Beispiel um eine gegenstandslose Meditation, weil sie nichts ist als Klang. Nirguna bezeichnet außerdem auch die höchste Wirklichkeit, die jenseits aller Eigenschaften existiert.

Bei der Saguna-Meditation hingegen arbeitet man mit Visualisationen – wie zum Beispiel der einer Gottheit – oder mit einem Mantra. Diese Form soll den Meditierenden darin unterstützen, sich vollkommen mit der Gottheit (oder dem Heiligen) zu identifizieren, um dann letztlich mit ihr zu verschmelzen.

8. Samadhi

Wenn die Meditation die wahre Natur des Objekts zum Leuchten bringt und seine eigene Identität entblößt ist, das ist Samadhi.

Sutra 3,3

Samadhi ist das Ziel der Meditation, in der der Meditierende vom Wissen zum Sein übergeht. Projektionen lösen sich auf in der reinen Schau der Dinge, wie sie sind, nicht, wie sie zu sein scheinen. Es ist die Verschmelzung, die Einswerdung zwischen Subjekt und Objekt, zwischen dem Praktizierenden und Gott. Die Trennung zwischen den beiden löst sich auf und damit das Ich-Bewusstsein, weil man mit der Kraft des Objekts völlig vereint ist.

Samadhi kann nicht bewusst praktiziert werden. Konzentration und Meditation können wir üben, aber Samadhi ist der Moment, wo dem Übenden aufgrund seiner steten Bemühung die Gnade der Schöpfung zuteil wird.

Selbst Samadhi ist in verschiedene Stadien unterteilt. Erst in der allerhöchsten Stufe des Samadhi erlebt der Übende die absolute Befreiung jeglicher Selbstsucht. Dieser Samadhi heißt *Jivan-mukta*. *Mukta* bedeutet befreit, *jivan*, während man lebt. In einer solchen Versenkung ist der Yogi frei von allen körperlichen und seelischen Begierden und erkennt darüber hinaus die Zusammenhänge aller Dinge und Wesen.

Samadhi erreicht zu haben heißt also nicht, wie versteinert dazusitzen, sondern sehr wohl nützlich und sogar aktiver als andere zu sein. Die Dynamik ist intensiver, aber sie erscheint ruhiger.

Prana –

die göttliche Energie atmen

Dreifach ist der Rhythmus des Lebens:
Nehmend – gebend – selbstversunken.
Einatmend nehm' ich die Welt in mir auf.
Ausatmend gebe der Welt ich mich hin.
Leergeworden leb' ich mich selbst –
Lebe entselbstet und öffne mich neu:
Einatmend nehm' ich die Welt in mir auf.
Ausatmend gebe der Welt ich mich hin.
Entleert erleb' ich die Fülle,
entformt erfüll' ich die Form.

Lama Govinda

Was ist Prana? Man nennt Prana auch Lebensenergie, die alles durchströmt, belebt und bewegt. Ohne Prana, kein Leben. Prana ist in der Luft, aber es ist nicht die Luft. Es ist in der Materie, aber es ist nicht die Materie. Es ist in jeder Pflanze, jedem Geschöpf enthalten, ist jedoch weder Pflanze noch Geschöpf. Prana ist die magnetische Kraft, die die Materie überhaupt erst zusammenfügt und zusammenhält. Prana ist auch in jedem Atemzug enthalten. Nichts verbindet uns so sehr mit dem Leben wie unser Atem. In dem Moment, wo wir zur Welt kommen und uns von der physischen Verbindung mit unserer Mutter lösen, beginnen wir das eigenständige Leben mit einem Atemzug. In dem Moment, in dem wir sterben und unseren Körper verlassen, tun wir einen letzten Atemzug. Wir können ca. 40 Tage ohne Nahrung auskommen, ca. drei Tage ohne Flüssigkeit, aber nur ca. drei Minuten ohne Sauerstoff, bevor bleibende Schäden eintreten. Ohne Prana überleben wir keinen Moment.

Der Atem stellt im Äußeren die Verbindung zwischen Körper und dem Universum dar, das uns mit Sauerstoff und Prana, der unentbehrlichen Lebenskraft, versorgt. Innerlich stellt der Atem die Verbindung zwischen Körper und Geist dar.

Die Wechselwirkung zwischen Atmung und Gefühlen ist offensichtlich. So spiegelt die Qualität der Atmung unmittelbar unser körperliches und seelisches Befinden wider.

Der Atemmechanismus

Das Geheimnis einer gesunden Atmung ist das harmonische Gleichgewicht zwischen Nehmen und Geben.

Anna Röcker

Unsere Atmung wird vom vegetativen Nervensystem geregelt, das alle unbewussten Körpervorgänge wie Herzschlag, Verdauung und Atmung steuert. Das Atemzentrum liegt im verlängerten Rückenmark, dem Hirnstamm. Viele Mechanismen messen und regulieren den Sauerstoffgehalt im Blut. Das ist die wissenschaftliche Erkenntnis. Ein Yogi hingegen sieht nicht nur die Physiologie, sondern begegnet der Kraft, die dieses Wunderwerk Körper kreiert hat und in Bewegung hält, in Erfurcht und mit Dankbarkeit.

Der Atemvorgang

Wenn der Atem wandert oder ungleichmäßig ist,
ist der Geist auch unruhig.
Aber wenn der Atem still ist, ist der Geist es auch,
und der Yogi lebt lange.
Deshalb sollte man den Atem beherrschen.

Hatha Yoga Pradipika 2, 2

Es gibt zwei Arten des Ein- und Ausatmens: durch die Nase und durch den Mund. Gewöhnlich atmet der Mensch durch die Nase. Dies ist die langsamere, aber auch die weitaus ruhigere und gesündere Art des Einatmens. Ihr Vorteil liegt darin, dass die Luft durch die Schleimhäute der Nase gereinigt, erwärmt und befeuchtet wird. Bei der Nasenatmung werden grobe Schmutzpartikel durch die Flimmerhärchen, die auf der Nasenschleimhaut liegen, herausgefiltert und gelangen nicht in die tieferen Regionen des Atemtrakts. Zwar dauert es bei diesem Vorgang länger, bis die Luft die Lunge erreicht, die Luft ist dann jedoch optimal für die Lungen vorbereitet. Zwei weitere Gründe sprechen für die Nasenatmung. Atmen Sie durch die Nase, haben Sie über den Geruchsnerv direkten Zugang zum Zentralnervensystem. Ein weiterer Grund, der für die Nasenatmung spricht, ist der geschlossene Energiekreislauf, der durch das Anliegen der Zunge am Gaumen gewährleistet ist. Ist dieser Kreislauf aus irgendeinem Grunde unterbrochen, erfahren wir einen Energieverlust.

Die Atemmuskulatur

Das Zwerchfell ist unser wichtigster Atemmuskel. Es ist eine kuppelförmige, große Muskelplatte, die in der entspannten Haltung nach oben gegen die Brusthöhle gerichtet und an den untersten drei Rippen des Rippenbogens angewachsen ist. Somit trennt es den Brust- vom Bauchraum. Das Zwerchfell besitzt auch Öffnungen für den Durchgang wichtiger Körpersysteme wie z.B. der Speiseröhre oder der Aorta, deren Funktion darin besteht, alle Organe mit sauerstoffreichem Blut aus dem Herzen zu versorgen. Das Zwerchfell liegt über den Bauchorganen und unter dem Herzen und den Lungen. Zu den sekundären Atemmuskeln zählen die Zwischenrippenmuskeln, die den Brustkorb bei der Einatmung heben, bei der Ausatmung senken, und der Kopfwender. Er verbindet die Schädelbasis mit den Schlüsselbeinen und dem Brustbein und hebt den Brustkorb ebenfalls während der Einatemphase.

Die Einatmung

Die lateinische Bezeichnung für Einatmung – Inspiration – verrät uns, dass es hier nicht nur um eine Sauerstoffzufuhr geht, sondern dass wir mit jeder Einatmung Geist (spirit) in uns aufnehmen. Diesen Lebensgeist nennt man im Sanskrit Prana, im Chinesischen *Chi*, im japanischen *Ki* und im Christentum *Odem*. Die Einatmung ist dem Sympathikus des autonomen Nervensystems zugeordnet. Erschrecken wir, atmen wir abrupt ein und der Flucht - und Kampfreflex wird aktiviert.

Die Einatmung bewirkt, dass sich das Zwerchfell nach unten bewegt und sich die Bauchdecke durch die Verdrängung der Bauchorgane dehnt. Synchron füllt sich der untere Teil der Lungen mit Luft. Die Zwischenrippenmuskeln weiten den Brustraum. Dabei füllt es den mittleren Teil der Lungen mit Luft. Und schließlich heben sich die Schlüsselbeine. Dadurch wird der obere Teil der Lungen, die so genannten Lungenspitzen, mit Luft angereichert. Durch bewusste und vollständige Atmung kann das Zwerchfell seinen Bewegungsspielraum vergrößern, die Atemkapazität mehr genutzt und die Durchblutung des gesamten Organismus gefördert werden. Zusätzlich erfahren die Bauchorgane eine anregende Massage, die wiederum die Verdauung positiv beeinflusst.

Die Ausatmung

Die Ausatmung ist dem Parasympathikus des autonomen Nervensystems zugeordnet, der für die Entspannung im Körper zuständig ist. Er ist leicht zu assoziieren mit dem wohltuendem Seufzer nach getaner Arbeit, einem anstrengendem Tag oder einfach aus Erleichterung. Entspannung können Sie mit bewusstem, langem Ausatmen erzielen bzw. unterstützen.

Atmen wir aus, senken sich zunächst die Schlüsselbeine, dann der Brustkorb und zuletzt kehrt das Zwerchfell in seine entspannte Haltung zurück. Dabei wölbt es sich wieder nach oben, und während die verbrauchte Luft ausgeschieden wird, ziehen sich die Lungenflügel auf ihre ursprüngliche Größe zurück. Die alten Griechen hatten die zentrale Bedeutung des Zwerchfells erfasst, wenn sie es als „Sitz der Seele" bezeichneten, oder auch der taoistische Meister Mantak Chia, der es den „spirituellen Muskel" nennt.

Atmung als Stressmanagement

Einem entspannten Körper
folgt ein entspannter Atem.
Einem entspannten Atem
folgt ein entspannter Geist.

Bei der normalen Atmung nutzen wir lediglich ein Siebentel unserer Atemkapazität. Damit verweigern wir unserem Körper nicht nur lebenswichtigen Sauerstoff, sondern verhindern, dass Schadstoffe ausgeschieden werden.
Wie sich unsere körperliche und seelische Verfassung in der Qualität unseres Atems widerspiegelt, so haben wir umgekehrt die Möglichkeit, über den bewussten Atem sowohl den Körper als auch den Geist zu beeinflussen. Das macht den Atem zu unserem wertvollsten Werkzeug, mit dessen Hilfe wir unser körperliches und seelisches Befinden beeinflussen können.

Pranayama

Durch bestimmte Übungen im Yoga, im *Pranayama*, soll der Atem kontrolliert und gelenkt werden. Diese Atemübungen stellen nicht nur einen Reinigungsprozess auf der körperlichen, sondern auch auf der seelischen Ebene dar. Sie können uns helfen, einen Schritt weiter auf dem Weg inneren Wachstums und gleichzeitig auf dem Weg des Herzens zu gehen, auf dem Weg zu psychischer und physischer Gesundung. Durch Pranayama kommen wir nicht nur uns selbst näher, sondern erkennen auch die Verbundenheit mit all den anderen Wesen, Menschen, Pflanzen und Tieren. Es öffnet uns den Raum der Erkenntnis, dass wir mehr sind als nur ein begrenzter physischer Körper, der an den Haarspitzen anfängt und mit den Zehen endet.

Die volle Yoga-Atmung

Im Yoga gibt es die Vorstellung,
dass jedes Lebewesen eine begrenzte, vorbestimmte Zahl an Atemzügen zur Verfügung hat. Sind diese verbraucht, ist es Zeit zum Sterben. Langsamer Atem verlängert also das Leben – aber nicht nur die Lebenszeit, sondern auch die Lebensqualität.

Unter der vollen Yoga-Atmung (*deerga svasam*), auch Drei-Phasen-Atmung genannt, versteht man eine tiefe und bewusste Atmung, die den ganzen Atemraum erfüllt.
In der ersten Phase des Einatmens senkt sich das nun angespannte Zwerchfell. Dabei dehnt sich der Bauch, und der untere Teil der Lungen wird mit Luft gefüllt. Während dieser Phase werden die Bauchorgane wie Milz, Nieren und Magen vom Zwerchfell massiert. In der zweiten Phase weitet sich der Brustraum. Der mittlere Teil der Lunge füllt sich mit Atemluft. Und in der dritten Phase heben sich die Schlüsselbeine. Nun bekommt auch der obere Teil der Lunge (Lungenspitzen) frischen Sauerstoff.
Beim Ausatmen senken sich erst die Schlüsselbeine, dann der Brustkorb. Das Zwerchfell kehrt in seine entspannte Haltung zurück und presst die verbrauchte Luft aus den Lungen. Schlacken verlassen dabei den Körper, um Raum zu schaffen für frischen Sauerstoff und damit einhergehend kostbarer Lebensenergie.

Chakras –

die sieben Energiezentren im Körper

Tue, was ansteht, und du wirst
alle Kraft dazu haben.
Ralph Waldo Emerson

Bei den Chakras (Sanskrit; Rad) handelt es sich um sieben feinstoffliche Hauptenergiezentren, die im menschlichen Energiekörper angesiedelt und physiologisch mit unserem Nervengeflecht verbunden sind. Sie beeinflussen unser Bewusstsein und unsere Handlungen.
Wie es im physischen Körper Nervenbahnen gibt, so finden wir im Energiekörper so genannte Energiebahnen, die als *Nadis* (Sanskrit) oder *Meridiane* bezeichnet werden. Die Stellen, an denen besonders viele Nadis münden, werden als Chakras bezeichnet. Sie repräsentieren das Schwingungsniveau des Energiekörpers, das unter anderem durch Atemübungen bzw. Pranayama (prana: Lebensenergie, *yama*: Kontrolle) erhöht werden können. Deshalb spielt die Reinigung der Nadis im Yoga eine große Rolle.
Durch das Praktizieren des achtfachen Yoga-Pfads, der für diese Säuberung sorgt, wird nach Ansicht der Yogis ein gleichmäßiger Fluss zwischen den Nadis und Chakras gewährleistet und eine höhere Schwingung erzielt. Ist die Energie in ihrem natürlichen Fluss, sind wir ausgeglichener, belastbarer, energiegeladener und lebensbejahender. Die Erhöhung der Energie darf nicht erzwungen werden, sondern wird sich durch stetes und hingebungsvolles Praktizieren ganz natürlich einstellen.
Die meisten alten indischen Quellen – zum Beispiel die *Upanishaden* – gehen von sieben Hauptchakras aus. Bis auf das Kronenchakra sind sie von unten nach oben, vom Steißbein bis zum verlängerten Rückenmark entlang der Wirbelsäule angesiedelt. Entsprechend ihrer Lage beeinflussen sie die Funktion der Organe und Drüsen und somit auch unsere Gefühle. Je höher wir vom Steißbein zum Kopf gehen, desto feinstofflicher wird das Schwingungsniveau der Chakras. Die unteren drei Chakras sind der Sitz für die körperlich-emotionalen Energien. Die drei obersten Chakras werden dem geistig-spirituellen Bewusstsein zugeordnet. Das Herzchakra bildet den Mittelpunkt des Chakrasystems und verbindet die drei unteren physisch-emotionalen mit den drei oberen geistig-spirituellen Zentren. Prana, die kosmische Lebensenergie, pulsiert in den Chakras je nach Verfassung des Menschen mehr oder weniger. Darüber hinaus wird dort Energie gespeichert und für seelische und körperliche Prozesse entsprechend zur Verfügung gestellt.
Jedes Chakra wird einer bestimmten Farbe, einem bestimmten Element, einem Organ, einer Drüse, einer Sinnesfunktion und einem Mantra zugeordnet. Die dort entspringenden Nadis werden ihrer Anzahl entsprechend symbolisch als Lotosblätter dargestellt. Normalerweise sind Chakras nicht sichtbar. Medial veranlagte Menschen können sie jedoch spüren und sehen und die physisch-psychische Verfassung eines Menschen einschätzen. Durch die Ausübung von Asanas und Meditationen entwickelt man ebenfalls ein Gespür für die Lage, Verfassung und Wirkung der einzelnen Chakras.
Die Funktion der einzelnen Chakren können Sie mit Hilfe der ihm zugeordneten Farbe, Duft oder Mantra je nach Bedürfnis stärken oder schwächen.

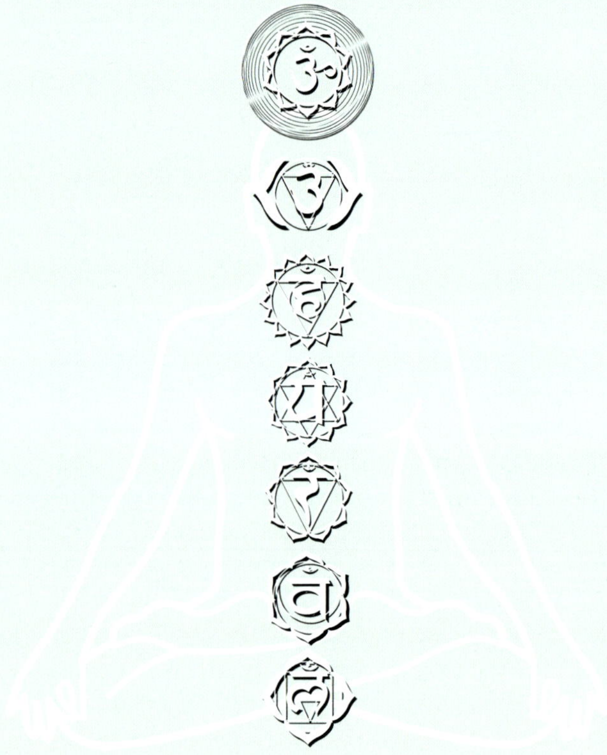

Erstes Chakra – das Wurzelchakra

Du bist der Ursprung – ohne Anfang, Mitte oder Ende.
Deine Größe ist unbegrenzt.
Du hast unzählige Arme;
die Sonne und der Mond sind deine Augen
Ich sehe loderndes Feuer aus deinem Mund –
du belebst das ganze Universum mit deiner Energie.
Bhagavad-Gita[8]

Der Sitz des Wurzelchakras (*muladharachakra*) befindet sich am untersten Ende der Wirbelsäule, zwischen Anus und Genitalien. Die Aufgabe und Funktion des Wurzelchakras besteht darin, uns mit der physischen Welt zu verbinden. Über das Wurzelchakra strömt die Energie der Erde in unser feinstoffliches Energiesystem ein. Das Grundprinzip dieses Chakras lautet Überleben im Sinne der Arterhaltung. Hier geht es um die Erfüllung von Grundbedürfnissen wie beispielsweise Essen, Trinken und eine gesicherte Existenz. Körperlich wird es dem Anus, Mastdarm und Dickdarm zugeordnet. Die entsprechenden Drüsen sind die Nebennieren, die unter anderem Adrenalin produzieren. Feinstofflich wird es dem Prinzip der Überlebenskraft und der Stabilität zugeordnet.
Das Wurzelchakra wird dem Element Erde, der Farbe Rot, dem Mantra Lam (lang gesprochen) und der Sinneswahrnehmung Riechen zugeordnet, in der Edelsteintherapie dem Achat, Blutstein, Blutjaspis, Granat und Rubin und in der Aromatherapie den Düften Zeder und Gewürznelke.

Zweites Chakra – das Sakralchakra

Lebe und arbeite,
aber vergiss nicht zu spielen,
dich im Leben zu amüsieren
und es wirklich zu genießen.
Eileen Caddy[9]

Der Sitz des Sakralchakras (*swadisthanachakra*) befindet sich am unteren Ende der Wirbelsäule im Bereich des Kreuzbeins. Das Grundprinzip dieses Chakras lautet Sexualität auf einer sinnlichen und gefühlvollen Ebene zu erleben. Körperlich wird es den Fortpflanzungsorganen, den Nieren, der Blase sowie allen Körperflüssigkeiten wie Blut, Lymphe, Sperma und allen Verdauungssäften zugeordnet. Die entsprechenden Drüsen sind die Keimdrüsen, die Eierstöcke, die Prostata und die Hoden. Feinstofflich wird es der Empfänglichkeit, der Fruchtbarkeit, der Hinwendung zum Du zugeordnet. Wenn das Sexualchakra im Gleichgewicht ist, dann besteht eine natürliche Beziehung zur (eigenen) Sexualität, und der Mensch verfügt über ein angemessenes Maß an Geduld und Ausdauer.
Das Sexualchakra wird dem Element Wasser, der Farbe

Orange, dem Mantra Vam, der Sinneswahrnehmung Schmecken zugeordnet. In der Edelsteintherapie steht dieses Chakra in Verbindung mit dem Karneol und Mondstein und in der Aromatherapie mit den Düften Ylang-Ylang und Sandelholz.

Drittes Chakra – das Solarplexuschakra

Das Licht deines wahren Wesens strahlt
von deinem Mittelpunkt, erleuchtet den ganzen Körper, so
wie die Sonne die ganze Welt beleuchtet aus dem
Mittelpunkt des Sonnensystems.
Maharishi[10]

Der Sitz des Solarplexuschakras (*manipurachakra*) befindet sich oberhalb des Bauchnabels. Das Grundprinzip dieses Chakras lautet, den eigenen Platz im Leben zu finden und einzunehmen, sei es im beruflichen oder privaten Bereich. Hier geht es um Selbstbestimmung und die Entdeckung, Entfaltung und den Einsatz unserer Fähigkeiten. Der Solarplexus unterstützt uns, unsere eigene Identität und somit unsere Aufgabe, unsere Berufung im Leben zu finden. Körperlich wird es dem Verdauungssystem, dem Magen, der Milz, der Leber, der Gallenblase und dem vegetativen Nervensystem zugeordnet. Die entsprechende Drüse ist die Bauchspeicheldrüse, die bei der Verdauung der Nahrung eine zentrale Rolle spielt. Außerdem nimmt die Bauchspeicheldrüse eine Monopolstellung ein, da sie das Insulin produziert. Insulin ist das einzige Hormon, durch das die Glukose in die Körperzelle transportiert werden kann. Feinstofflich wird dieses Chakra den Gefühlen, dem persönlichen Wachstum und der Entfaltung einer gesunden Selbstsicherheit, der Entscheidungsfähigkeit und dem Durchsetzungsvermögen zugeordnet. Das Solarpalexuschakra wird dem Element Feuer, der Farbe Gelb, dem Mantra Ram, der Sinneswahrnehmung Sehen zugeordnet. In der Edelsteintherapie steht dieses Chakra in Verbindung mit Tigerauge, Bernstein, Edeltopas und Zitrin; in der Aromatherapie mit den ätherischen Ölen Lavendel, Bergamotte und Rosmarin.

Viertes Chakra – das Herzchakra

Der Yogi erkennt sich selbst
im Herzen aller Wesen
und alle Wesen
in seinem Herzen.
Bhagavad Gita

Der Sitz des Herzchakras (*anahatachakra*) ist im Brustraum. Es bildet den Mittelpunkt des Chakrasystems und verbindet die drei unteren physisch-emotionalen Zentren mit den drei oberen, geistig-spirituellen. Das Grundprinzip dieses Chakras lautet, die Erfüllung durch Liebe zu erfahren. Dazu gehört, die Liebe sich selbst wie anderen Wesen gegenüber zu empfinden und entgegenzubringen. Körperlich wird es dem Herz, dem oberen Rücken, dem Brustkorb, der Brusthöhle, den Lungen, dem Blut- und Kreislaufsystem und der Haut zugeordnet. Die entsprechende Drüse ist die Thymusdrüse, die im Immunsystem eine wichtige Rolle spielt. Feinstofflich wird es dem Prinzip Harmonie, Vergebung, Hingabe und Mitgefühl zugeordnet.
Das Herzchakra wird dem Element Luft, der Farbe Grün, dem Mantra Yam sowie der Sinneswahrnehmung Tasten zugeordnet. In der Edelsteintherapie dem Rosenquarz, Smaragd, Rhodonit, Malachit und der Jade, und in der Aromatherapie dem Rosenholz.

Fünftes Chakra – das Kehlkopfchakra

Der Sitz des Kehlkopfchakras (*vishuddachakra*) ist die Halswirbelsäule auf Höhe des Kehlkopfes. Das Grundprinzip dieses Chakras liegt in der Kommunikation, Kreativität und der persönlichen Ausdruckskraft. Körperlich wird es dem Hals, dem Nacken, dem Kieferbereich, den Ohren, der Stimme, der Luftröhre, der Speiseröhre und den Armen zugeordnet. Die entsprechende Drüse ist die Schilddrüse, die unter anderem den Stoffwechsel reguliert. Feinstofflich wird es dem Austausch von Wissen und Erfahrung und der verbalen Auseinandersetzung mit der Umwelt zugeordnet. Das Kehlkopfchakra wird dem Element Äther, der Farbe Grün, dem Mantra Ham sowie der Sinneswahrnehmung Hören zugeordnet. In der Edelsteintherapie dem Aquamarin, Türkis und Chalzedon, und in der Aromatherapie dem Salbei und Eukalyptus.

Sechstes Chakra – das Stirnchakra

Wir sind, was wir denken.
Alles, was wir sind,
entsteht durch unsere Gedanken.
Mit unseren Gedanken erschaffen wir die Welt.
Sprich und handle mit lauterem Geist,
und Glück wird dir nachfolgen
wie dein Schatten,
der nie weicht.

Der Dhammapada

Der Sitz des Stirnchakras (*ajnachakra*) befindet sich zwischen den Augenbrauen, in der Mitte der Stirn. Das Grundprinzip dieses Chakras lautet, sich der Seinserkenntnis, der göttlichen Inspiration sowie der Vermittlung von höherer Weisheit, das heißt der Intuition zu öffnen. Körperlich wird es Gesicht, Augen, Ohren, Nase, Nebenhöhlen, dem Kleinhirn und dem Zentralnervensystem zugeordnet. Die entsprechende Drüse ist die Hirnanhangsdrüse. Feinstofflich wird es dem Erkennen innerer Zusammenhänge, der höheren Einsicht, der Vorstellungskraft und dem Zugang zu inneren Wahrheiten zugeordnet.

Das Stirnchakra ist keinem Element mehr zugewiesen. Es wird der Farbe Indigo/Violett, dem Mantra OM sowie der Sinneswahrnehmung und außersinnlichen Wahrnehmung zugeordnet; in der Edelsteintherapie den Steinen Lapislazuli, indigoblauer Saphir, Sodalith und in der Aromatherapie der Minze und dem Jasmin.

Siebtes Chakra – das Kronenchakra

Wenn du deinen Geist leerst
und den Frieden in dir spürst,
dann spürst du Gott.

Sri Swami Satchidananda

Der Sitz des Kronenchakras (sahasrarachakra) befindet sich am Scheitelpunkt des Kopfes. Das Grundprinzip dieses Chakras lautet Erkenntnis. Ist das Scheitelchakra geöffnet, dann empfindet man tiefsten Frieden, universelle Liebe und erfährt das reine Sein. Körperlich wird es dem Großhirn zugeordnet. Die entsprechende Drüse ist die Zirbeldrüse, die man auch als Sitz der Seele bezeichnet. Feinstofflich wird es der Wesensschau und der Durchdringung der Materie mit göttlichem Licht zugeordnet.

Das Kronenchakra wird keinem Element mehr zugeordnet, seine Farben sind Violett, Weiß und Gold, das Mantra lautet OM, und es wird auch keiner Sinneswahrnehmung zugeordnet. Edelsteintherapie: Amethyst und Bergkristall, Aromatherapie: Olibanum und Lotos.

Name	Wurzelchakra	Sakralchakra	Solarplexus-chakra	Herzchakra	Kehlkopf-chakra	Stirnchakra	Kronenchakra
Sitz	unterstes Ende der Wirbelsäule; zwischen Anus und Genitalien	unteres Ende der Wirbelsäule im Bereich des Kreuzbeins	oberhalb des Bauchnabels	im Brustraum	Halswirbelsäule auf Höhe des Kehlkopfs	zwischen den Augenbrauen	am Scheitelpunkt des Kopfes
Grundprinzip	Überleben im Sinne der Arterhaltung, Sicherheit, Stabilität	Sexualität auf einer sinnlichen und gefühlsmäßigen Ebene	den eigenen Platz im Leben finden – im beruflichen und sozialen Bereich	Selbstverwirklichung	Kommunikation und Kreativität	Intellekt, Intuition	kosmisches Bewusstsein, Erleuchtung
körperliche Zuordnung	Anus, Mastdarm, Dickdarm, männliche Fortpflanzungsorgane, Prostata	Nieren, Nebennieren, Blase, weibliche Fortpflanzungsorgane, alle Körperflüssigkeiten	Verdauungssystem mit Magen, Milz, Leber, Gallenblase, Dünndarm, Bauchspeicheldrüse, vegetatives Nervensystem	Herz, Lungen, Thymusdrüse	Schild- und Nebenschilddrüse, Hals, Nacken, Kieferbereich, Speiseröhre,Stimmbänder	Hypophyse, Kleinhirn und Zentralnervensystem, Gesicht, Augen, Ohren, Nase, Nebenhöhlen	Zirbeldrüse, Großhirn
feinstoffliche Qualitäten im Gleichgewicht	Überlebenskraft, Bodenständigkeit, Erfüllung der Grundbedürfnisse, innere und äußere Stabilität	Geduld, Ausdauer, Selbstvertrauen, Fruchtbarkeit, Hinwendung zum Du, Wohlbehagen	Durchsetzungsvermögen, Entscheidungsfreude, Willenskraft, Selbstbestimmung, gesundes Selbstvertrauen	Mitgefühl, Hingabe, Vergebung, Akzeptanz, Toleranz, Liebe, Erfüllung	Austausch von Wissen und Erfahrung, Auseinandersetzung mit Um- und Mitwelt, Inspiration, persönliche Ausdruckskraft	Erkennen innerer Zusammenhänge, Zugang zur inneren Wahrheit, Vorstellungskraft, außersinnlichen und sinnlichen Wahrnehmung, starke Auffassungsgabe	Erkenntnis, Wesensschau, universelle Liebe
feinstoffliche Qualitäten aus dem Gleichgewicht geraten	Egozentrik, Unsicherheit, zügelloser Genuss bis zur Sucht, Gram, körperliche Niedergeschlagenheit	Frustration, Anhaftung, Nervosität, Angst	Machtlosigkeit, Gier, Zweifel, Wut, Schuldgefühl	mangelndes Einfühlungsvermögen, Traurigkeit, Lethargie	kommunikative Stagnation, Starrsinn, mangelnde Ausdruckskraft	mangelnde Konzentrationsfähigkeit, Zerstreutheit, geistige Stagnation, Absonderung	Sorge, Verschlossenheit, Depression,Psychosen, Wahnsinn
Element	Erde	Wasser	Feuer	Luft	Äther	-----	-----
Farbe	Rot	Orange	Gelb	Grün	Blau,	Indigo Violett	Weiß Gold
Mantra	LAM	YAM	VAM	YAM	HAM	OM	OM
Sinne	Riechen	Schmecken	Sehen	Tasten	Hören	-----	-----
Edelsteintherapie	Achat, Blutstein, Blutjaspis, Granat und Rubin	Karneol und Mondstein	Tigerauge, Bernstein, Edeltopas und Zitrin	Rosenquarz, Smaragd, Rhodonit, Malachit und Jade	Aquamarin, Türkis und Chalzedon	Lapislazuli, Indigoblauer Saphir, Sodalith	Amethyst und Bergkristall
Aromatherapie	Zeder und Gewürznelke	Ylang-Ylang und Sandelholz	Lavendel, Bergamotte und Rosmarin	Rosenholz	Salbei und Ekalyptus	Minze und Jasmin	Olibanum und Lotus

Ernährung –

sinnvoll und gesund genießen

Yoga ist nichts für den,
der zu viel, noch für den,
der zu wenig isst.
Yoga ist weder für den,
der zu viel schläft,
noch für den, der zu wenig schläft;
Yoga ist weder für den,
der zu viel arbeitet,
noch für den, der zu wenig arbeitet.
Yoga ist der Weg der Mitte.[11]

Im Yoga wird der Körper als das Fahrzeug der Seele betrachtet. Darum ist es für viele Yogis von großer Bedeutung, den Körper respektvoll und sorgsam zu behandeln. Wie in allen spirituellen Traditionen haben sich im Umgang mit dem Körper und in der Ernährung verschiedene Meinungen gebildet. Einige davon lehnen den Konsum von Fleisch, Zucker, Zwiebeln und Knoblauch vollkommen ab. Andere wiederum betonen, dass es vor allen Dingen um die Haltung geht, mit der man isst. Denn was dem einen Menschen schadet, kann für einen anderen Organismus eine wertvolle Ergänzung sein. Man sollte deshalb auch nicht blind den Vorschriften anderer Menschen folgen, sondern immer wieder für sich selbst überprüfen, was dem eigenen Körper gut tut und was ihm schadet.[12] Wichtig ist, dass die Ernährung uns körperliche Energie verleiht. Deshalb sollte sie drei Bedingungen erfüllen:

1. einen ruhigen Geist erhalten,
2. den Körper nicht mit Schadstoffen belasten und
3. leicht verdaulich sein, um Energievergeudung zu vermeiden.

Ernährung in den alten Yoga-Schriften

In den alten Yoga-Schriften werden drei Arten von Nahrungsmitteln erwähnt. *rajasige* oder anregende, *tamasige* oder ermüdende und *sattvige* oder reine Nahrungsmittel. Diese Lebensmittel wirken sich nicht nur auf unser körperliches Wohlergehen aus, sondern spiegeln sich auch in unserer seelischen Befindlichkeit wider.

Rajas

Scharf, sauer, salzig, allzu heiß, streng, unmilde, brennender Art – das liebt der Leidenschaftliche, das schafft ihm Krankheit, Weh und Schmerz.
Bhagavad-Gita 17,9

Unter *rajasigen* Lebensmitteln versteht man alles, was anregt, aufputscht und unruhig macht. Dazu zählen: Zwiebeln, Knoblauch, Kaffee, Tee, Tabak, stark gewürzte und gesalzene Speisen sowie Fertiggerichte und Snacks. Weiterhin zählen dazu raffinierter Zucker, Limonaden und Schokolade. Es heißt, dass rajasige Nahrungsmittel den Geist unruhig machen und der Mensch zu hyperaktiven Handlungen neigt. Auch weckt diese Nahrung animalische Leidenschaften und stört das Gleichgewicht von Körper und Geist.[13]

Tamas

Was abgestanden, unschmackhaft, stinkend und schon verdorben ist, Reste und Unreines, das liebt das Volk der Finsternis. Bhagavad-Gita 17,10[14]

Unter *tamasiger* Nahrung versteht man alles Dunkle, Träge und Schwere. Hierzu zählt alles schwer Verdauliche, Zerkochte und Denaturierte, wie zum Beispiel Fleisch, Fisch, Eier und Lebensmitteln aus Konserven. Ebenso fermentierte, angebrannte, gebratene, mehrfach aufgewärmte Lebensmittel, aber auch Alkohol und Drogen fallen unter diese Kategorie. Durch tamasige Nahrung wird ein Mensch träge, faul und lethargisch.

Sattva

Was Leben, Sein, Gesundheit, Kraft, Glück und Freude vermehren kann, schmackhafte, milde, feste Speise, lieblich, ist den Guten lieb.

Bhagavad-Gita, 17,8

Sattva – alles Leichte, Wohlbekömmliche, Reine und Lichte. Hierzu zählen frisches Obst und Gemüse, Vollgetreide, Nüsse, Milch, Käse und Samen.[15] Durch *sattvige* Ernährung wird der Geist rein und ruhig. Sie führt dem Körper Energie zu, anstatt ihn unnötig zu belasten. Durch diese Nahrung erfährt der Mensch Vitalität und Gesundheit.

Sattva (Beispiele)	**Raja** (Beispiele)	**Tamas** (Beispiele)
	Getreide	
Mais, Gerste, Weizen, Vollreis, Hafer,		
	Hülsenfrüchte	
Hirse,Quinoa Linsen, Mungobohnen,		
	Nüsse	
Sojabohnen Mandeln, Haselnüsse,	Rettich, Kresse	
	Samen (Keime)	
Walnüsse Alfalfa, Leinsamen, Sesam, Sojabohnen, Sonnenblumenkerne		
	Gemüse	
Weizen Spargel, Kartoffeln, Avocado, Broccoli, Gurken, Paprika, Zucchini, Staudensellerie,	Knoblauch Zwiebeln Pepperoni Radieschen	Pilze Gurken
	Obst	
Möhren Erdbeeren Kiwi Ananas Trauben Trockenobst		
	Wurst	
	alle tierischen Wurstsorten	alle tierischen Wurstsorten
	Fleisch	
	alle tierischen Fleischprodukte	alle tierischen Fleischprodukte
	Drogen	
		Marihuana, Haschisch, Kokain, LSD
	Getränke	
reine Fruchtsäfte	Wein, Bier, Schnaps, koffein- und Zuckerhaltige Getränke	Wein, Bier, Schnaps, koffein- und Zuckerhaltige Getränke
	verarbeitete Nahrungsmittel	
		Produkte mit raffiniertem Zucker, Konservennahrung, Weißmehlprodukte

Wohltuende Getränke

Für unser körperliches und geistiges Wohlbefinden ist es sehr wichtig, dass wir viel Flüssigkeit zu uns nehmen. Es muss auch nicht immer Kaffee sein, um morgens wach zu werden! Eine köstliche Tasse Gewürz- oder Kräutertee kann Sie genauso erfrischen wie eine Tasse gerösteter Kaffee, der ja zu den tamasigen Nahrungsmitteln zählt. Besonders empfehlenswert sind indische Gewürztees. Für die Inder sind Gewürze nicht nur reine Geschmacksverstärker, sondern auch gleichzeitig Heilmittel. Ingwer zum Beispiel beugt bei Herz- und Kreislauferkrankungen vor. Kardamom, Koriander und Senfkörner sowie Kümmel und Zimt wirken appetitanregend und verdauungsfördernd. Gewürznelken haben antiseptische Eigenschaften. All diese Gewürze finden Sie zum Beispiel im Yogi- oder Chai-Tee. Die Zutaten sind sehr wärmend und besonders inden Wintermonaten zu empfehlen.

Indischer Chai

1 EL frischen Ingwer	nach Geschmack 1 TL Sternanis, gemahlen
1 TL Zimtpulver	4 TL teeinfreien Tee
2 TL Kardamom-Samen, gemahlen	1 Liter Wasser
4 Gewürznelken, gemahlen	Milch und Honig nach Geschmack
1 TL schwarze Pfefferkörner	

Mischen Sie alle Gewürze und bewahren Sie die Mischung in einem gut verschließbaren Behälter auf. Kochen Sie für vier Tassen Tee einen Teelöffel der Gewürzmischung mit einem Liter Wasser und dem Tee auf. Lassen Sie den Tee danach fünfzehn Minuten auf kleiner Flamme kochen. Geben Sie nach Belieben Milch hinzu und kochen Sie den Tee noch ein zweites Mal auf. Seihen Sie den Tee in die Tassen ab und verfeinern Sie ihn mit Honig.

Neben Tees gibt es auch noch viele weitere Getränke, die sattvige Eigenschaften haben. Zum Beispiel Wasser! Fernöstliche Kulturen gehen davon aus, dass Wasser eine reinigende Wirkung hat, da es den Körper mit Lebensenergie versorgt und ihn von alten Giftstoffen befreit. Die westlichen Kulturen glauben, dass Wasser alle Vorgänge im Körper reguliert und ihn darin unterstützt, der Nahrung die Inhaltsstoffe zu entziehen. Ohne Wasser könnte der Darm die Nahrung zum Beispiel nicht zerlegen. Dies ist besonders bei vollwertiger Nahrung mit vielen Ballaststoffen wichtig! Erst wenn der Darm ausreichend mit Wasser versorgt wird, kann er die Nahrung aufweichen, um die Nährstoffe aufzunehmen und weiterzugeben. Allerdings sollten Sie während des Essens kein Wasser trinken, sondern frühestens eine halbe Stunde danach, um eine Verdünnung der Verdauungssäfte zu vermeiden.

Besonders gesund ist heißes Wasser, 20 Minuten lang abgekocht. Es regt die Verdauung an, entschlackt und reduziert die Übersäuerung im Körper, darüber hinaus reinigt es die Blase, hilft bei Husten und Fieber und fördert die Gesundheit.

Im Ayurveda glaubt man auch, dass Wasser vor den Mahlzeiten getrunken die Verdauung stört und zu Energie- und Gewichtsverlust führt. Statt dessen empfiehlt es sich eher, regelmäßig über den ganzen Tag verteilt in kleineren Mengen Wasser zu trinken. Es reinigt die Organe, hält den Körper elastisch und sorgt darüber hinaus auch für psychisches Wohlempfinden. Zwei Liter Flüssigkeit sollten es auf jeden Fall sein. Schwangere und stillende Frauen sollen noch mehr Flüssigkeit zu sich nehmen. Einigen Menschen fällt es schwer, viel zu trinken, aber wenn Sie über den ganzen Tag verteilt immer kleine Mengen Wasser zu sich nehmen, werden Sie am Ende des Tages zwei Liter getrunken haben.

Tipp: Machen Sie Ihre Wasser-Trink-Pause zu einem Ritual, durch das Sie sich ins Hier und Jetzt zurückholen. Trinken Sie jeden Schluck ganz bewusst, so als wäre es edelster Nektar, den Sie zu sich nehmen, oder aber auch so, als gäbe es für Sie nichts anderes mehr zu tun, als dieses Glas Wasser zu trinken.

Auch mit anderen sattvigen Getränken können Sie Ihren Durst löschen, Ihrem Körper energiespendende Flüssigkeit zuführen und eine weitere entspannende Pause einlegen. Fühlen Sie sich schwach und kraftlos, empfiehlt sich der folgende Krafttrunk

Ayurvedischer Energietrunk

3 Karotten	1/2 EL Zitronensaft
1 Rote Bete	1 Prise Kardamom
1 cm dicke Ingwerscheibe	1/2 EL Ahornsirup

Pressen Sie zuerst die Karotten, dann die Rote Bete und den Ingwer im Entsafter aus. Schmecken Sie den Saft mit Kardamom, Zitrone und Ahornsirup ab, und füllen Sie ihn danach in ein schönes Gefäß.

Genießen Sie das Getränk mit Ihrem Partner nach einer gemeinsamen Yoga-Stunde. Dieser Trunk verleiht Ihnen Energie.

Gesunde Ergänzung für Ihre Küche

Die folgende Liste[16] kann Sie darin unterstützen, Ihre Küche durch sattvige Nahrungsmittel zu ergänzen.

herkömmliche Nahrungsmittel	***alternative Nahrungsmittel***
Kuhmilch	Sojamilch, Nuss- und Samenmilch, Reismilch, Hafermilch
Bohnenkaffee	Getreidekaffee
Essig	Zitronensaft
geriebener Käse	Hefeflocken
Hüttenkäse	zerbröselter Tofu
Fleisch	Sojafleisch
Wurst	Tofu-, Tempehwurst
Zucker	Ahornsirup, Dattelsirup
Zwiebel	frischer Ingwer, Kohl, Staudensellerie
Eier	Tofu
Süßigkeiten	Trockenobst

Innere Ausgeglichenheit durch richtige Ernährung

Ein weniger gesundes Essen,
das in einer meditativen Haltung mit innerer
Zufriedenheit gegessen wird,
kann mehr nähren und gesundheitsfördernd wirken
als beispielsweise ein unter Stress
verschlungenes Vollwertgericht.

Anna Röcker

Die sattvische Ernährung spielt im Yoga eine wesentliche Rolle für körperliche Gesundheit und seelisches Wohlbefinden. Es geht allerdings nicht nur darum, gesunde Nahrungsmittel zu sich zu nehmen, sondern auch Freude am Essen zu haben und es zu genießen. Wird gesunde Ernährung zu einem Dogma, dann kann sie uns nicht wirklich unterstützen. Gönnen Sie sich also auch einmal etwas, was nicht dem idealen Speiseplan eines Yogis entspricht, wenn es Ihre Stimmung verlangt. Genießen Sie es, dann wird es Ihnen auch nicht schaden. Entscheidend ist – und das gilt für die Ernährungsprinzipien wie auch für die anderen Aspekte des Yogas wie Meditation und Durchführung der Asanas – , dass sie mit viel Freude in Ihr Leben integriert werden.

Warum sind Yogis Vegetarier?

Die Gewaltlosigkeit steht auf dem achtblättrigen Yoga-Pfad als erstes Yama allen anderen Richtlinien vor. Somit ist es nicht verwunderlich, dass der Yogi bemüht ist, das Leid, das er anderen zufügt, so gering wie möglich zu halten. Da auch ein Tier Todesangst durchlebt, wenn es geschlachtet wird, verzichtet ein Yogi lieber auf Fleisch. Mittlerweile ist auch bekannt, dass der Mensch rein physiologisch als Vegetarier geschaffen ist.
Wer sich richtig vegetarisch zu ernähren versteht, lebt wesentlich gesünder. Die meisten Zivilisationskrankheiten stehen im Zusammenhang mit dem üppigen Genuss oder den Unverträglichkeiten von tierischen Fetten und Eiweißen, deren Verdauung wesentlich mehr Zeit und Energie verbraucht. Obst verdaut sich dagegen durch den hohen Enzymanteil fast von allein. Gemüse ist basisch und neutralisiert den meist übersäuerten Organismus des modernen Menschen.

Das Tüpfelchen auf dem i: das Partner-Yoga-Menü[17]

Wenn Sie Ihre Partner-Yoga-Erfahrung noch krönend abrunden wollen, schlagen wir ein vegetarisches Menü vor. Es ist ganz im Sinne des Yoga ausgerichtet, basiert auf der Fünf-Elemente-Küche[18] und ist eine wunderschöne Möglichkeit, das entstehende und wachsende Vertrauen zu feiern.

Partner-Yoga-Menü

Kundalini-Schlangen-Salat • Parvatis Glückstränen • Samadhi • Göttergaben

KUNDALINI-SCHLANGEN-SALAT

16 Spargel, weiß	1 1/2 TL brauner Zucker
16 Spargel, grün	Pfeffer, Salz
(je nach Vorliebe können	2 EL Rotweinessig
Sie natürlich auch nur eine	4 Stengel Kerbel
Spargelsorte verwenden)	1 Prise Kurkuma
1/2 TL Salz	100 g Frühlingsspinatblätter
2 EL Zitronensaft	3 EL Spargelsud
4 EL Sonnenblumenöl	Rosenpaprika
2 EL Kürbiskernöl	

Den weißen Spargel kurz waschen, schälen und eventuell trockene Enden abschneiden. Beim grünen Spargel nur das letzte Drittel schälen. In einen Topf mit kaltem Wasser erst 1/2 TL Salz, dann einen Schuss Zitronensaft zugeben und zum Kochen bringen. Den weißen Spargel darin 10 bis 12 Minuten kochen lassen. Den grünen Spargel hinzugeben. 1 TL braunen Zucker dazugeben und weitere 8 Minuten kochen lassen. Spargel im hinteren Drittel anstechen – der Spargel sollte noch leichten Widerstand haben. Herausnehmen, abgießen und in eine flache Schale legen, den Sud aufheben.

In der Zwischenzeit die Marinade wie folgt zubereiten: In einer Kunststoffschüssel 4 EL Sonnenblumenöl und 2 EL Kürbiskernöl mit dem Schneebesen mischen, 1/2 TL braunen Zucker einrühren. Erst mit Pfeffer, dann mit Salz abschmecken. 2 EL Rotweinessig einrühren und dick aufschlagen. 4 Stengel Kerbel fein hacken und hinzugeben. 1 Prise Kurkuma unterrühren.

Den Spargel mit der Hälfte der Marinade übergießen und lauwarm werden lassen.

Die Frühlingsspinatblätter waschen und trockenschleudern.

2 EL Spargelsud unter die zweite Hälfte der Marinade schlagen. Nochmals mit Pfeffer und Salz abschmecken.

Die Marinade kurz vor dem Servieren über die Spinatblätter träufeln.

Eine Paprikaprise darüber streuen, kurz wenden und den Salat auf 4 Tellern anrichten und den jeweils in 3 Stücke geschnittenen Spargel dazulegen. Sofort servieren.

PARVATIS GLÜCKSTRÄNEN

Tomatenessenz:	1 EL Tomatenmark
6 Fleischtomaten	1 l Gemüsebrühe
2 EL Olivenöl	3 Stiele Zitronengras
60 g Schalotten	1/2 Bund Petersilie
1 Knoblauchzehe	Kurkuma, Pfeffer, Salz

Die Haut von 6 Fleischtomaten kreuzförmig einritzen, kurz in kochendes Wasser legen, herausnehmen, häuten und achteln.

2 EL Olivenöl erhitzen. Die Knoblauchzehe vierteln, anrösten und herausnehmen, sobald sie braun wird. Schalotten in grobe Stücke geschnitten dazu. Eine Prise Salz zufügen, die Tomatenstücke und das Tomatenmark in den Topf geben, dann eine Prise Kurkuma einrühren.

Die Stiele vom Zitronengras aufschlitzen, den festen Kern abschneiden (für die Nockerln zur Seite stellen) und die Stiele in die Suppe geben. Mit 1 Liter Gemüsebrühe aufgießen. 20 Minuten köcheln lassen.

Ein Sieb mit einem Mulltuch auslegen und die Suppe abgießen. Anschließend mit Pfeffer und dann Salz abschmecken. 3 Stengel Petersilie grob zerpflücken und in die Suppe geben. Zugedeckt 15 Minuten ziehen lassen.

Glückstränen:	1 Knoblauchzehe
125 g Ziegenfrischkäse	1/2 Bund Basilikum
20 g Butter	Herzen der Zitronengrasstiele
25 g Speisestärke	Kurkuma
2 Eigelb	Pfeffer, Salz

Den Ziegenfrischkäse durch ein Sieb streichen. Butter schaumig schlagen. Die Knoblauchzehe pressen und ebenfalls unterrühren. Basilikum fein schneiden und einrühren. Leicht pfeffern. Erst Speisestärke unterrühren, dann den Ziegenkäse. Die Herzen der Zitronengrasstiele feinst hacken und zur Masse geben, danach die Eigelbe nacheinander einrühren.
Reichlich Salzwasser zum Kochen bringen. Von der Masse 16 Nockerln abstechen und 3 bis 4 Minuten bei geschlossenem Deckel bei sehr milder Hitze ziehen lassen. Vom Herd nehmen und noch 5 Minuten gar ziehen lassen. Anschließend in Suppentassen verteilen und mit der aufgekochten Tomatenessenz übergießen. Mit einem in Streifen geschnittenen Basilikumblatt bestreuen.

SAMADHI

1 Paprika grün	1 Zucchini
1 Paprika gelb	1/2 Bund Basilikum
1 Paprika rot	1/2 Stiel Petersilie
200 g Steinchampignons	1 Stiel Rosmarin
12 Cocktailtomaten	2 TL Oregano
2 Karotten	10 EL Olivenöl
1 Knoblauchzehe	12 schwarze Oliven in Öl
8 Schalotten	Pfeffer, Salz
1 Aubergine	4 Blätter Butterbrotpapier

Das Gemüse waschen. Paprika, Champignons und Tomaten in mundgerechte Stücke schneiden. Karotten, Knoblauch und Schalotten schälen, aus der Zucchini 4 gleich dünne Längsscheiben schneiden. Aubergine in 4 Längsscheiben schneiden, beidseitig leicht pfeffern und dann salzen, zur Seite stellen.
Eine beschichtete Pfanne auf dem Herd erhitzen, 2 El Olivenöl hineingeben. Eine Prise Pfeffer in das Öl, dann eine Prise Salz, danach die gewaschene, grob geschnittene Petersilie dazu und die Zucchinischeiben bei starker Hitze auf beiden Seiten anbraten, mit einigen Rosmarinnadeln bestreuen, aus dem Öl nehmen, beiseite legen und Hitze reduzieren.
Eventuell etwas Öl nachgießen. Die Auberginenscheiben trockentupfen und in der Pfanne kurz beidseitig anbraten, herausnehmen. Die Karotten in 5 mm dicke Scheiben schneiden, im Öl anbraten, dann die Schalotten dazugeben (große vorher vierteln), dabei öfter wenden.
In der Zwischenzeit das Butterbrotpapier ausbreiten. Je 1 Auberginen- und 1 Zucchinistreifen in die Mitte des Papiers legen, Gemüse auf die 4 Portionen verteilen. Pfeffern, salzen, die Oliven darauf verteilen, mit Rosmarinnadeln und Oregano bestreuen. Das restliche Olivenöl darüber träufeln, die in 4 Scheiben geschnittene Knoblauchzehe darauf verteilen. Jedes Päckchen falten: die Außenkanten der Längsseiten zusammenführen und 2 mal miteinander umfalten; die kurzen Seiten jeweils bis zur Füllung hin aufrolen und nach oben knicken, damit der Saft nicht auslaufen kann. Auf ein Blech legen. Im vorgeheizten Ofen bei 180 Grad (unterste Schiene) 20 Minuten garen. Auf die Teller legen und erst am Tisch öffnen. Ciabatta dazu!

GÖTTERGABEN

300 g griechischer Joghurt (10%)	300 g Erdbeeren
4 Limetten	Kurkuma
5 EL brauner Zucker	Kakaopulver
200 ml Sahne	1/2 TL Agar-Agar

Joghurt im Mulltuch abtropfen lassen, am besten über Nacht. Agar-Agar nach Angabe auf der Packung anrühren. In einer Kunststoffschüssel den Joghurt mit dem Handmixer aufrühren. Die Limetten waschen, die Schale abreiben, filetieren, dabei den Saft auffangen und die zerpflückten Filets und den Saft zum Joghurt geben. Eine Prise Kurkuma dazu, danach 4 EL Zucker unterschlagen. Die steif geschlagene Sahne unterheben. Die Hälfte der Limettenschale in das aufgelöste, noch warme Agar-Agar geben, umrühren, eine Prise Kakaopulver ebenfalls einrühren, 1 TL Zucker dazu und löffelweise die Joghurtmasse unterheben. In Portionsförmchen füllen und über Nacht kalt stellen. Eine Stunde vor dem Servieren die Erdbeeren waschen und in Spalten schneiden, die Hälfte der Limettenschale dazu, 1 Prise Kakao unterheben und durchziehen lassen. Vor dem Servieren die Förmchen in heißes Wasser tauchen, auf Teller stürzen, mit den Erdbeerspalten umgeben und den Rest der Limettenschale darüber streuen.

Tipps für die vegetarische Ernährung

- Das hochwertigste Eiweiß holt sich der Vegetarier aus den Sprossen zum Beispiel von Hülsenfrüchten und Getreidesorten. Dinkel und Amaranth sind besonders hochwertig. Sojaprodukte und Nüsse besitzen ebenfalls einen hohen Anteil an Eiweiß.
- Die Eiweißverdauung funktioniert am besten in den Vormittagsstunden, da von 7 Uhr bis 9 Uhr der Magen und danach die Milz und die Bauchspeicheldrüse besonders aktiv sind. Die Eiweißverdauung findet primär im Magen, sekundär im anschließenden Zwölffingerdarm mit Hilfe der Bauchspeicheldrüsenenzyme statt.
- Den höchsten Kalziumanteil hat Sesam, den es als *Tahini* (Paste), *Tomasio* (gemahlen) oder als Samen zu kaufen gibt.
- Die immer noch hoch gepriesene Milch, Hartkäse und dergleichen rauben dem Körper eher Kalzium durch die aufwändige Aufspaltung. Um Milch, die ursprünglich für die Kälber gedacht war, aufzuschließen, braucht man das Labenzym, das im menschlichen Verdauungssystem nur ca. bis zum siebten Lebensjahr nachweisbar ist.
- Viele Allergiker reagieren auf Milch und Weizen. 90 Prozent aller Asthmatiker erfahren Heilung, indem Sie einfach auf das tierische Eiweiß verzichten.
- Meiden Sie Rohkost in den Nachmittags- und Abendstunden. Was der zwischen 13 Uhr und 15 Uhr aktive Dünndarm an diesem Tag nicht verdaut, gärt und säuert. Die dadurch entstehenden Gase belasten die Leber und führen zu Müdigkeit.
- Trinken Sie reichlich Flüssigkeit. Am besten trinken Sie auf nüchternen Magen, um die morgendliche Ausscheidungsphase des Körpers zu unterstützen. Am Nachmittag zwischen 17 Uhr und 19 Uhr ist die Niere besonders aktiv. Um diese Phase zu nutzen, sollte man bereits gegen 16 Uhr mit der erhöhten Flüssigkeitszufuhr beginnen. Wasser und ungesüßter Tee sind empfehlenswert. Koffeinhaltige Getränke sind zu vermeiden, da sie die harnpflichtigen Stoffe – die Säure – im Körper zurückhalten, jedoch durch ihre harntreibende Wirkung die wertvolle und vom Körper so dringend benötigte Flüssigkeit ausscheiden.
- Essen Sie bewusst, mit Genuß und nur, wenn Sie Hunger haben.

Entspannung –

im Hier und Jetzt ankommen

Die Seele, in der Welt der Sinne sich bewegend und
diese zugleich harmonisierend ...
findet Ruhe in der Stille.
Bhagavad Gita

Jede Tätigkeit, die wir ausüben, und jeder Reiz, dem wir ausgesetzt sind, wird vom Prinzip der Spannung begleitet. Im optimalen Fall findet im gleichen Maße Anspannung und Entspannung statt. Leider aber kommt es häufig zur Anspannung, zu Stress, nicht aber zur Entspannung. Die Folge davon sind Verspannungen, die sich auf unsere körperliche und seelische Befindlichkeit auswirken.
Ursprünglich hatte Stress eine positive Schutzfunktion, um dem Menschen das Überleben zu sichern. Durch Angst oder Bedrohung werden Stresshormone ausgeschüttet und somit der Kampf- und Fluchtreflex aktiviert. Zwar erfüllt er seine eigentliche Funktion auch heute noch in extremen Situationen, aber permanenter Dauerstress kann im Extremfall auch zum Tod führen.

Die körperlichen Auswirkungen von Stress

Die Reize, die wir durch unsere Umwelt aufnehmen, werden in unser Gehirn weitergeleitet. Im limbischen System, unserem Gefühlszentrum im Zwischenhirn, entsteht als Reaktion auf diese Reize ein Strom von elektrischen Impulsen. Bedingt durch ihre ursprünglich schutzgebende Funktion signalisieren sie Gefahr und geben diese Information in Bruchteilen von Sekunden an den Hypothalamus weiter, wo ein Hormon ausgeschüttet wird, das eine Kettenreaktion in Gang setzt: Ein weiteres Hormon wird in den Blutkreislauf ausgeschüttet, das die Nieren erreicht und die Nebennierenrinde stimuliert, Cortisol ins Blut abzugeben. Cortisol mobilisiert Energiereserven, indem es den Blutzuckerspiegel erhöht. Es baut Eiweiß ab, das für die Muskulatur vorgesehen war, und setzt Fettsäuren aus dem Fettgewebe frei. Die Abwehr der Immune wird reduziert, dafür aber die Wahrnehmung für die Umweltreize erhöht. Durch die Ausschüttung eines weiteren Hormons kommt es zur Aktivierung des Sympathikus, der den Herzschlag erhöht und die Stresshormone Adrenalin und Noradrenalin im Nebennierenrindenmark freisetzt. Somit befinden sich jetzt innerhalb kürzester Zeit verschiedene Hormone im aktiven Körper und lösen folgende für sie charakteristische Reaktionen aus:
Verengung der Blutgefäße unter der Haut; Anstieg des Blutdrucks und der Herzfrequenz; Leber wandelt Speicherzucker in für die Zelle verfügbare Glucose um und setzt sie frei. Weitung der Bronchien für intensivere Atmung; Versorgung des Gehirns mit Sauerstoff, was zur Folge hat, dass sich der Körper in höchster Alarmbereitschaft befindet. Darüber hinaus wird die Ausschüttung von Sexualhormonen unterbunden und Stoffwechsel und Verdauung auf das Minimum reduziert. Der ganze Körper ist jetzt auf einen möglichen Angriff oder eine mögliche Flucht vorbereitet. Obwohl man in einem solchen Moment hellwach ist, kann es im Gehirn durch eine vorübergehende Unterbrechung der Weiterleitung von Nervenimpulsen zu einer kurzen Gedankenleere kommen, was bedeutet, dass es eher zu Reflexhandlungen als zu überlegtem Handeln kommt. In einem gewissen Maße sind solche Stressreaktionen

sogar gesund für den Menschen, denn sie sorgen dafür, dass wir reaktionsfähig bleiben. Ist ein Mensch jedoch permanentem Stress ausgesetzt, kann dies zu einer Reihe von ernsthaften Erkrankungen führen. Auf der körperlichen Ebene können sie sich unter anderem als dauerhafter Bluthochdruck, Herzerkrankungen oder Magen- und Darmerkrankungen ausdrücken. Auf der psychischen Ebene kann es zu vermehrten Aggressionen, Schlafstörungen, Nervosität, Rastlosigkeit, Konzentrationsschwäche oder depressivem Verhalten kommen.[19]

Entspannung spielt gerade heute in einer Zeit, in der wir uns vor äußeren Reizeinflüssen kaum noch schützen können, eine große Rolle. Hier stellt Yoga eine fast optimale Therapie dar, denn wie kaum eine andere Technik ist Yoga in der Lage, Stress abzubauen. Durch die Asanas, in denen eine Anspannung und Entspannung der verschiedenen Körperregionen erfolgt, oder durch die Praxis der Entspannungs-, Atem- und Visualisationsübungen sowie durch Konzentrationsübungen kann eine enorme Entspannung erfahren werden.

Durch bewusste Entspannung kommt es zu einer besseren Blutversorgung im ganzen Körpersystem. Auf der feinstofflichen Ebene profitieren wir durch die Harmonisierung des Energieflusses.

Yoga Nidra – die Tiefenentspannung

Yoga ist das Zur-Ruhe-Bringen der seelisch-geistigen Bewegungen der Denksubstanz. Dann ruht der Sehende in seinem wahren Wesenskern.

Sutra 1, 2-3

Yoga Nidra bietet die optimale Entspannung für den Menschen, da man mit dieser Methode Stunden von Schlaf ersetzen kann. Der Aufbau ist wie alle Einheiten im Yoga sinnvoll, systematisch und nachvollziehbar. Yoga Nidra heißt übersetzt Yoga-Schlaf, aber ist natürlich nicht mit unserem herkömmlichen Begriff von Schlaf gleichzusetzen. Erzielt werden soll ein gedankenloser Zustand, dessen Wirkung mit der des traumlosen Schlafes vergleichbar ist. Hier löst sich das wahrnehmende Selbst nicht nur vom Körper, sondern auch vom unterscheidenden Denken. In diesem Zustand ist eine Wahrnehmung in Harmonie möglich, untermalt mit dem Gefühl des absoluten „Losgelöst-Seins". In diesem Stadium kann das autonome Nervensystem Heilung erfahren.

Yoga Nidra beginnt mit der körperlichen An- und Entspannung. Nächster Schritt ist die Beobachtung des Atems, ohne den Rhythmus zu beeinflussen. Dann die wertfreie Betrachtung der Gedanken. Schließlich gleitet man in die Tiefe des Bewusstseins – dorthin, wo der Friede als unser Geburtsrecht in uns ruht. In diesen stets präsenten Frieden taucht man ein, um sich mit seinem wahren Wesen, dem der Liebe, des Lichts (Wissens) und der Freude zu vereinen. Es wird ein Zustand erreicht, in dem die Gedankenwellen *(vrittis)* zur Ruhe kommen und sich die mit einer Wasseroberfläche vergleichbare Denksubstanz *(chittam)* glättet.

Das in der Regel durch Vrittis gekräuselte Wasser, das fälschlicherweise ein verzerrtes Bild der Täuschung vermittelt, verwandelt sich nun in einen klaren Spiegel, der die Dinge reflektiert, wie sie wahrhaftig sind. Mit anderen Worten formuliert: Ein reiner Geist schaut (erkennt) die Wahrheit.

Die fünf Koshas

Die verschiedenen Schritte des Yoga Nidra – Anspannung, Entspannung, Beobachtung des Atems, dann der Gedanken, geistige Loslösung durch das In-Sich-Ruhen – führen uns durch die fünf *koshas*, die Schichten, die das wahre Selbst verhüllen. Die Zuordnung der Koshas ist wie folgt:

Anamaya kosha (körperliche Hülle)

Sie wird auch als Nahrungsschicht bezeichnet. Ihre sechs Ausdrucksformen sind Existenz, Geburt, Wachstum, Veränderung, Verfall und Tod. Damit ist die körperliche Hülle gemeint, die der Mensch abstreift wie abgetragene Kleidung.

Pranamaya kosha (lebenswichtiger Energiekörper)

Dieser Körper besteht aus Prana, der Lebenskraft, die Leben schafft und erhält. Es ist die Kraft, die Körper und Geist bewegt und durch den Atem unter Kontrolle gebracht werden kann. Sie ist die Seins-Ebene der Aura (Ausstrahlung des Einzelnen), der Chakras (Energiezentren) und der Nadis (Energiekanälchen).

Manomaya kosha (mentale Schicht)

Dies ist das Reich der Wahrnehmung, Gewohnheit, Sprache, des Instinkts und der Emotion, der Impulse, Gedanken, Zweifel, Depression und Täuschung.

Vinjnanamaya kosha (Intelligenz)

Hier liegt die Unterscheidungskraft, die Fähigkeit, den Bezug zwischen Ursache und Wirkung zu erkennen, das objektive Denken im Gegensatz zum instinktiven Handeln. Sitz des Ego im Sinne von „wer ich zu sein glaube". Manchmal entsteht ein Kampf zwischen den beiden: „Ich weiß, ich sollte nicht" *(vinjnanamaya kosha)*, „aber ich will" *(manomaya kosha)*.

Anandamaya kosha (Glückseligkeitskörper)

Innerer Friede und Harmonie, Intuition, unveränderliche Seligkeit – ein unendlicher Zustand von Wohlbefinden und Selbstgenügen (Genügsamkeit). Der ausgewogene Geist führt uns dort hin.

Atman (das wahre Selbst)

Atman gehört nicht mehr zu den Koshas. Es ist die Einswerdung mit allem – es ist der wahre Zeuge, der nicht mehr der Dualität unterliegt, das höhere Selbst.

Pranayama kosha bis einschließlich *anandamaya kosha* bilden die menschliche Seele, die sich nach dem Tod vom Körper löst, um in einem anderen Körper wiedergeboren zu werden. Atman steht darüber.

Die Praxis des Yoga Nidra

Die Tiefenentspannung ist ein fester Bestandteil der Hatha-Yoga-Stunde und wird unmittelbar nach den Asanas (Körperstellungen) praktiziert. Sie dauert ca. zwanzig Minuten. Sollten Sie aus irgendwelchen Gründen unter Zeitdruck stehen – fünf Minuten Entspannung sollten Sie Ihrem Körper zugestehen.

Die Entspannung bildet einen wunderschönen Abschluss für die Partner-Yoga-Stellungen. Damit beide Partner diesen essenziellen Teil des Hatha-Yoga gleichermaßen genießen können, empfehlen wir, das Yoga Nidra wie folgt auf Kassette aufzunehmen (die Begriffe in Klammern werden nicht gesprochen)

Sie liegen bequem und flach auf dem Rücken, Arme und Beine sind leicht geöffnet, die Handflächen nach oben gerichtet. Die Augen sind geschlossen. (Der Körper ist in eine Decke gehüllt, um ein Auskühlen zu vermeiden.)

(Körperliche Anspannung)

Beginne mit der Anspannung des ganzen Körpers. Atme tief ein, spreize die Finger, balle sie zu Fäusten, hebe gleichzeitig die gestreckten Arme und Beine und den Kopf leicht vom Boden ab. Spann den Körper so fest wie möglich an, halte den Atem für diesen Moment an. Ausatmend lass den Körper wieder fallen. Wiederhole die Anspannung in gleicher Weise.

Nun spanne das Becken und die Schließmuskeln an. Und lass sie wieder los. Nimm einen tiefen Atemzug, fülle den Bauch wie einen dicken Ballon. Halte die Luft kurz an ... und stoße sie durch den geöffneten Mund wieder aus.

Mit dem nächsten tiefen Atemzug füllst du den Brustkorb, dass er sich dehnt, öffnet und weitet, Raum schafft für Herz und Lungen. Halte die Luft kurz an ... und stoße sie wieder durch den geöffneten Mund aus.

Nun kreise die Schultern. Drücke sie auf den Boden, ziehe sie zu den Ohren, hebe sie zur Decke hin ab und schiebe sie zu den Füßen. Lass sie wieder los.

Bring das Kinn zum Brustkorb, roll den Kopf sanft ab und von einer Seite zur anderen.

Öffne den Mund weit und schneide Grimassen ... lass wieder los.

Öffne den Mund leicht und schiebe den Unterkiefer vor-

sichtig hin und her. Entspanne ihn wieder.
Mach Pausbacken ... und lass sie wieder los.
Zieh die Backen nach innen ... und entspanne sie wieder.
Rümpf die Nase ... lass sie wieder los.
Kneif die Augen zusammen ... und entspanne sie wieder.
Beweg die Augenbrauen ... lass sie wieder los.

(Mentale Loslösung)

Nun lass den Körper völlig regungslos liegen und geh zur mentalen Loslösung über.
Entspanne die Zehen, die Fußsohlen, die Fersen und dieFußgelenke.
Entspanne die Schien- und Wadenbeine, die Knie und die Kniekehlen.
Entspanne die Oberschenkel rundherum, die Hüften, das Gesäß und das ganze Becken.
Entspanne das Steißbein, das Kreuzbein, die Lenden-, Brust- und Halswirbelsäule, die Schulterblätter und den ganzen Rücken.
Entspanne den Unterleib mit den Schließmuskeln, den Bauch und die inneren Organe.
Entspanne das Zwerchfell, das Herz und die Lungen, den Brustkorb und den ganzen Oberkörper.
Entspanne die Finger, die Handflächen, die Handrücken und die Handgelenke.
Entspanne die Unterarme, Ellbogen und Oberarme, die Schultergelenke und den ganzen Schultergürtel.
Entspanne den Hals- und Nackenbereich, das Kinn, die Kiefer, die Backen und die Ohren.
Entspanne den Gaumen, die Zunge und die Lippen, die Nase mit der Nasenwurzel, die Augen mit den Augenhöhlen, den Lidern und den Brauen.
Entspanne die Stirn, die Schläfen, die Seiten des Kopfes, den Hinterkopf und die Kopfkrone.
Jede Faser des Körpers ist nun völlig losgelöst.

(Atem)

Nun lausche dem Atem. Ohne seinen Rhythmus zu beeinflussen folgst du ihm, wie er ruhig und gleichmäßig in dich ein- und ausströmt. (1 Minute)

(Gedanken)

Nun sei Zeuge der Gedanken. Ungehindert lässt du sie kommen, und ungehindert lässt du sie weiterziehen. Sei und bleibe der Beobachter, das heißt der wertfreie Betrachter. (1 Minute)

(Innerer Frieden)

Schließlich ziehst du dich ganz zurück. Tauchst ein, in deine eigene Tiefe, dort, wo der innere Friede als dein Geburtsrecht in dir ruht. Lass dich ganz und gar von diesem wohltuenden Frieden erfüllen und einhüllen. Genieße ihn. (5 Minuten absolute Stille)

(Zurückkehren)

Langsam und behutsam kehrst du wieder zurück in diesen Raum, in dieses Bewusstsein.
Nimm erst einmal ein paar tiefe Atemzüge.
Dann recke und strecke dich.
Wenn du möchtest, lege dich noch einen Moment zur Seite, bevor du dann wieder in die sitzende Haltung für Pranayama oder eine kurze Meditation zurückkehrst.

Meditation und Konzentration

Wenn der Geist still und kristallklar ist,
erzeugt er ein Gefühl
der grenzenlosen Freundlichkeit und Liebe,
das die ganze menschliche und außermenschliche Welt umfasst.
Keine Spannung und keine Dualität kann es treffen.
Patanjali[20]

Unser Geist befindet sich in ständiger Unruhe. Die Buddhisten vergleichen ihn sogar mit einem Affen, der von Ast zu Ast springt. Im Yoga heißt es, dass es schwieriger ist, den Geist zu zähmen als den Wind.
Die meisten unserer Gedanken handeln von der Vergangenheit oder von der Zukunft: Wir trauern um längst vergangene Zeiten oder träumen von einer besseren Zukunft und sehnen uns nach einem erfüllten Leben.
Durch diesen permanenten Gedankenstrom trennen wir uns von unserem wahren Selbst, dem Wesenskern, der vollkommen ist, der keiner Zeit unterworfen ist und unantastbar bleibt. Wenn wir in Gedanken verloren sind, können wir uns natürlich nicht mit der gleichen Aufmerksamkeit auf unseren Yoga-Partner und die Übungen einlassen, als wenn wir präsent im Hier und Jetzt sind. Und Sie selbst schätzen es wahrscheinlich auch mehr, wenn Sie spüren, dass Ihr Yoga-Partner mit seiner gesamten Aufmerksamkeit bei Ihnen und der Übung ist. Eine solche Präsenz vermittelt beiden Partnern das notwendige Vertrauen, um sich auf die Übungen ganz einlassen zu können.

Konzentration

Konzentration verhilft uns nicht nur dabei, präsent im gegenwärtigen Moment zu sein, sondern sie bildet auch die Vorstufe zur Meditation. Denn bevor wir meditieren können, müssen wir zuerst einmal unseren Geist beruhigen und darum übt der Yogi Konzentration *(dharana)*. Dies ist für viele Menschen, die es nicht gewohnt sind, zu meditieren, schwierig, da man zu Beginn der Praxis nicht einmal ahnt, wie unruhig unser Geist ist. Wenn wir als Anfänger meditieren, merken wir vielleicht auch zum ersten Mal bewusst, wie viele Gedanken uns durch den Kopf schießen!
Um nachzuvollziehen, was damit gemeint ist, legen Sie das Buch kurz zur Seite, nachdem Sie den folgenden Abschnitt gelesen haben:

Setzen Sie sich aufrecht hin und schließen Sie für einige Minuten die Augen. Versuchen Sie nun, nur einmal zum Beobachter, das heißt zum wertfreien Betrachter Ihrer Gedanken zu werden. Nehmen Sie die Gedanken, die Ihnen durch den Kopf gehen einfach wahr, ohne sie zu be- oder zu verurteilen. Lassen Sie sich nicht in sie verwickeln und gehen Sie ihnen nicht nach.
Wahrscheinlich haben Sie gemerkt, dass Ihnen in nur einigen Minuten unzählige Gedanken durch den Kopf schießen.

Um den Geist, der diese zahlreichen Gedanken produziert, zu beruhigen, erfordert die Meditationspraxis viel Geduld und eine hohe Bereitschaft zur Konzentration, die auf verschiedenen Wegen erreicht werden kann.
Sie haben die Möglichkeit, die Konzentration über den Körper zu erreichen, in dem Sie die Asanas praktizieren.

Nach Patanjalis Sutra ist eine Asana eine bequeme, stete Stellung (Patanjali Sutra II, 46). Sie besteht aus drei Phasen. In der ersten Phase geht man in die Stellung. In der zweiten Phase hält man die Stellung, in der dritten Phase geht man aus der Stellung genauso, wie man in die Stellung gegangen ist. Diese eingebettete Regungslosigkeit, wohlgemerkt nicht mit Starre zu verwechseln, lässt Ruhe im Körper einkehren. Das körperliche Innehalten wirkt sich auch auf die Atmung und den Geist aus. Denn einem entspannten Körper folgt immer eine entspannte Atmung. Und einer entspannten Atmung folgt ein entspannter Geist.

Sie haben aber auch die Möglichkeit, den Geist mit Hilfe des Atems zur Ruhe zu bringen. Der Atem ist das Bindeglied zwischen Körper und Geist. Mit dem Ausatmen können Sie sich von jeglichen Gedanken und den damit verbundenen Emotionen befreien, die Sie davon abhalten, Ihren natürlichen Zustand von Frieden zu erfahren. Dazu zählen zum Beispiel Gedanken der Sorge um sich und andere, Gedanken an die Verantwortung und der durch sie ausgelösten Angst, der Verantwortung nicht gerecht zu werden, oder sogar zu versagen.

Das bewusste Loslassen belastender Gedanken erleichtert es Ihnen, sich uneingeschränkt auf einen Punkt, ein Objekt oder einen einzigen Gedanken zu konzentrieren, bevor Sie sich in der nächsten Stufe, der Meditation üben. Erst hier ruht der Geist über einen längeren Zeitraum auf dem Objekt. Während die Atmung bei der Konzentration noch eine Brustatmung sein kann, kann sie in der Meditation zu einer tiefen, gleichmäßigen Bauchatmung werden.

Die achte Stufe des Yoga-Wegs *(samadhi)* zeichnet sich dadurch aus, dass der Meditierende und sein Meditationsobjekt eins werden. Die Dualität, die einer ständigen Veränderung unterworfen ist, und die darin vorhandenen Grenzen, die unser eigenes Bewusstsein schafft, werden im Zustand des Samadhi aufgelöst und der Meditierende erkennt die untrennbare Einheit mit allem.

Um Konzentration zu erlangen, werden im Yoga drei verschiedene Möglichkeiten gewählt. Die Atem-Meditation, die Mantra-Meditation und die Objekt-Meditation. Als Grundlage für alle drei Konzentrations- und Meditationsmöglichkeiten sollten Sie folgende Punkte beachten.

- Üben Sie nach Möglichkeit täglich. Auch wenn Sie die Partner-Yoga-Übungen in größeren Abständen praktizieren, können Sie für sich selbst durch die regelmäßige Praxis der Meditation zur inneren Ruhe gelangen.
- Üben Sie möglichst immer zur selben Zeit und am selben Ort. Am besten eignet sich die Zeit vor Sonnenauf- und untergang. Die Morgenmeditation erweist sich erfahrungsgemäß am leichtesten, weil das Bewusstsein noch frei und unbelastet ist. Darüber hinaus herrscht morgens wesentlich mehr Ruhe als abends. Auch die Luft ist in den frühen Morgenstunden am reinsten. Auch die Meditation mit Ihrem Partner zu Beginn oder am Ende einer Partner-Yoga-Stunde sollte immer zum gleichen Zeitpunkt erfolgen.
- Sorgen Sie für eine klare und entspannte Atmosphäre, so wie sie bei der Vorbereitung auf die Partner-Yoga-Stellungen beschrieben ist.
- Achten Sie auf lockere Kleidung.
- Gehen Sie mit Freude und spielerisch an die Praxis und vermeiden Sie zu große Erwartungshaltungen.
- Wechseln Sie sich bei der Anleitung der Meditation mit Ihrem Partner ab.

Grundhaltung

Während der Konzentration
hält man den Geist an festen Zügeln;
während der Meditation
sind die Zügel nicht mehr notwendig,
denn der Geist bleibt aus freien Stücken
auf einer einzigen Gedankenwelle.

Swami Vishun-devananda[21]

Konzentrations- und Meditationsübungen werden in der Regel im Sitzen durchgeführt. Fällt Ihnen die Sitzhaltung auf dem Boden schwer, dann können Sie sich auch auf einen Stuhl setzen. Wichtig ist, dass Sie den Boden mit beiden Fußsohlen berühren und die Unterschenkel mit den Oberschenkeln einen rechten Winkel bilden. Achten Sie darauf, dass die Wirbelsäule gerade ist, die Schultern entspannt sind und der Kopf zentriert ist. Ist die Atmung tief, weitet sich der Bauch- und Brustraum. Dabei wird die Wirbelsäule auf natürliche Weise aufgerichtet. Das Kinn ist ein wenig zum Brustbein gesenkt, dadurch erfährt der Nacken eine sanfte Dehnung. Die Kiefergelenke sind entspannt und die Zungenspitze liegt am oberen Gaumen. Die Augen sind entweder geschlossen (gerade zu Beginn der Praxis kann es einfacher sein) oder fast geschlossen einen halben Meter vor Ihnen auf den Boden oder eine Kerze gerichtet.

Sprechen Sie mit Ihrem Yoga-Partner ab, ob jeder diese Übung zunächst allein macht oder ob Sie gleich gemeinsam, vor oder nach den Asanas meditieren.

Konzentration auf den Atem

Meditation erwirbt man nicht leicht.
Ein schöner Baum wächst langsam.
Man muss auf die Blüte warten,
auf das Reifen der Frucht und auf ihren vollen Geschmack.
In der Blüte der Meditation drückt sich ein Friede aus,
der das ganze Wesen durchdringt.
Die Frucht aber ... ist unbeschreiblich.

Swami Vishnu-Devananda[22]

Wenn Sie die Grundhaltung eingenommen haben, konzentrieren Sie sich nur auf den Rhythmus des Atems, ohne ihn zu verändern oder ihn zu beeinflussen. Versuchen Sie so aufmerksam wie möglich wahrzunehmen, wie die Luft durch die Nase ein- und ausströmt. Lenken Sie Ihre ganze Konzentration auf den Atem. Sobald Sie merken, dass Sie abschweifen und sich wieder mit Ihren Gedanken im Gestern oder Morgen verlieren, holen Sie sich liebevoll zur Atmung zurück. Nehmen Sie die Gedanken wahr, ohne sie weiter zu verfolgen. Um sich selbst Ihrer eigenen Handlungen bewusst zu werden, können Sie auch benennen, was Sie abgelenkt hat.

Werden Sie zum Beispiel durch ein Geräusch abgelenkt, dann sagen Sie sich innerlich „Hören" und gehen mit Ihrer Aufmerksamkeit zum Atem zurück. Werden Sie durch den Geruch des Kaffees mit Ihrer Aufmerksamkeit vom Atem abgelenkt, dann sagen Sie sich innerlich „Riechen" und gehen wieder zum Atem zurück.

Kontrollieren Sie außerdem immer wieder, ob Sie noch gerade sitzen und Ihre Haltung entspannt ist. Mit zunehmender Praxis werden Sie feststellen, dass Ihr Geist ruhiger wird und Sie den Atem als das wahrnehmen, was er ist: göttliche Inspiration.

Die Konzentration auf die Atmung können Sie auch gut während der Partner-Übungen durchführen. Konzentrieren Sie sich dabei abwechselnd auf den eigenen Atem, dann auf den Atem Ihres Partners. Sie werden wahrscheinlich die Erfahrung machen, dass der Atem Ihres Partners und Ihr eigener Atem im Laufe der Zeit immer schneller synchron werden.

Konzentration auf ein Mantra

So wie Schönheit und süßer Duft
der Lotosblume sich erst entfalten,
wenn sie aus dem Schlammwasser aufsteigt
und sich der Sonne zuwendet,
entwickelt sich unser Leben nur dann in Schönheit,
wenn wir die Welt der Maya hinter uns lassen
und in der Meditation zu Gott schauen.

Swami Vishnu-Devananda[23]

Bei einem Mantra handelt es sich um eine oder mehrere aneinandergereihte Silben aus dem Sanskrit, die den Menschen durch die ständige Wiederholung in einen höheren Bewusstseinszustand versetzen. Darüber hinaus besitzt der Klang eines Mantras die Kraft, uns auf allen Ebenen zu reinigen und zu heilen. Yogis sind davon überzeugt, dass es sich bei Mantras um Silben handelt, die es schon immer im Universum gegeben hat und die weder erschaffen noch zerstört werden können.[24] Das bekannteste Mantra ist die Silbe Om. Sie gilt auch als das Urmantra. Andere Mantren finden Sie bei der Darstellung der Chakras (S. 29). Sie können aber auch Ihr eigenes Mantra, zum Beispiel die Begriffe Liebe, Friede oder Glückseligkeit verwenden. Die Wiederholung eines Mantras *(japa)*, hilft Ihnen, sich auf diese eine Silbe zu konzentrieren. Wiederholen Sie das Mantra nach Möglichkeit laut und achten Sie dabei auf die Wirkung der Schwingung in Körper, Geist und Seele. Versuchen Sie mit Ihrer ganzen Aufmerksamkeit bei der Rezitation des Mantras zu bleiben. Sobald Sie merken, dass Sie mit Ihren Gedanken wieder abschweifen, holen Sie sich liebevoll zur Rezitation zurück. Die richtige Rezitation eines Mantras kann Sie in Ihrer Meditation so weit führen, dass sich die Grenzen zwischen Ihnen und dem Universum auflösen und Sie die Einheit mit allen Dingen erfahren.

Im Yoga geht man davon aus, dass das lautlose Japa die größte Wirkung auf den Meditierenden besitzt, da Mantras auf einer Wellenlänge angesiedelt sind, die jenseits der gesprochenen und physikalischen Töne liegen.[25] Zu Beginn der Praxis ist es in der Regel jedoch einfacher, das Mantra laut zu rezitieren. Machen Sie das so lange, bis Sie das Gefühl haben, dass Ihr Geist nicht mehr so schnell abschweift. Wiederholen Sie es dann nur noch im Geiste. Achten Sie darauf, ob Sie das Mantra mit Ihrer vollen Aufmerksamkeit oder ob Sie es mechanisch wiederholen.

Die Rezitation eines Mantras eignet sich besonders bei der Arbeit mit den Chakras. Wenn Sie ein bestimmtes Chakra stärken wollen, dann sprechen Sie das ihm zugeordnete Mantra während Ihrer Mantra-Meditation.

• Wenn Sie mit Ihrem Yoga-Partner ein Mantra rezitieren wollen, dann empfiehlt es sich auch hier, sich entweder auf ein Mantra zu einigen oder zwei verschiedene Mantras im Wechsel zu rezitieren.

Konzentration auf ein Objekt

In unserem Geist kann sich entweder ein Zustand der Zerstreutheit
oder aber ein Zustand der Ausrichtung entwickeln.
In dem Maße,
in dem eine Tendenz stärker wird,
nimmt die andere ab.
Wenn sich unser Geist
über eine gewisse Zeit
in dem Zustand der Ausrichtung befindet,
so kommt es zu einer Veränderung,
die von dieser Fähigkeit der Ausrichtung des Geistes geprägt ist.

Patanjali Sutra, 3,97

Wenn Sie sich auf ein Objekt, zum Beispiel eine Kerze konzentrieren, kommt der Geist ebenfalls zur Ruhe. Darüber hinaus bedeutet das Anzünden einer Kerze auch die symbolische Verbindung mit dem eigenen inneren Licht, das stets vorhanden ist. Sie können aber auch ein anderes Objekt, wie zum Beispiel die Silbe OM oder eine Blume nehmen.

Bei der Konzentration und anschließenden Meditation mit einem Objekt geht es nicht darum, sich über das Objekt Gedanken zu machen und es zu analysieren, sondern sich so intensiv darauf zu konzentrieren, dass es zu einer Auflösung der Subjekt-Objekt-Wahrnehmung kommt, um zu einer Erfahrung der Einheit aller Dinge zu gelangen.

Meditation – der Weg zur Einheit

Wenn Sie beobachten, wie Ihre Gedanken vorüberziehen,
halten Sie einfühlsam Ausschau nach dem Moment,
in dem ein Gedanke verblasst und ein anderer auftaucht.
Dieser Übergang vollzieht sich sehr schnell und subtil,
aber beinhaltet die flüchtige Verfügbarkeit eines Raumes,
mit dem Sie in Verbindung treten und den
Sie erweitern können.
Dieser Raum besitzt das Merkmal der Offenheit,
er ist frei vom üblichen sprunghaften
und unterscheidenden Denken.

Tulku

Wenn Sie regelmäßig meditieren, werden Sie immer schneller in den Zustand der Stille versinken und immer tiefer erfahren, dass Sie mit allen Dingen und Wesen im Universum eine unzertrennbare Einheit bilden. Eine Meditation mit Ihrem Yoga-Partner kann auch etwas sehr Verbindendes haben. In Kombination mit den Asanas wirkt sich die Meditation ganz besonders beruhigend auf Körper und Geist aus.

Sie werden auch wahrnehmen, dass Ihr Atem ruhiger und langsamer und ihre Aufmerksam trotzdem gesteigert wird. Je ruhiger ihr Geist wird, desto wacher und klarer wird er. Im Laufe der Meditation werden Sie auch merken, dass Sie sich nicht mehr ganz so schnell von Ihren Gedanken forttragen lassen. Yoga-Meister bezeichnen unsere Gedanken auch als Wolken. Lassen Sie sie an Ihnen vorüberziehen, so wie auch die Wolken am Himmel einfach vorüberziehen.

Durch diese Praxis werden Sie im Laufe der Zeit lernen, dass wir uns längst nicht mit jedem Gedanken identifizieren müssen. Versuchen Sie sich und Ihre Gedanken einmal als Beobachter wahrzunehmen. Betrachten Sie sich, bei dem, was Sie denken, als wären Sie Beobachter einer anderen Person. Wenn Sie sich mit Abstand betrachten, ohne sich selbst und Ihre Gedanken zu bewerten, werden die Gedanken schnell an Bedeutung verlieren. Je mehr Sie erkennen, dass alle Gefühle und Gedanken nur in Ihrem Bewusstsein entstehen und existieren, aber nicht Ihre letzte Wahrheit bzw. Ihre wahre Identität darstellen, desto leichter können Sie sich von ihnen lösen. An diesem Punkt beginnen Sie, Ihre Gedanken zu beherrschen und nicht von den Gedanken beherrscht zu werden. Wenn Sie in Ihrer Meditation fortgeschritten sind, dann werden Sie wahrscheinlich immer mehr in die Ichlosigkeit hineinsinken, bis Sie mit dem Göttlichen eins werden. Dieser Zustand, in dem die Dualität zwischen Materie und Geist überwunden wird, wird als Samadhi bezeichnet. Samadhi bildet auf dem achtstufigen Pfad des Patanjali die höchste Stufe und gleichzeitig die Vollendung.

Während der Übende die Konzentration und Meditation noch bewusst steuern kann, kann er den Zustand des Samadhi nur durch Hingabe erreichen. Dieser Zustand wird auch als Gnade, als ein göttliches Geschenk bezeichnet, weil es sich weder willentlich noch durch besonderen Ehrgeiz erzielen lässt.

Im Folgenden möchten wir Ihnen eine Meditation anbieten, die Sie mit Ihrem Yoga-Partner machen können: eine Herz-Meditation. Wenn wir uns auf Übungen mit einem anderen Menschen einlassen, dann sollten wir es von ganzem Herzen tun und dem anderen auch mit offenem Herzen begegnen. Die Herz-Meditation ist auch ein sehr schöner Abschluss für eine Partner-Yoga-Stunde.

Herz-Meditation

Beide sitzen in der gewohnten Meditationshaltung. Derjenige, der die Meditation leitet und den Zeitrahmen bestimmt, lässt den Gong ertönen. Schließen Sie die Augen und atmen Sie zuerst einige Male tief ein und aus, um ganz im Hier und Jetzt anzukommen. Versuchen Sie zuerst einmal Ihren Körper wahrzunehmen. Wie fühlt er sich an? Ist er angespannt oder entspannt? Gehen Sie nun mit Ihrer Aufmerksamkeit in den Brustbereich, in den Herzraum. Atmen Sie einige Male tief dort hinein. Wie fühlt sich dieser Bereich an? Ist er verkrampft oder eher locker? Oder empfinden Sie dort ein schweres Druckgefühl, das Sie davon abhält, tief einzuatmen? Atmen Sie immer wieder tief und entspannt ein und aus. Erzwingen Sie nichts. Wenn Ihr Brustraum nur eine bestimmte Menge an eingeatmeter Luft zulässt, dann akzeptieren Sie das. Ihr Brustraum – sowie Ihr Herz – werden sich mit der Zeit von allein weiten.

Nachdem Sie Ihren Brustraum ausreichend erforscht haben, sagen Sie sich nun beim Einatmen folgenden Satz innerlich laut vor: „Möge ich von meinem eigenen Herzen berührt werden." Beim Ausatmen entspannen Sie in Ihr Herz und nehmen es einfach nur wahr – ohne es zu bewerten und ohne aufsteigende Gefühle zurückhalten oder verändern zu wollen. Beim nächsten Einatmen wiederholen Sie den Satz wieder und beim Ausatmen entspannen Sie wieder in Ihren Herzraum.

Versuchen Sie, mit Ihrer Aufmerksamkeit bei der Atmung und bei Ihrem Herzen zu bleiben. Sobald Sie bemerken, dass Sie mit Ihren Gedanken abschweifen, holen Sie sich liebevoll wieder zurück. Sie können die Meditation auch noch mit folgenden Sätzen erweitern:

„Möge ich mit Herzenswärme erfüllt sein."

„Möge ich andere (in diesem Fall meinen Yoga-Partner) mit Herzenswärme erfüllen!"

Mit einigen tiefen Atemzügen beenden Sie die Meditation und der Leiter lässt wiederum drei Mal den Gong ertönen.

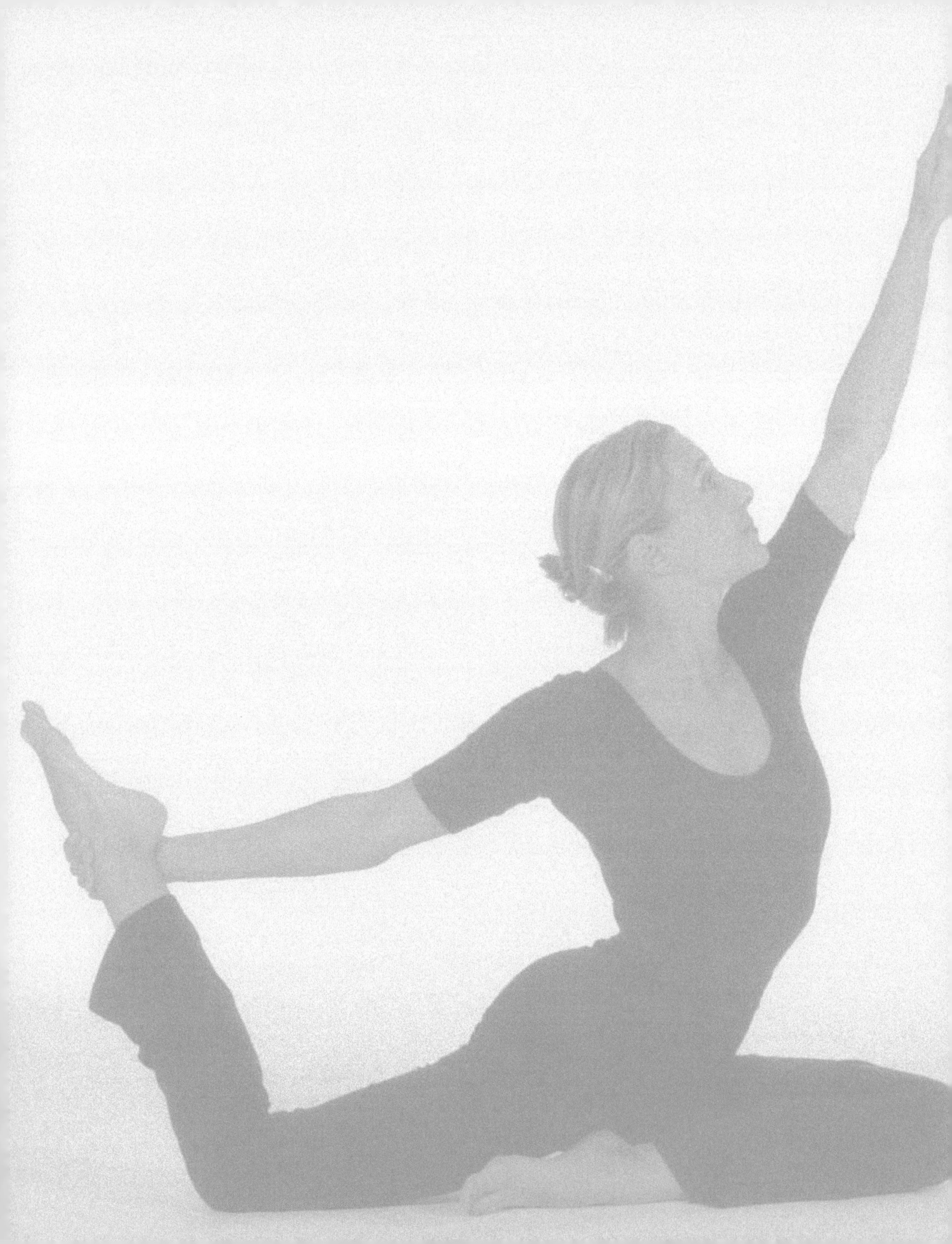

Teil 2
Die Praxis des Partner-Yoga

Räume schaffen

Die Asanas

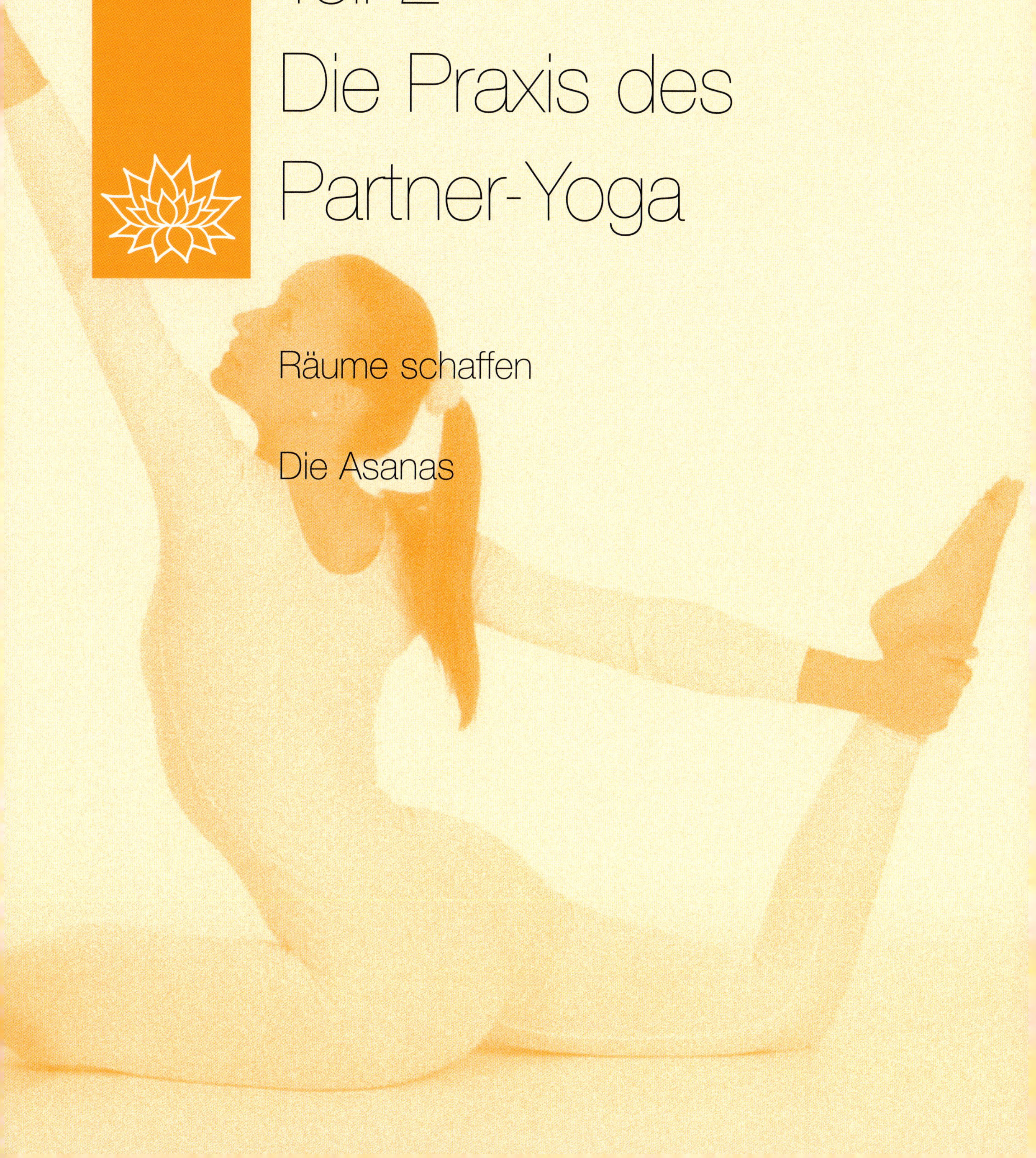

Räume schaffen –

äußere und innere Vorbereitung

Der Junge, der Alte, der Uralte, selbst der Kranke und Gebrechliche kann durch ständige Übung vollkommenen Yoga erreichen.
Der Erfolg wird dem zuteil, der seine Übungen ausführt.
Nicht durch bloßes Lesen heiliger Texte erwirbt man Erfolg, nicht durch Tragen des Gewandes eines Yogis oder eines Mönches, ebenso wenig durch Reden über Yoga.
Unermüdliche Übung ist das Geheimnis des Erfolges.
Es gibt hierüber wahrhaft keinen Zweifel.

Hatha-Yoga-Pradipika[26]

Partner-Yoga ist weit mehr als die Durchführung von Körperübungen. Es ist eine Zusammenkunft zweier Menschen, die sich auf eine bedingungslose Art und Weise begegnen. Um sich darauf einzustimmen, ist es sinnvoll, sich äußerlich und innerlich auf das Partner-Yoga vorzubereiten. Schaffen Sie dazu einen gemeinsamen Raum, in dem Sie sich und Ihrem Partner offen, wertfrei und gleichzeitig bedingungslos begegnen können. Wenn Sie die Übungen als (Ehe-)Paar machen, sollten Sie bei Ihrer ursprünglichen Intention bleiben und erotische Sinnlichkeit vermeiden. Versuchen Sie während des ganzen Übungsablaufes bei sich zu bleiben und auch Ihren Partner als einen selbstverantwortlichen und eigenständigen Menschen zu sehen. Wenn Sie Korrekturvorschläge haben, bemühen Sie sich um eine neutrale Äußerung, sodass es bei Ihrem Partner nicht als Belehrung oder Kritik ankommt.

Äußere und innere Vorbereitung

Eine entspannte und liebevoll gestaltete Atmosphäre wird Sie darin unterstützen, sich den Übungen ganz und gar hinzugeben. Betrachten Sie die Vorbereitungen sowie die Übungen selbst als etwas Besonderes, als ein Geschenk, das Sie sich und Ihrem Yoga-Partner machen. Zelebrieren Sie diese Zusammenkunft wie ein Fest. Dazu bedarf es sowohl auf der äußeren als auch auf der inneren Ebene einiger Vorbereitungen.

Die äußere Vorbereitung

Um die bestmöglichen äußeren Bedingungen für die Partner-Yoga Sitzung zu schaffen, ist es ratsam, folgende Punkte zu berücksichtigen: Sorgen Sie für eine ruhige Umgebung. Reduzieren Sie alle Geräusche auf ein Minimum. Stellen Sie das Telefon oder die Türklingel am besten ab, sodass Sie sich dem Moment und Ihrem Vorhaben uneingeschränkt widmen können. Jede geteilte Aufmerksamkeit bedeutet einen Verlust an Intensität.

Halten Sie den Raum geordnet.
In einem Raum, in dem Unordnung herrscht, kann die positive Energie (Chi) nicht ungehindert fließen. Der unruhige Geist kommt erst in einem klaren Raum zur Ruhe.

Sorgen Sie für eine angemessene Raumtemperatur und genügend frische Luft.
Um die Muskeln dehnbarer zu machen, ist angemessene Wärme ratsam. Ein überheizter Raum führt zu Müdigkeit. Sorgen Sie immer wieder für frische Luftzufuhr. Schließlich haben die Yoga-Stellungen reinigende Wirkung auf Ihr gesamtes Körpersystem, die durch erhöhte Sauerstoffzufuhr unterstützt wird.

Achten Sie auf angenehme Lichtverhältnisse.
Da der Partner-Yoga gleichzeitig als Bewegungsmeditation und Innenschau praktiziert werden kann, ist gedämpftes Licht für den Prozess unterstützend. Zu wenig Licht assoziiert der Körper mit Schlaf. Eine zusätzliche Kerze kann unser inneres, göttliches Licht symbolisieren, dem Sie sich während des Praktizierens zuwenden können.

Setzen Sie einen passenden Zeitrahmen fest.
Er sollte nicht mir Ihren Pflichten kollidieren und Sie nicht ablenken. Schön wäre es, wenn Sie regelmäßig üben könnten. Der zeitliche Abstand spielt dabei keine Rolle. Mehr als 14 Tage sollten jedoch nicht zwischen den Übungen liegen.

Besorgen Sie sich eine richtige Unterlage.
Sie sollte weich sein, aber nicht zu sehr nachgeben. Für die Standübungen ist keine Unterlage erforderlich, weil Sie das Gleichgewicht so besser halten können. Optimal ist, wenn die Unterlage für beide Übenden genügend Platz bietet. Es gibt Yoga-Matten, die auf der einen Seite wärmende Schafwolle und auf der anderen Seite rutschfesten Latex haben.

Tragen Sie bequeme Kleidung.
Optimal ist Kleidung aus Naturfasern, die atmungsfähig und bequem ist und die Blutzirkulation nicht einschränkt.

Achten Sie auf einen unbelasteten Magen.
Je länger die letzte Nahrungsaufnahme zurückliegt, desto leichter können Sie die Stellungen durchführen. Das mindeste sind zwei Stunden, weil sonst durch die körperliche Aktivität der Verdauungsprozess unterbrochen wird. Außerdem ist der Druck auf einen vollen Magen unangenehm.

Die Fotos als Hilfestellung.
Die Stellungen werden Ihnen leichter fallen, wenn Sie sich vor dem Üben die Fotos genau anschauen. Später reicht Ihnen dann die Übersichtstafel auf den Seiten 144 bis 145.

Der Sonnengruß.
Die ersten sechs Partner-Übungen stellen den Sonnengruß mit insgesamt 12 Positionen dar. Wenn Sie im Sonnengruß noch nicht geübt sind, probieren Sie die Abfolge zunächst ohne Partner, damit Sie mit dem Verlauf der Übungen vertraut werden. Danach können Sie mit Ihrem Partner die Stellungen wie auf den Fotos abgebildet versetzt kombinieren. Den gesamten Zyklus können Sie so oft wiederholen, wie Sie möchten.

Sprechen Sie die Übungsfolgen ab.
Wärmen Sie sich vor dem Üben auf. Dann wählen Sie die Stellungen in einem ausgewogenen Verhältnis aus, sodass jeder Partner nach einem Übungszyklus folgende Stellungen gemacht hat: Vor- und Rückbeugen in ausgewogenem Verhältnis, Seitenbeuge, Umkehrhaltung, Drehstellung und eine Gleichgewichtsübung. Üben Sie immer beide Seiten und möglichst gleich lang. Und zur Erholung gönnen Sie sich natürlich eine Ruhestellung oder Ruhemeditation.

Vorbeugen: Hand-zu-Fußstellung, Hund, Kindstellung, Vorbeuge, gegrätsche Vorbeuge, Yoga-Siegel

Rückbeugen: angehobene Armstellung, Begrüßung mit acht Körperteilen, Kobra, Bogen, Boot, Brücke, Fisch, Heuschrecke, Herz, Kelch, Kamel, Rad, Reiterstellung, Skorpion, Tänzer, Taube

Seitenbeugen: Dreieck, Dreieck mit gebeugtem Bein

Drehstellung: Drehübung im Stand, Dreieck mit Drehung, halber Drehsitz, gedrehte Kobra

Umkehrhaltung: Brücke, Hund, Kopfstand, Pflug, Schulterstand, Skorpion

Gleichgewichtsübung: Held, schiefe Ebene, Waage

Ruhestellung: Bauchlage, Bergstellung, abschließender Gruß

Die innere Vorbereitung

Partner-Yoga bietet Ihnen die Möglichkeit, Ihnen und dem Partner liebevolle Zuwendung und Aufmerksamkeit nicht nur auf der körperlichen, sondern auch auf der geistigen und spirituellen Ebene des Seins zu schenken. Eine kurze Einstimmung wird Sie darin unterstützen, sich ganz und gar auf die Übungen vorzubereiten, um dann bei der Durchführung mit der vollen Aufmerksamkeit bei sich, dem Partner und den Asanas zu sein.

Setzen Sie sich in der Meditationshaltung Ihrem Yoga-Partner gegenüber. Schließen Sie die Augen, und atmen Sie einige Male tief ein und aus, um im „Hier und Jetzt", in dem Raum, in dem Sie die Übungen machen werden, und in dem Moment anzukommen. Stellen Sie sich kurz vor, dass Sie unter einer Lichtdusche sitzen und alle Gedanken, alle Sorgen und alle Unruhe von Ihnen abfallen bzw. abgespült werden, damit Sie die folgende Stunde entspannt beginnen können. Wenn Sie nach einigen Atemzügen das Gefühl haben, angekommen zu sein, dann fragen Sie sich, welche innere Haltung Sie sich von Ihrem Partner wünschen, um die bestmöglichen Voraussetzung zu schaffen, diese Art der Begegnung zu einer wohltuenden, bereichernden Erfahrung zu machen. Lassen Sie sich hierfür ruhig einige Minuten Zeit!

Haben Sie dabei auch an Aspekte wie Offenheit , Hingabe, Bedingungslosigkeit, Achtsamkeit und Wertfreiheit gedacht? Sie bilden die optimale Grundlage für das gemeinsame Erleben des Partner-Yogas auf allen Ebenen des Sein. Sie spiegeln auch die Sehnsucht wider, wie die meisten Menschen unbewusst von ihren Mitmenschen behandelt werden möchten. Seien Sie deshalb nicht erstaunt, wenn sich Ihre Wünsche mit denen Ihres Partners decken. Wenn Sie sich diese Aspekte bei der inneren Vorbereitung auf die Partner-Yoga-Übungen und bei der Übung selbst immer wieder ins Bewusstsein rufen, werden sie sich mit der Zeit bei der Durchführung der Stellungen und darüber hinaus im Alltag manifestieren und sich positiv auf das Zusammenleben mit anderen Menschen auswirken.

Kurze Einstimmung:
Nehmen Sie nun energetischen Kontakt zu Ihrem Partner auf: Halten Sie dabei die Augen geschlossen, richten Sie die linke, empfangende Handfläche nach oben, und legen Sie Ihre rechte, gebende Hand sanft auf die geöffnete linke Hand Ihres Partners. Durch die Berührung entsteht ein Energiefluss des Gebens und Empfangens, der sich zu einem Kreislauf schließt. Bei dieser ersten körperlichen Begegnung können Sie sich selbst fragen, ob und inwieweit Sie die oben genannten Aspekte bereits verinnerlicht haben:

- Wie offen sind Sie Ihrem Yoga-Partner gegenüber?
- Wenden Sie sich der Übung und dem Partner aufmerksam zu?
- Begegnen Sie Ihrem Partner bedingungslos und ohne Erwartungshaltung?
- Achten Sie die Grenzen Ihres Gegenübers und können Sie behutsam mit ihnen umgehen?
- Gelingt es Ihnen, sich selbst und den anderen wertfrei wahrzunehmen?

Asanas und Gegenanzeigen

Bei einigen Asanas achten Sie bitte auf folgende Punkte:

- Umkehrstellungen wie den Schulterstand sollten Sie nicht durchführen bei Regelblutung, Bluthochdruck, Schwangerschaft (ab 4. Monat) sowie bei Grünem Star oder anderen Augenkrankheiten.
- Der Kopfstand sollte nicht durchgeführt werden bei Schädigung der Halswirbelsäule, hohem Blutdruck, starker Überfunktion der Schilddrüse, Bandscheibenschäden.
- Die Kobra sollte nicht während der Schwangerschaft geübt werden.
- Asanas, bei denen Druck auf den Unterleib ausgeübt wird, nicht während der Schwangerschaft durchführen.
- Asanas nicht mit vollem Magen machen.
- Im Zweifelsfall fragen Sie Ihren Arzt oder einen qualifizierten Yoga-Lehrer.

Die Asanas

Die Bergstellung

Tadasana / Sonnengruß 1. Position

Ausgangsposition

Stellen Sie sich so gerade und aufrecht wie möglich hin. Schließen Sie einen Moment die Augen oder fixieren Sie den Blick auf einen Punkt im Raum in Augenhöhe. Spüren Sie, ob das Gewicht gleichmäßig auf beide Füße verteilt ist und Ihnen diese Stellung das Gefühl von Stabilität vermittelt.

Verlauf

Den Körper von den Füßen her aufrichten, die Füße parallel. Ziehen Sie dann die Kniescheiben hoch, indem Sie die Oberschenkelmuskulatur anspannen. Dabei schieben Sie das Steißbein nach vorn. Richten Sie die Wirbelsäule auf, indem Sie sich einen Faden an Ihrer Schädeldecke vorstellen, der Sie sanft gen Himmel aufrichtet. Während der Hals sich reckt, bleiben die Schultern völlig entspannt. Das Kinn ist parallel zum Boden ausgerichtet.

Intensivierung

Die Atemkoordination lässt uns das Aufrichten in kleinen Nuancen noch intensiver und bewusster erleben.

Mit jeder Einatmung wachsen Sie Stück für Stück zu Ihrer vollen Größe und mit jeder Ausatmung entspannen Sie die Schultern, so dass der Raum zwischen Ohren und den leicht nach hinten gedrückten Schultern immer weiter wird.

Wirkung auf den Körper

Hier kommt der Körper in den Genuss einer optimalen Haltung. Diese Stellung sollte man über den Tag unermüdlich wiederholen, bis sie im Körper als die korrekte Haltung gespeichert ist. Dann fällt es ihm leicht, sie immer wieder abzurufen, und er lässt eine Fehlhaltung, die sich, wie wir alle wissen, allzu leicht einschleicht, nicht mehr zu. Eine Fehlhaltung können wir noch leicht ändern, ihre Folge jedoch, die Fehlstellung, ist nur sehr schwer zu korrigieren.

Wirkung auf den Geist

„Aufrecht" erinnert unwillkürlich an „aufrichtig" und somit an unsere innere Haltung uns selbst, anderen und dem Leben gegenüber. Die Bergstellung lädt zur Selbstreflexion ein. Sie können sich beispielsweise folgende Fragen stellen:

„Stehe ich mit beiden Füßen fest im Leben?"

„Verleiht mir meine Haltung die gewünschte Stabilität, die nur ich mir geben kann?"

„Wage ich mich in meiner vollen Größe zu zeigen?"

„Wie stehe ich zu mir? Wie ist meine Haltung anderen und wie dem Leben gegenüber?"

Wenn wir solchen Fragen Raum geben, tauchen viele Antworten in uns auf. Diese wiederum geben uns Aufschluss über unsere geheimen Ängste und stellen wertvolle Hinweise dar, wo wir unseren nächsten Schritt ansetzen können.

Die äußere und innere Haltung bedingen und beeinflussen sich gegenseitig. So können sie Ihre Haltung entweder von außen (körperliche Aufrichtung) nach innen (Lebenshaltung) oder von innen (geistig) nach außen (körperlich) beeinflussen.

Dauer

Als Ausgangsposition vor dem Sonnengruß ca. 20 Sekunden. Als einzelne Stellung zeitlich unbegrenzt, also ganz nach eigenem Ermessen. Der Geübte wird die Stellung in immer kürzerer Zeit erreichen.

Korrekturtipps

- Die Stellung der Knie ist gerade, aber nicht durchgedrückt.
- Um ein Hohlkreuz zu vermeiden, wird das Steißbein nach unten gedrückt.
- Damit der Kopf sich nicht nach hinten neigt, sondern die Halswirbelsäule aufgerichtet wird, stellen Sie sich eine Hand oder eine Wand vor, gegen die Sie den Nacken drücken, oder machen Sie ein leichtes Doppelkinn!

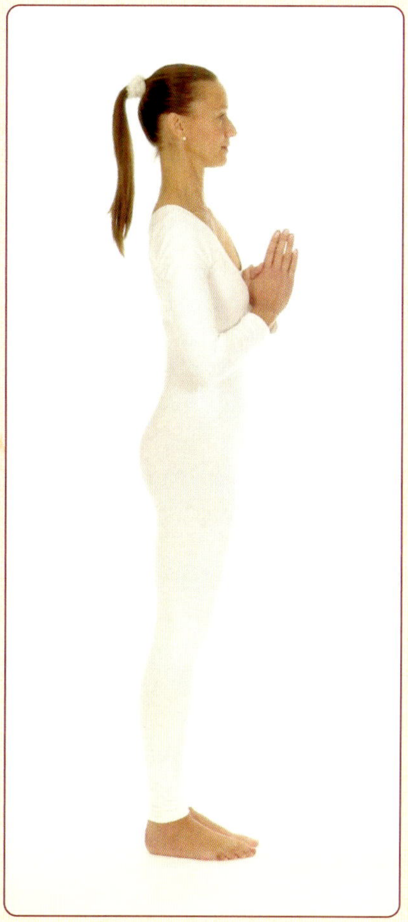

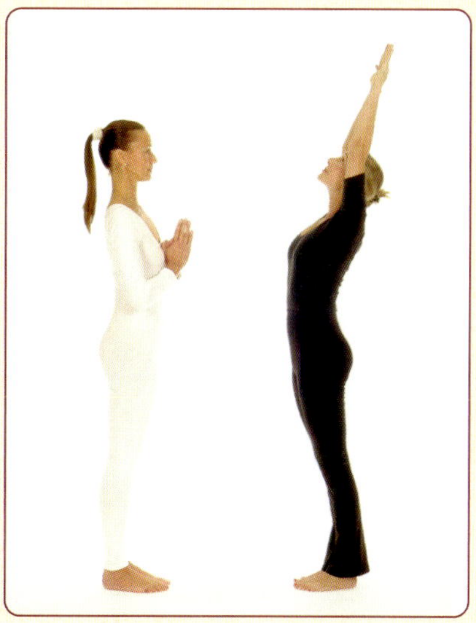

Die angehobene Armstellung

Utthanasana / Sonnengruß 2. Position

Ausgangsposition

Bergstellung. Die Handflächen sind vor dem Brustkorb geschlossen, die Daumen verschränkt, und Sie atmen vorbereitend aus.

Verlauf

Einatmend strecken Sie die Arme gerade und in Schulterhöhe nach vorn, dann nach oben. Um die maximale Dehnung der Wirbelsäule zu erzielen, pressen Sie dabei die Arme gegen die Ohren und lehnen sich dann ganz sanft, von unterhalb der Schulterblätter ausgehend, nach hinten. Dann kommen Sie zurück in die aufrechte Streckung.

Intensivierung

Sind Sie schon geübter oder grundsätzlich gelenkiger, können Sie in der Rückbeuge zusätzlich das Becken leicht nach vorne schieben.

Wirkung auf den Körper

Die angehobene Armstellung fördert die Flexibilität der gesamten Wirbelsäule und dehnt insbesondere die Vorderseite. Durch diese Streckung schaffen Sie Raum zwischen Wirbelkörpern und Bandscheibe. Dadurch können sich die Bandscheiben wieder wie ein Schwamm mit neuer Gewebeflüssigkeit voll saugen. Durch die verbesserte Versorgung bleiben sie länger in ihrer natürlichen Widerstandskraft erhalten. Bauchmuskeln und Bauchorgane werden ebenfalls gedehnt, die Rückenmuskulatur wird gestärkt.

Wirkung auf den Geist

An diesem Punkt des Sonnengrußes ist Behutsamkeit gefragt. Entwickeln Sie ein Gefühl dafür, wie weit Sie sich nach hinten „lehnen“ können, ohne ins Hohlkreuz zu gehen oder die Lendenwirbelsäule zu überfordern.

Dauer

Diese fließende Bewegung dauert ca. 3 Sekunden.

Korrekturtipps

- Die Arme bleiben beim Zurücklehnen gegen den Kopf gepresst, um dem Rücken in voller Streckung Stabilität zu verleihen, d.h. auch, den Kopf weder in den Nacken, noch nach vorn zu neigen.
- Vermeiden Sie unbedingt ein Hohlkreuz und somit verstärkte Belastung der Lendengegend. Strecken Sie in diesem Fall das Becken lieber leicht nach vorn.

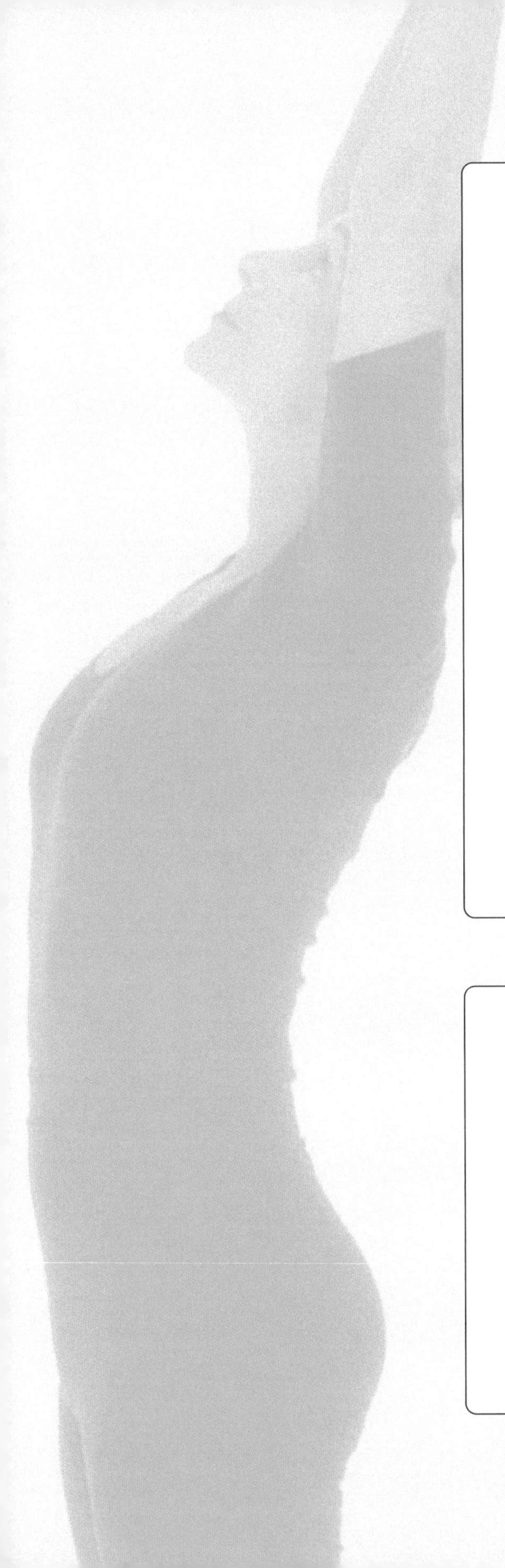

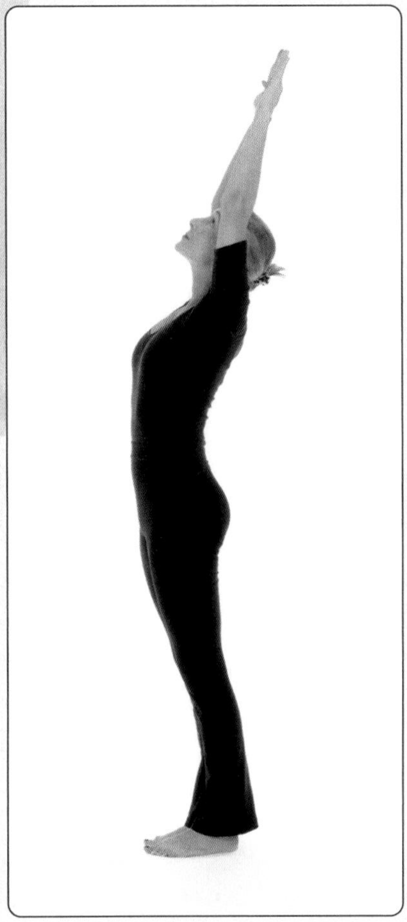

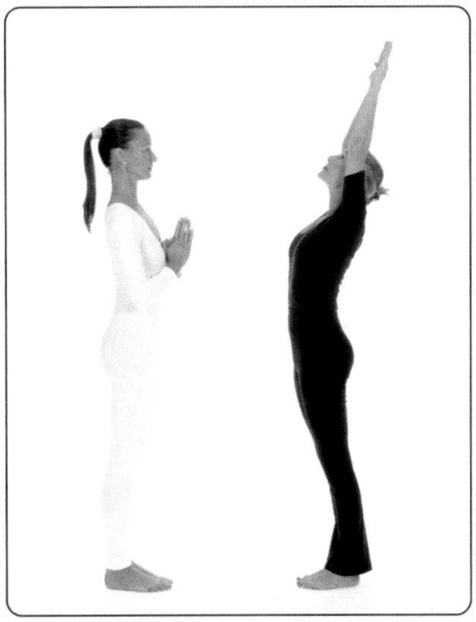

Hand-zu-Fuß-Stellung

Padahastasana / Sonnengruß 3. Position

Ausgangsposition:

Angehobene Armstellung

Verlauf

Beugen Sie sich mit der Ausatmung von der Hüfte aus nach vorn, dabei bleiben der gerade Rücken, Kopf und die gestreckten Arme in einer Linie. Um den Rücken zu schonen, können Sie die Knie abwinkeln und den Oberkörper auf den Oberschenkeln ablegen. Dann strecken Sie die Beine wieder langsam, lassen aber Oberkörper, Kopf und Arme dabei ganz entspannt hängen.

Intensivierung

Um diese Stellung zu intensivieren, empfehlen sich folgende Varianten:

- Verschränken Sie die Arme hinter den Beinen, um dann den Oberkörper weiter zu den Beinen zu ziehen und die Nasenspitze oder Stirn zu den Knien oder den Beinen zu führen.
- Legen Sie die Handflächen von vorne unter die Füße, sodass die Füße auf den Handflächen stehen und die Fingerspitzen nach hinten zeigen.
- Legen Sie die Handflächen von hinten unter die Füße und versuchen Sie, die Unterarme, wenn möglich sogar die Ellenbogen, hinter den Waden zusammenzuführen.

Wirkung auf den Körper

Wie in allen Vorbeugen wird die Rückseite des Körpers gedehnt, dazu gehören die äußeren Strukturen wie Sehnen, zum Beispiel die Achillessehne, Bänder, Ischiasnerv, die Wirbelsäule, aber auch die inneren Strukturen wie die Rückenmarks- und Hirnhäute, die das Zentralnervensystem schützend umgeben.
Bauchorgane werden leicht massiert und somit die Verdauung angeregt. Da die Vorbeuge im Stand praktiziert wird, kann sie auch als halbe Umkehrstellung bezeichnet werden, in der das Gehirn bessere Durchblutung genießt. Damit wird der Geist wieder klar und die im Gehirn liegenden Drüsen werden in ihrer Funktion harmonisiert.

Wirkung auf den Geist

Außerdem unterstützen uns die Vorbeugen in unserer Bemühung, die Aufmerksamkeit nach innen zu richten, das heißt, die Sinne allmählich vom Veränderbaren, Vergänglichen zu lösen und auf das Stete, Unvergängliche und die Essenz von allem zu lenken.

Dauer

Als Teil des Sonnegebets dauert diese Übung ca. 3–30 Sekunden.
Als einzelne Asana bis zu ca. 3 Minuten bzw. für Geübte nach eigenem Ermessen.

Korrekturtipps

- Für die meisten ist es eine große Herausforderung, den Rücken gerade zu halten. Um das zu üben, bietet sich die Variante an, bei der der Rücken geschont wird.
- Anstatt die Beine durchzudrücken, sollten Sie immer auf gerade Beinstellung achten.
- Nur durch einen entspannten Nacken kann der Kopf locker hängen und durch sein Gewicht die Vorbeuge intensivieren.

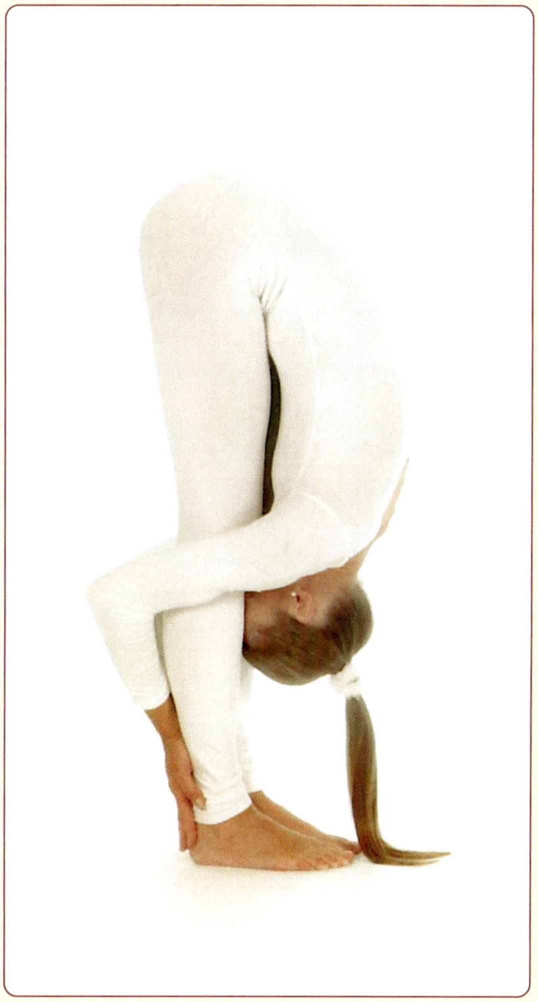

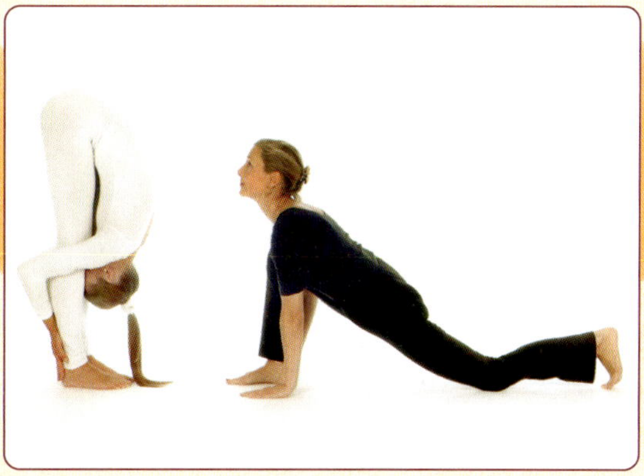

Die Reiterstellung

Ashwa Sanchalanasana / Sonnengruß 4. Position

Ausgangsposition:

Hand-zu-Fußstellung

Verlauf

Sie gehen in die Knie, bis die Handflächen den Boden berühren. Setzen Sie die Hände parallel zu den Füßen ab, sodass die Finger- und Zehenspitzen in einer Linie sind.

Einatmend setzen Sie das linke Bein einen großen Schritt zurück, das linke Knie wird auf dem Boden abgelegt, die Zehen bleiben eingerollt.

Das linke Bein sollte so weit nach hinten gesetzt werden, dass das rechte Knie direkt über dem rechten Fußgelenk ist.

Intensivierung

Mit jeder Ausatmung lassen Sie das Becken etwas weiter sinken, mit jeder Einatmung versuchen Sie die Wirbelsäule zu „längen", den Nacken zu recken (denken Sie an eine Schildkröte, die ihren Kopf aus dem Panzer streckt). Der Blick ist nach oben gerichtet. Drücken Sie die Schultern zurück und das Brustbein nach vorn.

Wirkung auf den Körper

Hier erhält der rechte, aufsteigende Dickdarm einen leichten Druck, der die Peristaltik anregt und somit die Verdauung fördert. Der Schritt wird gedehnt, die Beinmuskulatur gestärkt.

Wirkung auf den Geist

Die Rückbeugen öffnen uns für die Außenwelt und verleihen der Vorderseite der Wirbelsäule eine Dehnung.

Dauer

Als Teil des Sonnegebets ca. 3–30 Sekunden.

Als einzelne Asana bis zu ca. 3 Minuten bzw. für Geübte nach eigenem Ermessen.

Korrekturtipps

- Wenn das linke Bein nicht weit genug nach hinten schreitet, entsteht eher ein Rundrücken anstatt einer Rückbeuge.
- Wenn das vordere Knie nicht über dem Fußgelenk steht, ist der Schritt zu groß oder zu klein. Folge ist eine Belastung des Kniegelenks.

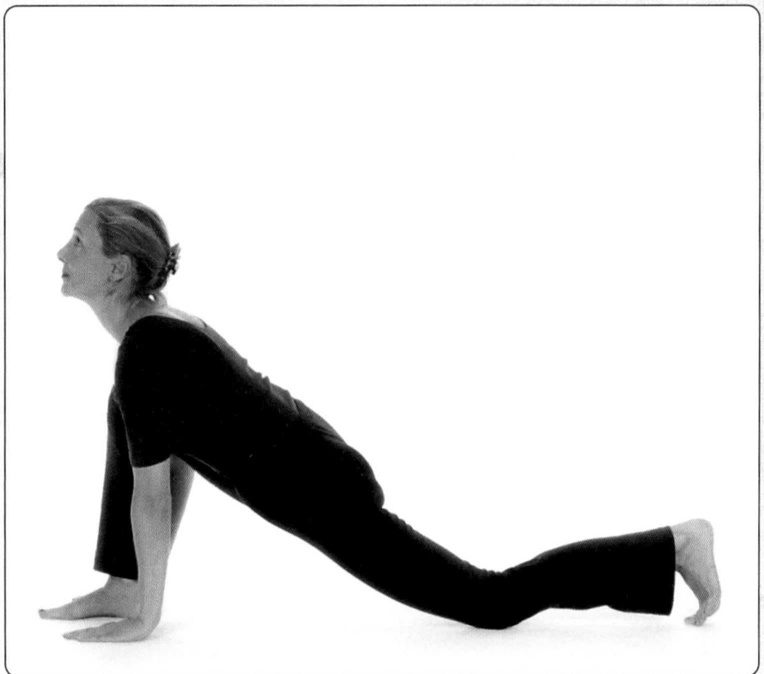

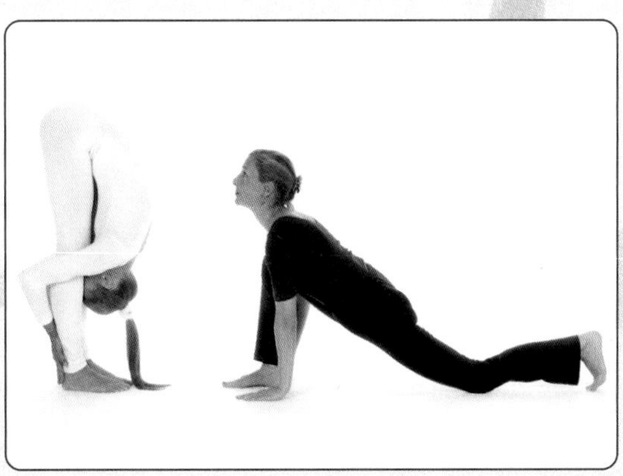

Der Hund

Adho Mukha Shvanasana / Sonnengruß 5. Position

Ausgangsposition

Die Reiterstellung

Verlauf

Ausatmend setzen Sie das rechte Bein neben das linke, sodass jetzt Arme und Beine gestreckt sind.

Gehen Sie leicht in die Knie und mit leichtem Schwung drücken Sie das Gesäß nach hinten und strecken das Steißbein nach oben. Der Kopf hängt locker zwischen den Armen und ist in Verlängerung zur Wirbelsäule ausgerichtet, die Fersen werden sanft Richtung Boden gepresst.

Intensivierung

Gehen Sie auf die Zehenspitzen, drücken Sie Brustbein und Achseln noch weiter nach unten und bewegen Sie dann die Fersen in Richtung Boden.

Eine weitere Variante ist, das Gesäß zu den Fersen zu führen, den Oberkörper legen Sie dabei auf den Oberschenkeln ab. Ohne den Oberkörper in der Position zu verändern, drücken Sie nun das Steißbein wieder nach hinten und oben, die Fersen zum Boden. Nun können Sie versuchen, die Oberarme leicht nach außen zu drehen.

Wirkung auf den Körper

Optimale Dehnung der Rückseite der Beine und somit Blasenmeridian stimulierend. Entlastung der Lendenwirbelsäule, Öffnung des Brustkorbs und Kräftigung der Arm- und Schultermuskulatur.

Durch das Nach-aussen-Drehen der Oberarme wird die Schultermuskulatur gedehnt und Raum zwischen Schultern und Nacken geschaffen.

Wirkung auf den Geist

Die Vorstellung eines sich genüsslich reckenden Hundes kann bei der Durchführung hilfreich sein.

Dauer

Als Teil des Sonnengrußes kann die Übung ca. 3–30 Sekunden dauern; als einzelne Asana bis zu ca. 3 Minuten, für Geübte nach eigenem Ermessen.

Korrekturtipps

- Um die Fersen zum Boden zu bringen, tendiert man dazu, den Abstand zwischen Fersen und Händen zu verringern, was die nächste Stellung fast unmöglich macht. Es ist also ratsam, nicht zu „mogeln“.
- Allzu leicht schleicht sich ein Rundrücken ein. Sie vermeiden ihn, indem Sie immer wieder auf die Zehenspitzen gehen, dann Achseln und Brustkorb und schließlich auch die Fersen wieder in Richtung Boden drücken.

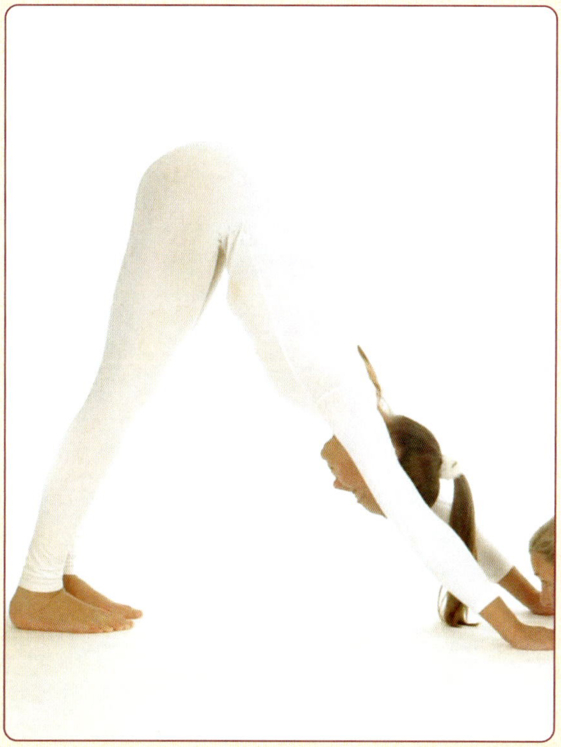

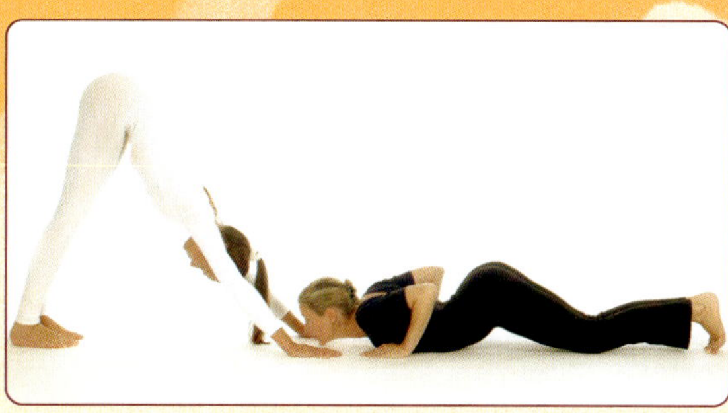

Begrüßung mit acht Körperteilen

Ashtanga Namaskara / Sonnengruß 6. Position

Ausgangsposition
Der Hund

Verlauf
Einatmend senken Sie Knie, Brust und Kinn, wobei der Brustkorb zwischen den Händen abgesetzt wird. Das Becken bleibt leicht angehoben, die Zehen aufgestellt. Um in diese Stellung zu gelangen, versuchen Sie den Körper aus dem Vierfüßlerstand etwas nach vorn zu bewegen, bis die Schultergelenke genau über den Handgelenken, das heißt die Unterarme senkrecht zum Boden stehen. Dann beugen Sie die Ellbogen und legen Brustkorb und Kinn ab.

Intensivierung
Sie können versuchen, Knie, Brust und Kinn gleichzeitig abzulegen.

Wirkung auf den Körper
Kräftigt die Bein- und Armmuskulatur, öffnet den Brustkorb und wirkt besonders im Bereich zwischen den Schulterblättern.

Wirkung auf den Geist
Konzentration liegt auf dem Herzchakra, das man gern mit einem offenen Herzen und bedingungsloser Liebe assoziiert.

Dauer
3–10 Sekunden.

Korrekturtipps
- Häufig passiert es, dass man anstatt den Körper nach vorn und dann nach unten zu bewegen, ihn zunächst senkt und dann von hinten nach vorn schiebt.
- Dadurch, dass Kinn und Brustkorb zu dicht an den Knien landen, entsteht ein sehr starkes Hohlkreuz. Darum streben Sie an, das Kinn ca. 30 cm vor den Händen auf den Boden zu setzen.

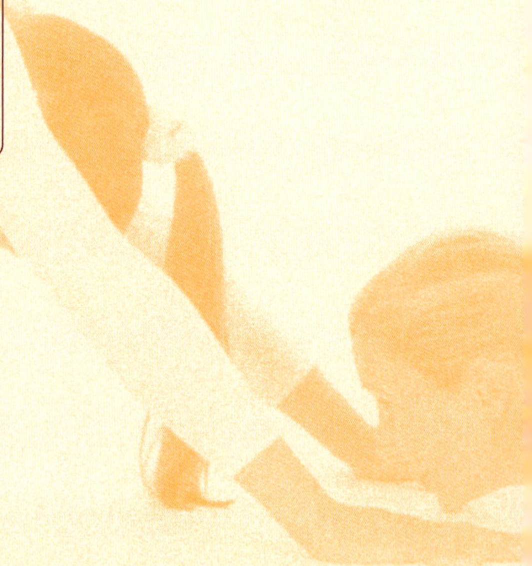

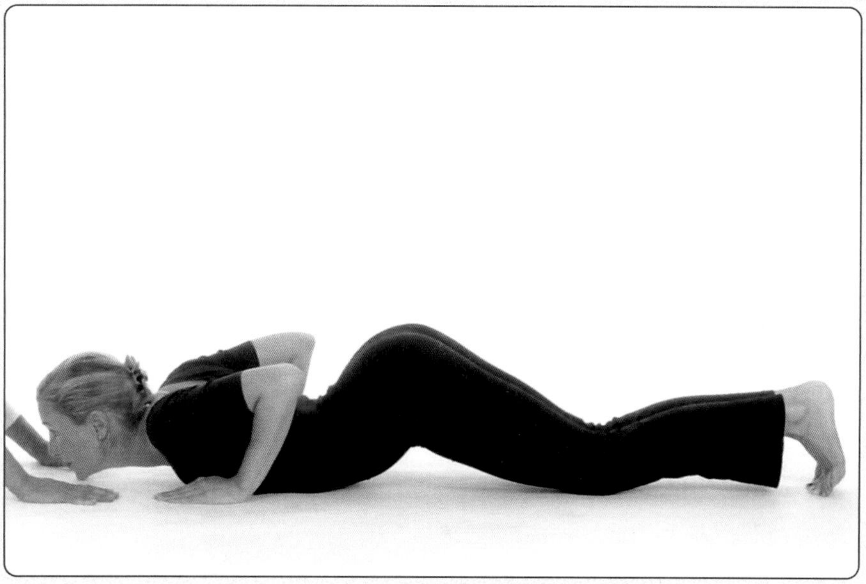

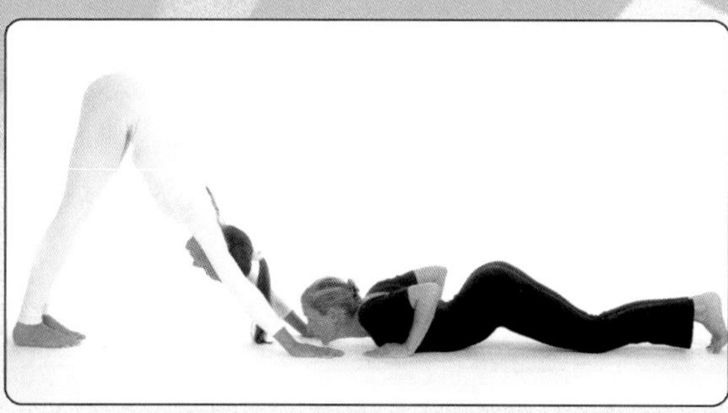

Die Kobra

Bhujanghasana/ Sonnengruß 7. Position

Ausgangsposition

Begrüßung mit acht Körperteilen

Verlauf

Hier wird der Atem ausnahmsweise angehalten. Während Sie sich auf die Hände stützend etwas vom Boden abdrücken, schieben Sie den Oberkörper nach vorn, das Becken gleitet zu Boden. Heben Sie dabei den Oberkörper ausschließlich aus der Kraft der Rückenmuskulatur an, sodass eine harmonische Wölbung am oberen Rücken entsteht. Sie recken den Hals, schieben das Kinn nach vorn und richten den Blick nach oben. Der Brustkorb ist dabei weit geöffnet.

Intensivierung

Um sich noch mehr aufzurichten, verschränken Sie die gestreckten Arme hinter dem Rücken. Versuchen Sie bei jeder Einatmung den Brustkorb weiter zu öffnen und anzuheben, bis Sie den für Sie optimalen Dehnungsgrad erreicht haben. Das Becken sollte jedoch auf dem Boden bleiben.

Wirkung auf den Körper

Durch den Druck auf den Unterleib werden die Fortpflanzungsorgane gestärkt, die Verdauung angeregt. Die Kobra ist eine hervorragende Stellung bei Menstruationsbeschwerden und erhöht bzw. erhält die Flexibilität der Wirbelsäule. Die Leber wird gedehnt, Nieren und Nebennieren massiert.

Wirkung auf den Geist

Die Fähigkeit der Schlange, ihre Haut abzustreifen, kann mit Erneuerung und Wiederaufleben assoziiert werden. In vielen Kulturen stellt die Schlange ein Symbol für Fruchtbarkeit, Geburt und Tod dar. Vielleicht möchten auch Sie eine alte, ausgediente Haut – in Form einer einschränkenden Lebenshaltung – abstreifen oder die Vergangenheit, damit Sie die Gegenwart in ihrer ganzen Fülle und ihren Möglichkeiten wahrnehmen und annehmen können.

Dauer

Als Teil des Sonnengrußes ca. 3–30 Sekunden.

Als einzelne Asana bis zu ca. 3 Minuten, für Geübte nach eigenem Ermessen.

Korrekturtipps

- Typischer Fehler bei der Kobra ist das „Hochstemmen" mit den Armen, anstatt sich aus der Kraft der Rückenmuskulatur aufzurichten. Denken Sie an die Anatomie der Kobra, die sich als arm- und beinloses Wesen auch nicht hochdrücken kann.
- Das Becken bleibt auf dem Boden.
- Zu gern lässt man auch den Kopf in den Nacken fallen. Statt dessen sollten Sie wieder die Schildkröte nachahmen, wie sie den Kopf neugierig aus dem Panzer reckt.

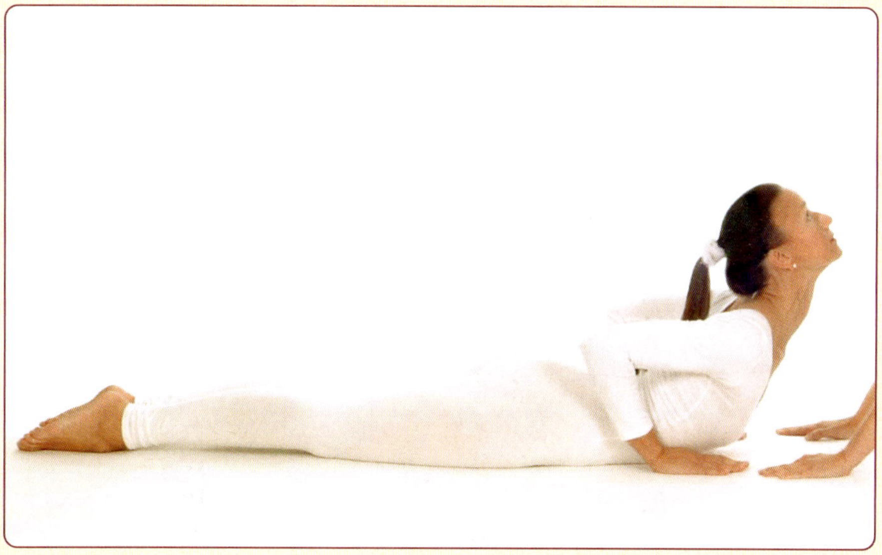

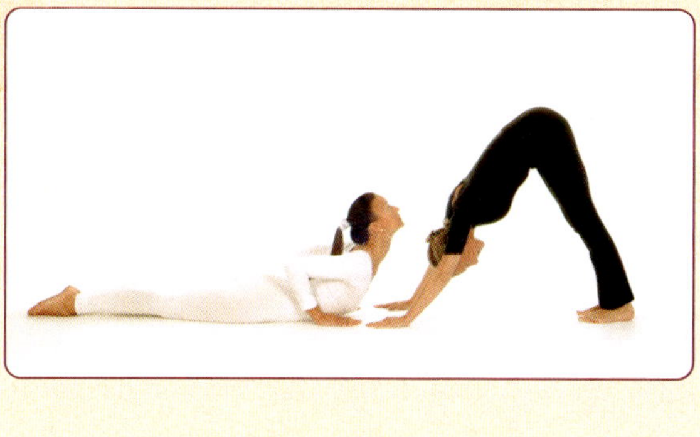

Der Hund

Adho Mukha Shvanasana / Sonnengruß 8. Position

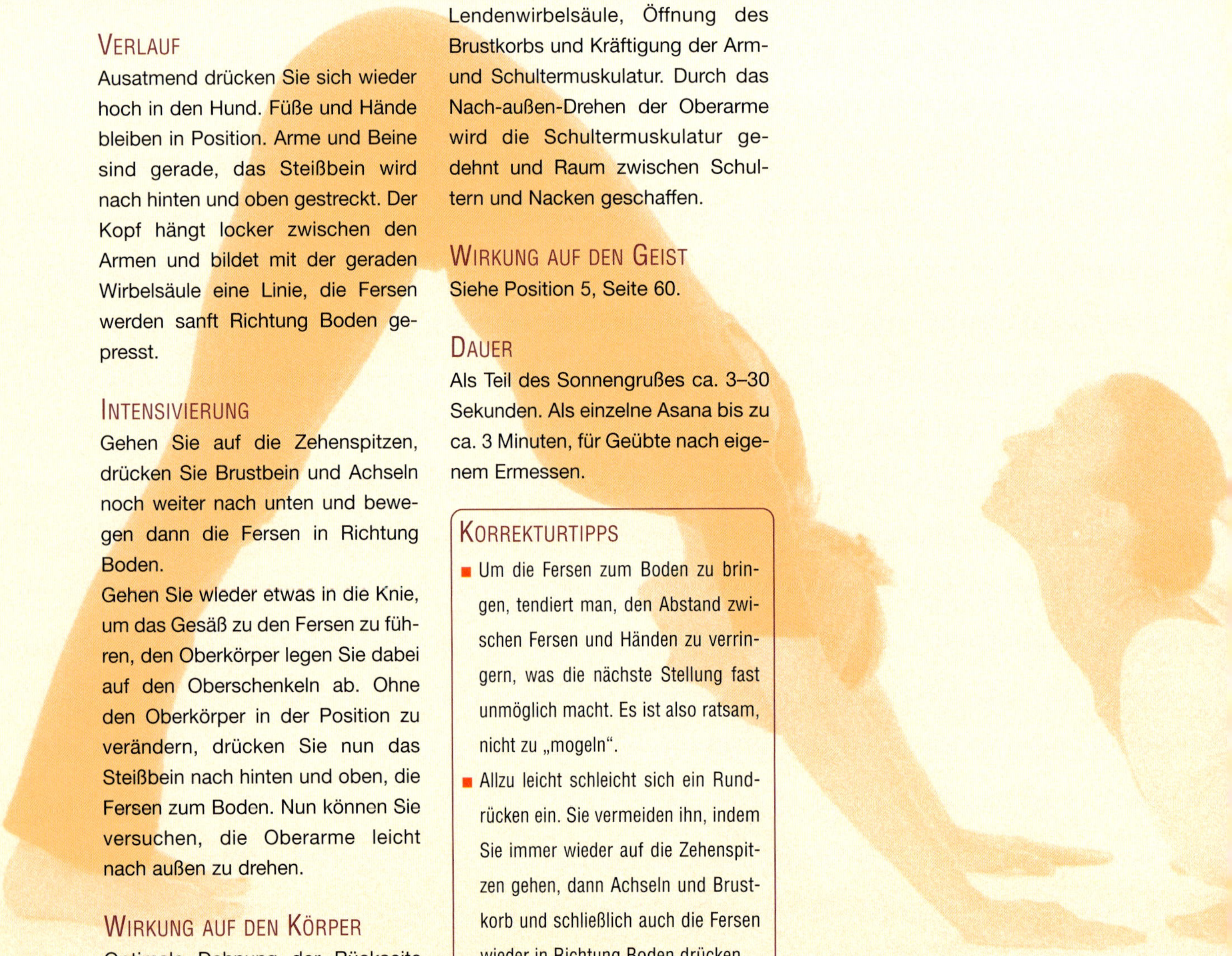

Ausgangsposition

Die Kobra

Verlauf

Ausatmend drücken Sie sich wieder hoch in den Hund. Füße und Hände bleiben in Position. Arme und Beine sind gerade, das Steißbein wird nach hinten und oben gestreckt. Der Kopf hängt locker zwischen den Armen und bildet mit der geraden Wirbelsäule eine Linie, die Fersen werden sanft Richtung Boden gepresst.

Intensivierung

Gehen Sie auf die Zehenspitzen, drücken Sie Brustbein und Achseln noch weiter nach unten und bewegen dann die Fersen in Richtung Boden.
Gehen Sie wieder etwas in die Knie, um das Gesäß zu den Fersen zu führen, den Oberkörper legen Sie dabei auf den Oberschenkeln ab. Ohne den Oberkörper in der Position zu verändern, drücken Sie nun das Steißbein nach hinten und oben, die Fersen zum Boden. Nun können Sie versuchen, die Oberarme leicht nach außen zu drehen.

Wirkung auf den Körper

Optimale Dehnung der Rückseite der Beine, wodurch der Blasenmeridian stimuliert wird. Entlastung der Lendenwirbelsäule, Öffnung des Brustkorbs und Kräftigung der Arm- und Schultermuskulatur. Durch das Nach-außen-Drehen der Oberarme wird die Schultermuskulatur gedehnt und Raum zwischen Schultern und Nacken geschaffen.

Wirkung auf den Geist

Siehe Position 5, Seite 60.

Dauer

Als Teil des Sonnengrußes ca. 3–30 Sekunden. Als einzelne Asana bis zu ca. 3 Minuten, für Geübte nach eigenem Ermessen.

Korrekturtipps

- Um die Fersen zum Boden zu bringen, tendiert man, den Abstand zwischen Fersen und Händen zu verringern, was die nächste Stellung fast unmöglich macht. Es ist also ratsam, nicht zu „mogeln".
- Allzu leicht schleicht sich ein Rundrücken ein. Sie vermeiden ihn, indem Sie immer wieder auf die Zehenspitzen gehen, dann Achseln und Brustkorb und schließlich auch die Fersen wieder in Richtung Boden drücken.

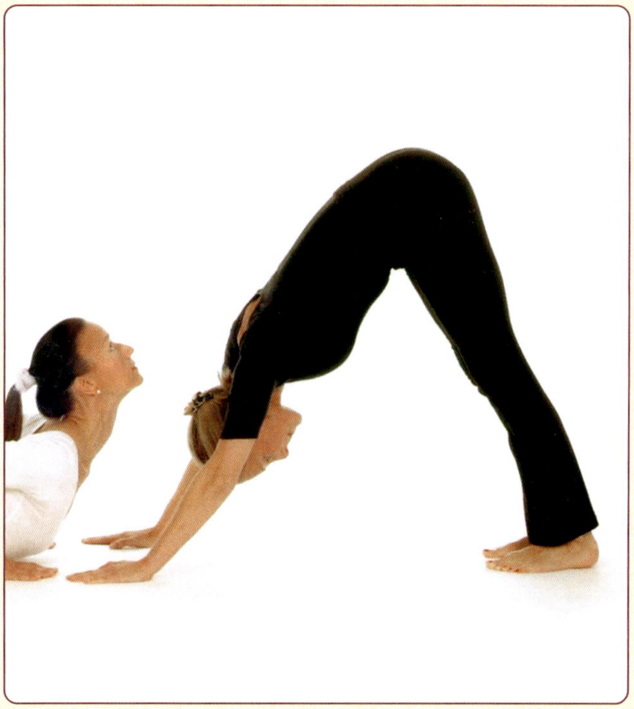

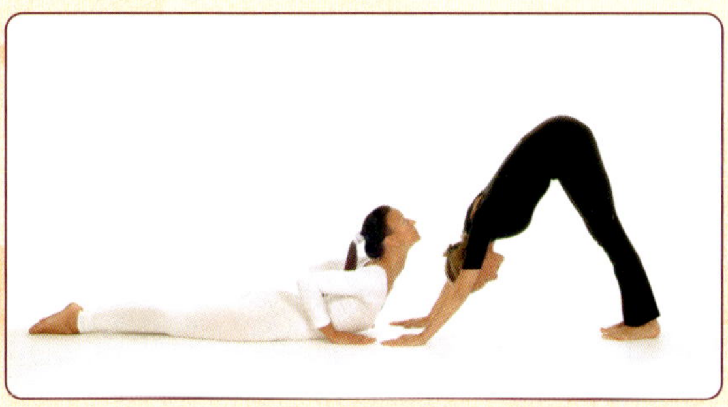

Die Reiterstellung

Ashwa Sanchalanasana / Sonnengruß 9. Position

Ausgangsposition

Einatmend setzen Sie das linke Bein einen großen Schritt nach vorn, genau zwischen die Hände, sodass Finger und Zehenspitzen wieder in einer Linie sind. Fällt Ihnen das schwer, setzen Sie den linken Fuß da ab, wo es für Sie bequem ist, und bringen dann das linke Bein mit Hilfe der linken Hand nach vorn. Setzen Sie das rechte Knie auf dem Boden ab, die Zehen bleiben aufgestellt.
Das linke Knie steht direkt über dem linken Fußgelenk.

Intensivierung

Mit jeder Ausatmung lassen Sie das Becken etwas weiter sinken, mit jeder Einatmung versuchen Sie die Wirbelsäule zu strecken, den Nacken zu recken (denken Sie an eine Schildkröte, die ihren Kopf aus dem Panzer streckt). Der Blick ist nach oben gerichtet. Drücken Sie die Schultern zurück und das Brustbein nach vorn.

Wirkung auf den Körper

Hier erhält der linke, absteigende Dickdarm einen leichten Druck, der die Peristaltik anregt und somit die Verdauung fördert. Der Schritt wird gedehnt, die Beinmuskulatur gestärkt.

Wirkung auf den Geist

Die Rückbeugen öffnen uns für die Außenwelt und verleihen der Vorderseite der Wirbelsäule eine Dehnung.

Dauer

Als Teil des Sonnengrußes ca. 3-30 Sekunden.
Als einzelne Asana bis zu ca. 3 Minuten, für Geübte nach eigenem Ermessen.

Korrekturtipps

- Der rechte Winkel zwischen Fuß und Unterschenkel ist wichtig. Wenn das linke Bein nicht weit genug nach vorne schreitet, hängt das Kniegelenk über und belastet das Gelenk.
- Fällt es Ihnen schwer, mit den flachen Händen den Boden zu berühren, stützen sie sich einfach mit den gespreizten Fingerkuppen ab.

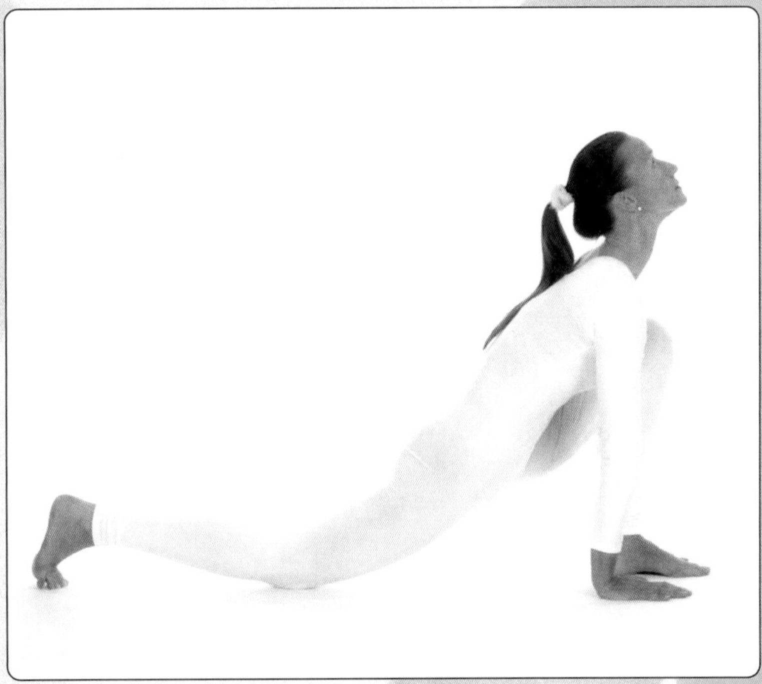

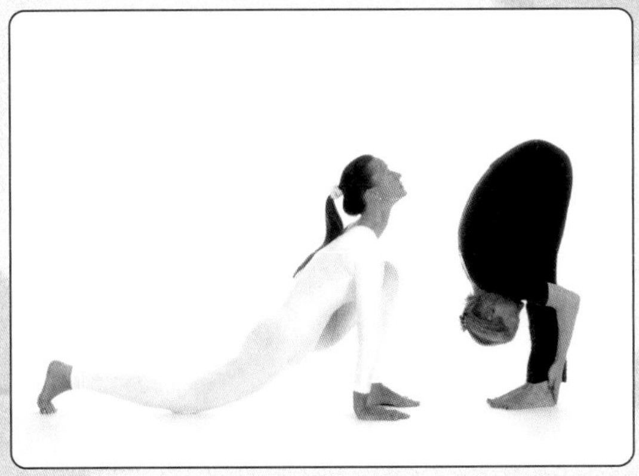

Hand-zu-Fuß-Stellung

Padahastasana / Sonnengruß 10. Position

Ausgangsposition
Die Reiterstellung

Verlauf
Ausatmend setzen Sie den rechten Fuß neben den linken. Dann strecken Sie die Beine wieder langsam und lassen Oberkörper, Kopf und Arme dabei ganz entspannt hängen.

Intensivierung
Um die Hand-zu-Fuß-Stellung zu intensivieren, können Sie folgende Varianten ausprobieren:

- Verschränken Sie die Arme hinter den Beinen, um dann den Oberkörper weiter zu den Beinen zu ziehen und die Nasenspitze oder Stirn zu den Knien oder den Beinen zu führen.
- Legen Sie die Handflächen von vorn unter die Füße, sodass die Füße auf den Handflächen stehen und die Fingerspitzen nach hinten zeigen.
- Legen Sie die Handflächen von hinten unter die Füße und versuchen Sie, die Unterarme, wenn möglich sogar die Ellenbogen, hinter den Waden zusammenzuführen.

Wirkung auf den Körper
Wie in allen Vorbeugen wird die Rückseite des Körpers gedehnt, dazu gehören die äußeren Strukturen wie Sehnen, wie zum Beispiel die Achillessehne), Bänder, Ischiasnerv, die Wirbelsäule, aber auch die inneren Strukturen wie die Rückenmarks- und Hirnhäute, die das Zentralnervensystem schützend umgeben. Bauchorgane werden leicht massiert, und somit wird die Verdauung angeregt. Da die Vorbeuge im Stand praktiziert wird, kann sie auch als halbe Umkehrstellung bezeichnet werden, in der das Gehirn bessere Durchblutung erhält.
Damit wird der Geist wieder klar, und die im Gehirn liegenden Drüsen werden in ihrer Funktion harmonisiert.

Wirkung auf den Geist
Außerdem unterstützen uns die Vorbeugen in unserer Bemühung, die Aufmerksamkeit von außen nach innen zu richten, das heißt, die Sinne allmählich vom Veränderbaren, Vergänglichen zu lösen und auf das Stete, Unvergängliche, was auch als die Essenz bezeichnet wird, zu lenken.

Dauer
Als Teil des Sonnengrußes ca. 3-30 Sekunden.
Als einzelne Asana bis zu ca. 3 Minuten, für Geübte nach eigenem Ermessen.

Korrekturtipps
- Anstatt die Beine durchzudrücken, sollten Sie immer auf eine gerade Beinstellung achten.
- Nur durch einen entspannten Nacken kann der Kopf locker hängen und durch sein Gewicht die Vorbeuge intensivieren.

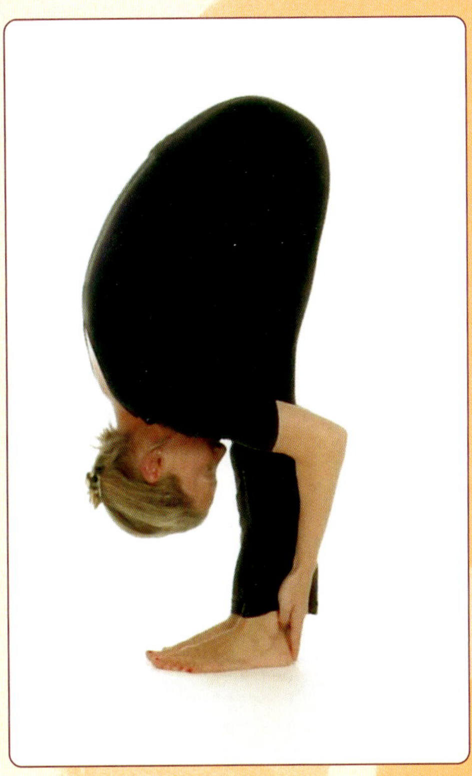

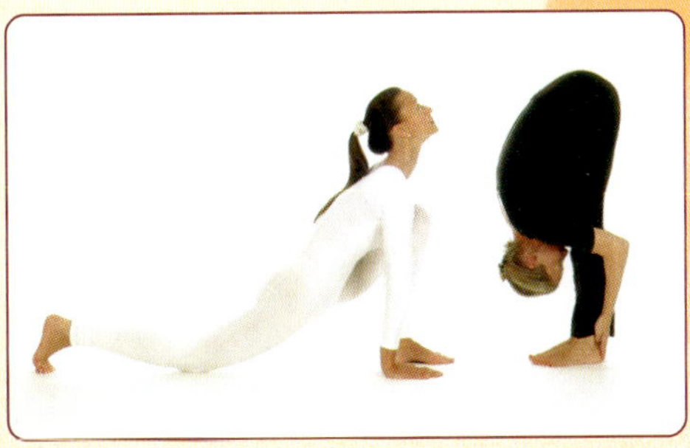

Die angehobene Armstellung

Hasta Utthanasana / Sonnengruß 11. Position

Ausgangsposition
Hand zu Fuß-Stellung

Verlauf
Einatmend strecken Sie die Arme nach vorn und verschränken die Daumen. Pressen Sie die Arme an die Ohren, um die maximale Dehnung der Wirbelsäule zu erzielen. Den flachen Rücken, Kopf und die Arme in einer geraden Linie, richten Sie sich langsam auf. Strecken Sie sich nun zuerst himmelwärts und lehnen sich dann ganz sanft, von unterhalb der Schulterblätter ausgehend, nach hinten. Dann kommen Sie zurück in die aufrechte Streckung.

Für die rückenschonende Variante können Sie die Knie abwinkeln und den Oberkörper auf den Oberschenkeln ablegen, dann die Arme, den Kopf und den Rücken in eine gerade Linie bringen und sich über den Druck auf die Fersen wieder aufrichten.

Intensivierung
Sind Sie schon geübter oder grundsätzlich gelenkiger, können Sie in der Rückbeuge zusätzlich das Becken leicht nach vorn schieben.

Wirkung auf den Körper
Die angehobene Armstellung fördert die Flexibilität der gesamten Wirbelsäule und dehnt insbesondere ihre Vorderseite. Durch die Streckung schaffen Sie Raum zwischen den Wirbelkörpern und Bandscheibe. Dadurch können sich die Bandscheiben wie ein Schwamm mit neuer Gewebeflüssigkeit voll saugen. Durch die verbesserte Versorgung bleibt ihre natürliche Widerstandskraft länger erhalten. Bauchmuskeln und Bauchorgane werden ebenfalls gedehnt, die Rückenmuskulatur wird gestärkt.

Wirkung auf den Geist
Bei der angehobenen Armstellung ist Behutsamkeit gefragt. Sie müssen ganz genau abschätzen lernen, wie weit Sie sich nach hinten „lehnen“ können, ohne ins Hohlkreuz zu gehen oder die Lendenwirbelsäule zu überfordern.

Dauer
Diese fließende Bewegung dauert ca. 3 Sekunden.

Korrekturtipps
- Arme bleiben beim Zurücklehnen gegen den Kopf gepresst, um dem Rücken in voller Streckung Stabilität zu verleihen, das heißt auch, den Kopf weder in den Nacken, noch nach vorn zu neigen.
- Unbedingt ein Hohlkreuz und somit verstärkte Belastung der Lendengegend vermeiden. In diesem Fall das Becken lieber leicht nach vorn strecken.

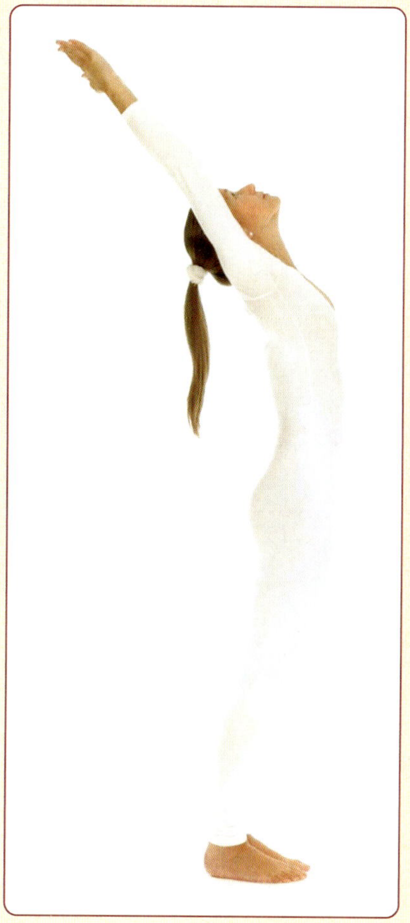

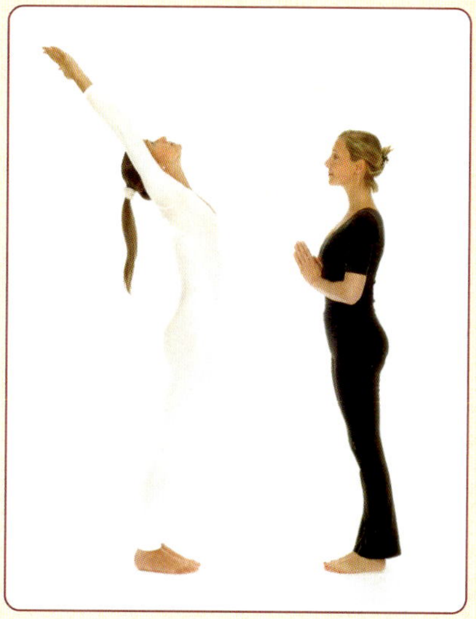

Die Bergstellung

Tadasana / Sonnengruß 12. Position

Ausgangsposition

Die angehobene Armstellung

Verlauf

Ausatmend schließen Sie die Handflächen und senken die Arme bis in Brusthöhe. Stehen Sie so aufrecht wie möglich. Schließen Sie nochmals für einen Moment die Augen, oder fixieren Sie den Blick auf einen Punkt im Raum in Augenhöhe. Spüren Sie der Wirkung des Sonnengrußes nach.

Intensivierung

Die Atemkoordination lässt uns das Aufrichten in kleinen Nuancen noch intensiver und bewusster erleben. Mit jeder Einatmung wachsen Sie Stück für Stück zu Ihrer vollen Größe und mit jeder Ausatmung entspannen Sie die Schultern, sodass der Raum zwischen Ohren und den leicht nach hinten gedrückten Schultern immer weiter wird.

Wirkung auf den Körper

Hier kommt der Körper in den Genuss einer optimalen Haltung. Diese Stellung sollte man über den Tag unermüdlich wiederholen, bis sie im Körper als die korrekte Haltung gespeichert ist. Dann fällt es ihm leicht, sie immer wieder abzurufen, und er lässt eine Fehlhaltung, die sich, wie wir alle wissen, allzu leicht einschleicht, nicht mehr zu. Eine Fehlhaltung können wir noch leicht ändern, ihre Folge jedoch, die Fehlstellung, ist nur sehr schwer zu korrigieren.

Wirkung auf den Geist

„Aufrecht" erinnert unwillkürlich an „aufrichtig" und somit an unsere innere Haltung uns selbst, anderen und dem Leben gegenüber. Die Bergstellung lädt zur Selbstreflexion ein. Sie können sich beispielsweise einmal folgende Fragen stellen:

„Stehe ich mit beiden Füßen fest im Leben?"

„Verleiht mir meine Haltung die gewünschte Stabilität, die nur ich mir geben kann?"

„Wage ich mich in meiner vollen Größe zu zeigen?"

„Wie stehe ich zu mir? Wie ist meine Haltung anderen und wie dem Leben gegenüber?"

Wenn wir solchen Fragen Raum geben, löst sich in unserm Innersten meist eine Kaskade an Antworten. Diese wiederum geben uns Aufschluss über unsere geheimen Ängste und wertvolle Hinweise, wo wir unseren nächsten Schritt ansetzen können.

Äußere und innere Haltung bedingen und beeinflussen sich gegenseitig. So können Sie Ihre Haltung entweder von außen (körperliche Aufrichtung) nach innen (Lebenshaltung) oder von innen (geistig) nach außen (körperlich) beeinflussen.

Dauer

Als Ausgangsposition vor der ersten Runde des Sonnengrußes ca. 20 Sekunden.

Als einzelne Stellung unbegrenzt, also ganz nach eigenem Ermessen. Der Geübte wird die Stellung in immer kürzerer Zeit erreichen.

Korrekturtipps

- Die Stellung der Knie ist gerade, aber nicht durchgedrückt.
- Um ein Hohlkreuz zu vermeiden, wird das Steißbein nach unten gedrückt.
- Damit der Kopf sich nicht nach hinten neigt, sondern die Halswirbelsäule aufgerichtet wird, stellen Sie sich eine Hand oder eine Wand vor, gegen die Sie den Nacken drücken, oder machen Sie ein leichtes Doppelkinn!

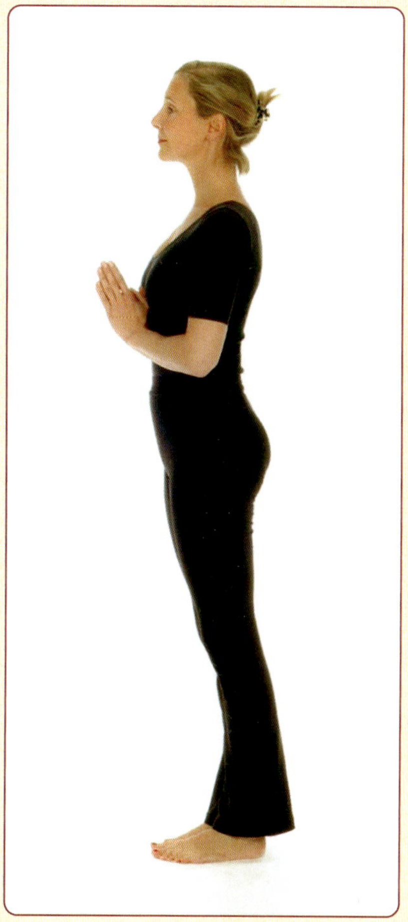

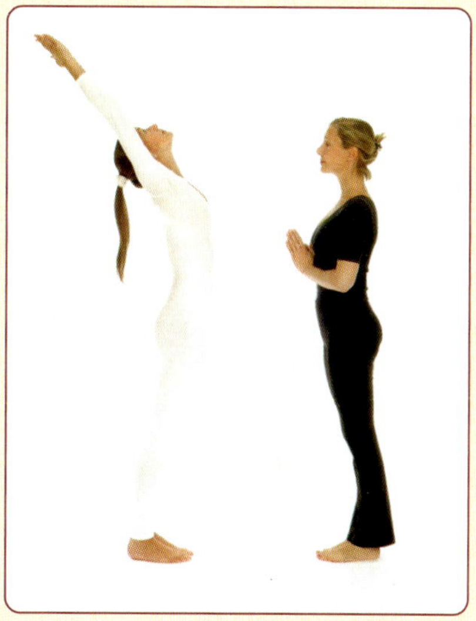

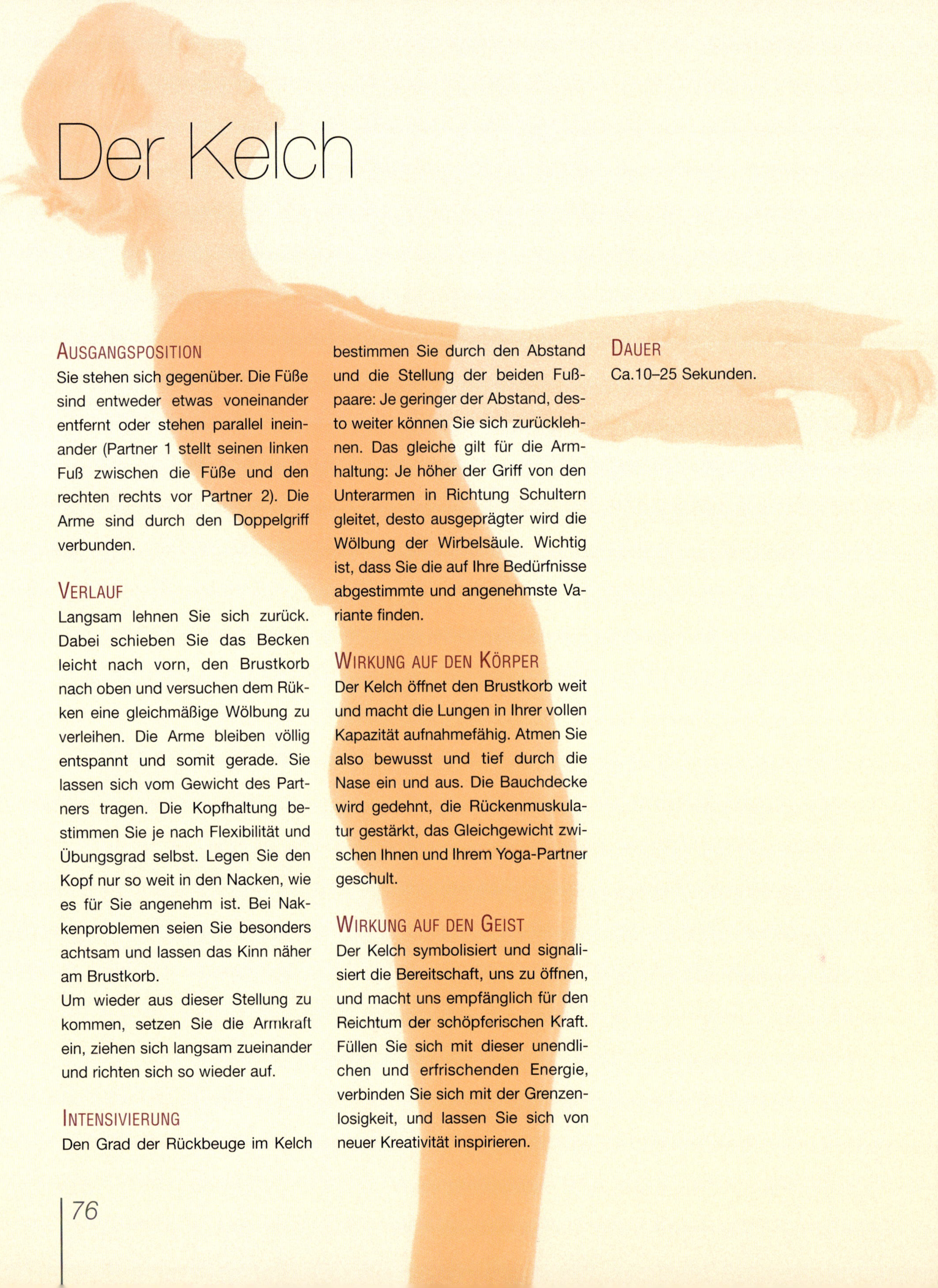

Der Kelch

Ausgangsposition
Sie stehen sich gegenüber. Die Füße sind entweder etwas voneinander entfernt oder stehen parallel ineinander (Partner 1 stellt seinen linken Fuß zwischen die Füße und den rechten rechts vor Partner 2). Die Arme sind durch den Doppelgriff verbunden.

Verlauf
Langsam lehnen Sie sich zurück. Dabei schieben Sie das Becken leicht nach vorn, den Brustkorb nach oben und versuchen dem Rükken eine gleichmäßige Wölbung zu verleihen. Die Arme bleiben völlig entspannt und somit gerade. Sie lassen sich vom Gewicht des Partners tragen. Die Kopfhaltung bestimmen Sie je nach Flexibilität und Übungsgrad selbst. Legen Sie den Kopf nur so weit in den Nacken, wie es für Sie angenehm ist. Bei Nakkenproblemen seien Sie besonders achtsam und lassen das Kinn näher am Brustkorb.
Um wieder aus dieser Stellung zu kommen, setzen Sie die Armkraft ein, ziehen sich langsam zueinander und richten sich so wieder auf.

Intensivierung
Den Grad der Rückbeuge im Kelch bestimmen Sie durch den Abstand und die Stellung der beiden Fußpaare: Je geringer der Abstand, desto weiter können Sie sich zurücklehnen. Das gleiche gilt für die Armhaltung: Je höher der Griff von den Unterarmen in Richtung Schultern gleitet, desto ausgeprägter wird die Wölbung der Wirbelsäule. Wichtig ist, dass Sie die auf Ihre Bedürfnisse abgestimmte und angenehmste Variante finden.

Wirkung auf den Körper
Der Kelch öffnet den Brustkorb weit und macht die Lungen in Ihrer vollen Kapazität aufnahmefähig. Atmen Sie also bewusst und tief durch die Nase ein und aus. Die Bauchdecke wird gedehnt, die Rückenmuskulatur gestärkt, das Gleichgewicht zwischen Ihnen und Ihrem Yoga-Partner geschult.

Wirkung auf den Geist
Der Kelch symbolisiert und signalisiert die Bereitschaft, uns zu öffnen, und macht uns empfänglich für den Reichtum der schöpferischen Kraft. Füllen Sie sich mit dieser unendlichen und erfrischenden Energie, verbinden Sie sich mit der Grenzenlosigkeit, und lassen Sie sich von neuer Kreativität inspirieren.

Dauer
Ca.10–25 Sekunden.

Korrekturtipps

- In dieser Stellung ist es wichtig, dass Sie zuerst das Gleichgewicht finden, bevor Sie sich entspannt nach hinten lehnen. Versäumen Sie diesen wichtigen Schritt, kann es sein, dass Sie das Gleichgewicht und somit das Vertrauen verlieren, bevor Sie überhaupt in den Genuss der Stellung und des Partner-Yoga gekommen sind.
- An die Behutsamkeit mit sich, dem anderen und individuellen körperlichen Schwächen kann nicht genug appelliert werden. Im Kelch könnte es beispielsweise der Nacken bzw. die Halswirbelsäule sein.
- Die Armkraft wird nur eingesetzt, um in und aus der Stellung herauszukommen, im Kelch selbst sollten die Arme durch völlige Entspannung auch eine angenehme Dehnung verspüren.

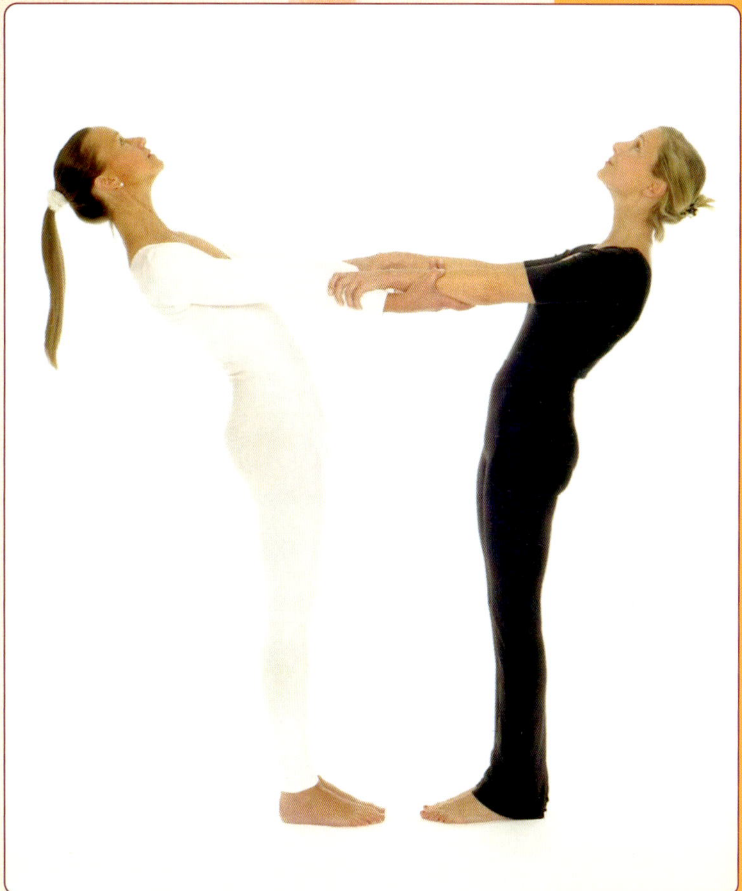

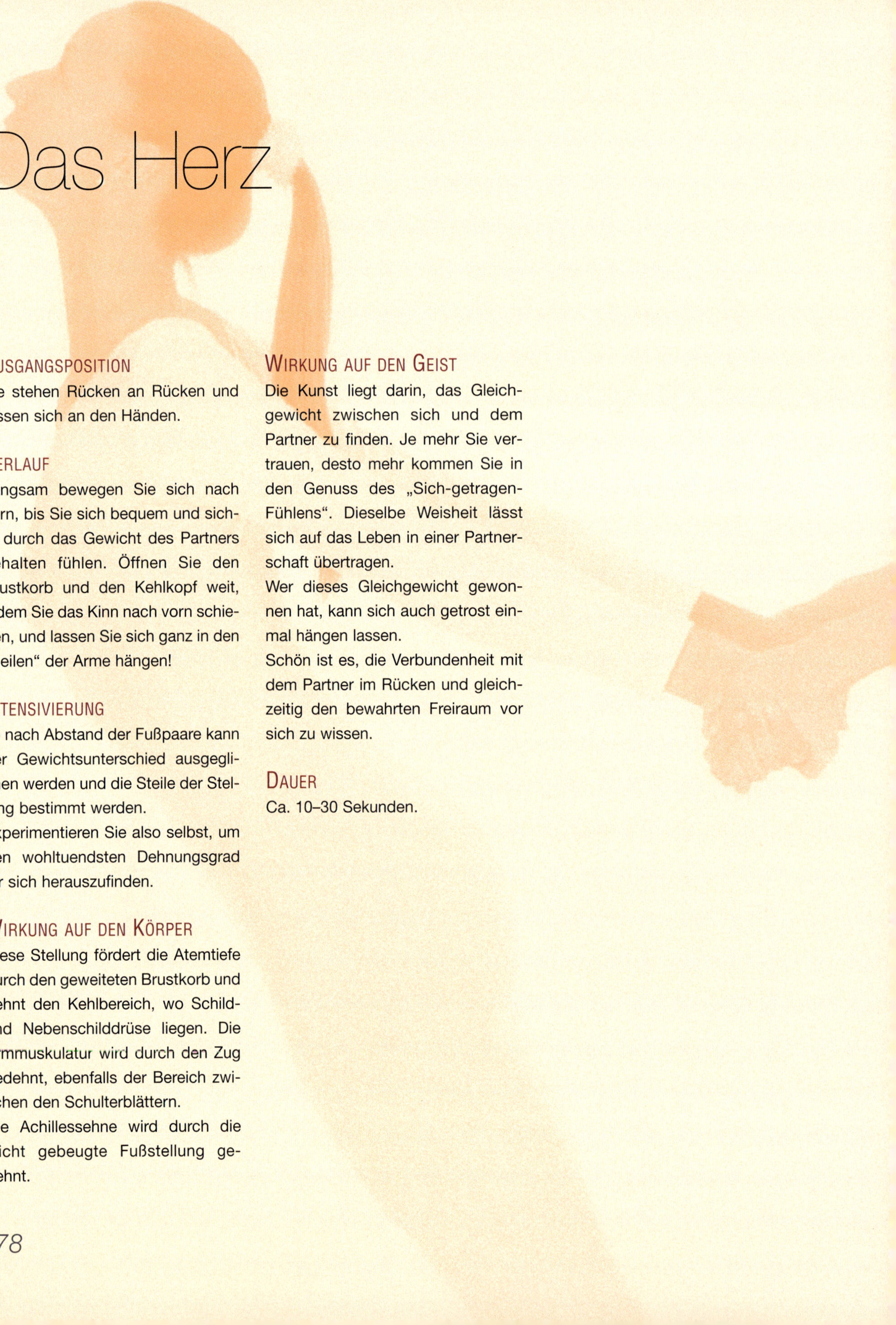

Das Herz

Ausgangsposition
Sie stehen Rücken an Rücken und fassen sich an den Händen.

Verlauf
Langsam bewegen Sie sich nach vorn, bis Sie sich bequem und sicher durch das Gewicht des Partners gehalten fühlen. Öffnen Sie den Brustkorb und den Kehlkopf weit, indem Sie das Kinn nach vorn schieben, und lassen Sie sich ganz in den „Seilen“ der Arme hängen!

Intensivierung
Je nach Abstand der Fußpaare kann der Gewichtsunterschied ausgeglichen werden und die Steile der Stellung bestimmt werden.
Experimentieren Sie also selbst, um den wohltuendsten Dehnungsgrad für sich herauszufinden.

Wirkung auf den Körper
Diese Stellung fördert die Atemtiefe durch den geweiteten Brustkorb und dehnt den Kehlbereich, wo Schild- und Nebenschilddrüse liegen. Die Armmuskulatur wird durch den Zug gedehnt, ebenfalls der Bereich zwischen den Schulterblättern.
Die Achillessehne wird durch die leicht gebeugte Fußstellung gedehnt.

Wirkung auf den Geist
Die Kunst liegt darin, das Gleichgewicht zwischen sich und dem Partner zu finden. Je mehr Sie vertrauen, desto mehr kommen Sie in den Genuss des „Sich-getragen-Fühlens“. Dieselbe Weisheit lässt sich auf das Leben in einer Partnerschaft übertragen.
Wer dieses Gleichgewicht gewonnen hat, kann sich auch getrost einmal hängen lassen.
Schön ist es, die Verbundenheit mit dem Partner im Rücken und gleichzeitig den bewahrten Freiraum vor sich zu wissen.

Dauer
Ca. 10–30 Sekunden.

Korrekturtipps

- Finden Sie zuerst das Gleichgewicht, indem Sie die Fußstellung variieren.
- Setzen Sie nicht die Muskelkraft ein, sondern nutzen Sie das Körpergewicht des Partners, um die Stellung zu halten. Erst dann wird die absolute Entspannung erfahrbar.

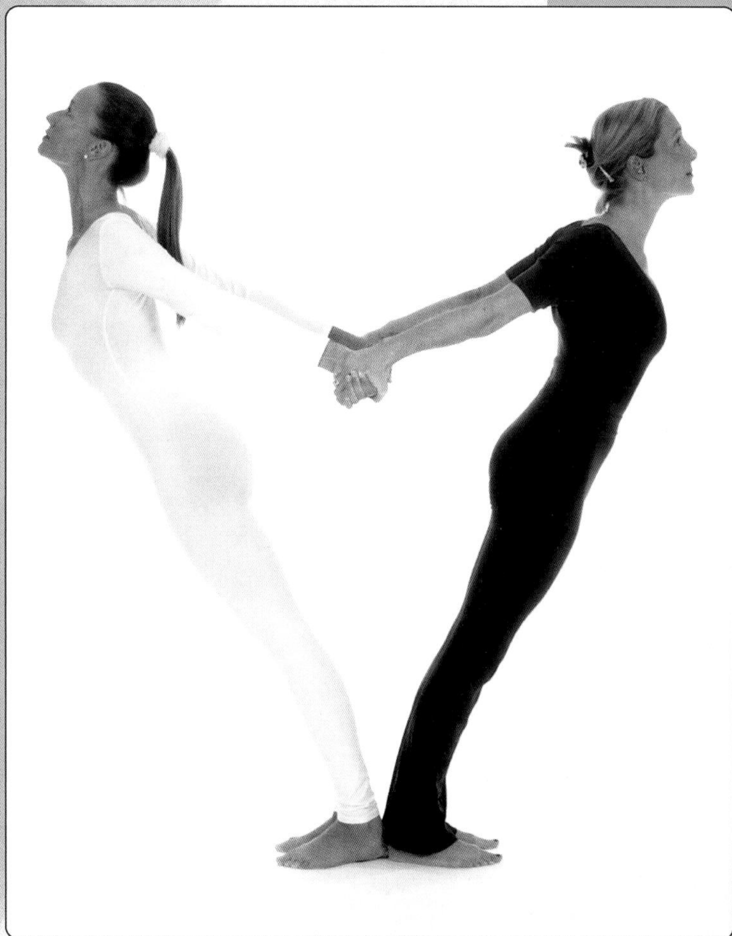

Das Dreieck

Trikonasana

Ausgangsposition

Sie stehen mit weit gegrätschten Beinen nebeneinander und drehen die inneren Füße, von der Hüfte ausgehend, 90 Grad auf, sodass die Zehenspitzen zueinander zeigen.

Die äußeren Zehenspitzen zeigen nach vorn, die inneren Oberschenkel sind angespannt, um das Kniegelenk zu stabilisieren.

Verlauf

Sie strecken die Arme in voller Spannweite und Schulterhöhe zur Seite, mit der Handfläche des äußeren Armes nach oben gerichtet. Drehen Sie den Kopf zu Ihrem Partner und schauen Sie sich für einen Moment in die Augen. Während Sie das Becken nach außen schieben, lehnen Sie sich aus der Taille in entgegengesetzte Richtung, also zum Partner. Der innere Arm bleibt parallel zum Boden gerichtet, und Sie streben mit den Fingerspitzen zum äußersten Punkt. Als nächstes beugen Sie sich nach innen, setzen Ihre innere Hand auf Ihrem Ober- oder Unterschenkel ab, da, wo es für Sie am bequemsten ist. Den äußeren Arm strecken Sie im größtmöglichen Radius nach oben und führen die Handflächen zusammen. Der Blick ist nach oben gerichtet.

Intensivierung

Versuchen Sie auch die äußere Hüfte leicht zu öffnen, indem Sie die äußere Gesäßhälfte Richtung Boden drücken. Während Sie das Becken weiter nach außen schieben und den äußeren Arm höher und höher strecken, erfährt die ganze äußere Rumpfseite eine wunderbare Dehnung.

Wirkung auf den Körper

Die seitliche Bewegung dehnt rechts die Leber, Gallenblase und den aufsteigenden Dickdarm, links die Milz, Bauchspeicheldrüse und den absteigenden Dickdarm. Außerdem wird die Zwischenrippenmuskulatur gedehnt und die Flankenatmung gefördert. Die Hüftgelenke werden geöffnet, ihre Flexibilität wird erhöht und die Schulter- und Nackenmuskulatur wird gekräftigt.

Wirkung auf den Geist

Das Dreieck symbolisiert Dreifaltigkeit in den verschiedensten Variationen. Denken wir an Körper – Geist – Seele, so bedingt ein Aspekt den anderen. Es besteht eine Beziehung, ja sogar eine Abhängigkeit, denn das eine ist ohne das andere unwirksam, gemeinsam hingegen bilden sie eine stabile Einheit.

Der innere Fuß verbindet uns mit dem Irdischen, der Mutter Erde, die unseren Körper hervorgebracht hat und nährt. Der zum Himmel gerichtete Arm strebt nach dem Überirdischen, der geistigen Kraft, die unsere Seele nährt.

Der Kopf repräsentiert die mentale Fähigkeit des Menschen, das Irdische mit dem Überirdischen oder das Körperliche mit dem Geistigen zu verbinden. Außerdem symbolisiert das Dreieck Stabilität, wobei wir uns die Frage der inneren Standhaftigkeit und äußeren Belastbarkeit stellen können. Allein die Konzentration auf diese drei Aspekte unseres Seins unterstützt die Wiederherstellung des inneren Gleichgewichts.

Dauer

Ca. 20 –30 Sekunden.

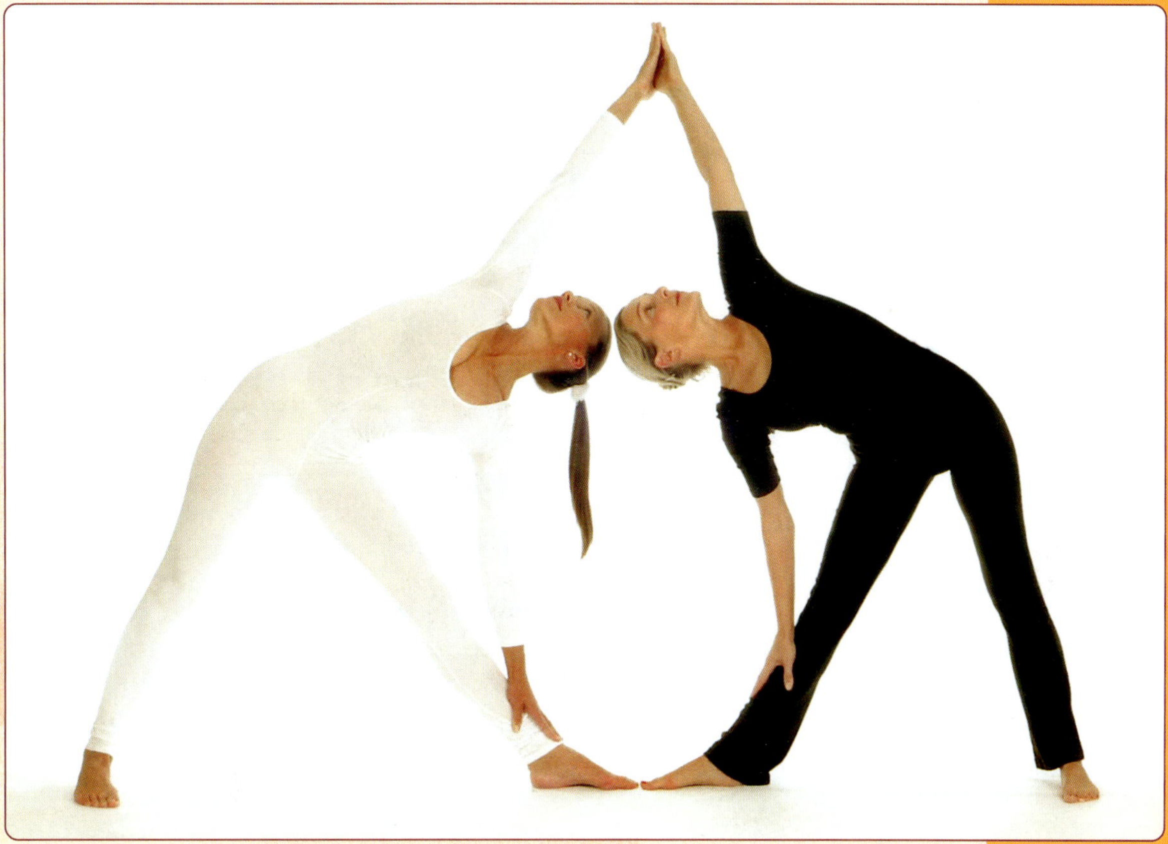

Korrekturtipps

- Achten Sie darauf, dass das innere Bein nicht durchgedrückt ist. Um es gerade zu machen, ziehen Sie die Kniescheibe hoch.
- Um eine Neigung nach vorn zu vermeiden, drücken Sie die untere Schulter weiter nach vorn und die obere weiter nach hinten. Die gedehnte Seite soll nach oben gekehrt sein.
- Anstatt den Kopf hängen zu lassen, recken Sie den Hals weit über die Wirbelsäule hinaus.

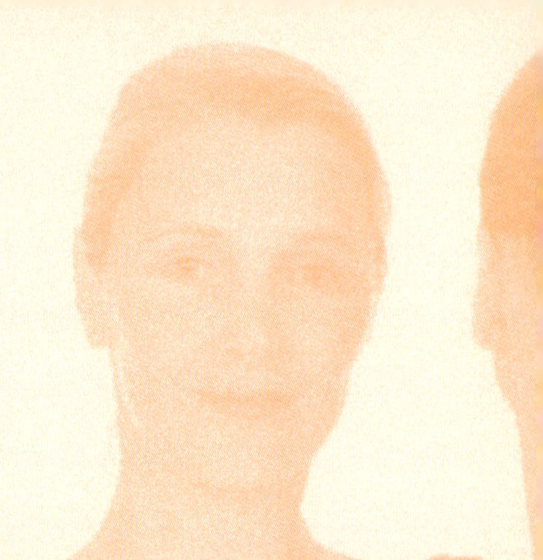

Drehübung

Ardha Mastyendrasana

Ausgangsposition

Sie stehen mit gegrätschten Beinen Rücken an Rücken. Die rechte Ferse von Partner 1 und die linke Ferse von Partner 2 sind ca. 50 Zentimeter voneinander entfernt. Die beiden anderen Fersen berühren sich. Die Arme hängen entspannt neben dem Körper.

Verlauf

Drehen Sie den Fuß, dessen Ferse die des anderen berührt, von der Hüfte aus 90 Grad auf, sodass sich die Seiten der beiden Füße berühren. Den anderen Fuß drehen Sie ca. 45 Grad mit. Die Beine sind angespannt. Für die folgende Armbewegung stellen Sie sich eine Windmühle vor. Partner 1 bringt nun den rechten, Partner 2 den linken Arm über die Seite nach oben. Von hier aus bewegen Sie Ihre beiden Arme und den Oberkörper gleichzeitig in die vorgegebene Richtung, bis die Arme parallel zum Boden und Sie dem Partner zugewandt sind. Legen Sie die Handflächen aneinander, und behalten Sie Blickkontakt.

Intensivierung

Sie können die Drehung intensivieren, indem Sie den Druck über die Handfläche des hinteren Armes verstärken. Für Partner 1 ist das die linke, für Partner 2 die rechte Hand. Auch der Kopf kann in diese Richtung gedreht werden, sodass Sie über die eigene Schulter blicken.

Wirkung auf den Körper

Die Drehübung dreht, windet die gesamte Wirbelsäule. Somit fördert sie Flexibilität, Elastizität, Durchblutung und Versorgung des Rückgrats mit all seinen außen und innen liegenden Strukturen. Zu den äußeren Strukturen gehören unter anderem die knöchernen Wirbelkörper, die knorpeligen Bandscheiben und Bänder. Zu den inneren Strukturen zählen beispielsweise die im Wirbelkanal verlaufenden Nerven, das Rückenmark sowie die Rückenmark- und Hirnhäute. Die Nerven des Zentralnervensystems leiten ihren Impuls natürlich an die Zielorgane weiter. Somit können Nieren- und Nebennierenfunktion sowie Verdauung stimuliert, Blähungen gelöst, und rheumatischen Beschwerden kann vorgebeugt werden. Außerdem strafft die Drehübung im Stand den Bauch, die Schenkel und das Gesäß.

Wirkung auf den Geist

Die Drehung der Wirbelsäule ist wohl die anspruchsvollste Bewegung, die man ihr abverlangen kann. Diese körperliche Flexibilität geht meist mit einer geistigen Beweglichkeit einher.

Die Drehübung erinnert an eine Spirale. Als Spirale wird auch der Weg der Kundalini-Kraft beschrieben. Die Urkraft, die am Basischakra ruht, möchte erweckt und von den körperlich-emotionalen Energiezentren nach oben geleitet werden zu den geistig-spirituellen Zentren. Visualisieren Sie das Aufsteigen Ihrer Kraft, lenken Sie Ihre Aufmerksamkeit bewusst auf Dinge, die eine erhebende Wirkung auf Ihr seelisch-geistiges und somit auch körperlich-emotionales Wohlbefinden haben.

Zurückblicken können ohne Vorwurf, Schmerz und Sehnsucht. Was löst diese Aussage in Ihnen aus?

Eine andere Assoziation ist, dass alles „Verdrehte“ auch wieder „entwickelt“ werden kann. Gibt es in Ihrem Leben etwas, was verdreht wurde und eventuell wieder richtig gestellt werden muss?

Dauer

20–30 Sekunden.

Korrekturtipps

- Achten Sie darauf, dass Sie vor allem von der Taille ab aufwärts drehen. Das Becken ist versucht, sich mit zu drehen. Bemühen Sie sich, den Unterkörper in die entgegengesetzte Richtung zu drehen, vor allem die hintere Hüfte. Dazu lassen Sie den hinteren Schenkel und das Gesäß angespannt.
- Versuchen Sie die Arme in einer Höhe zu halten, ohne die Schultern anzuspannen.
- Vermeiden Sie den Kopf zu neigen oder in den Nacken sinken zu lassen.

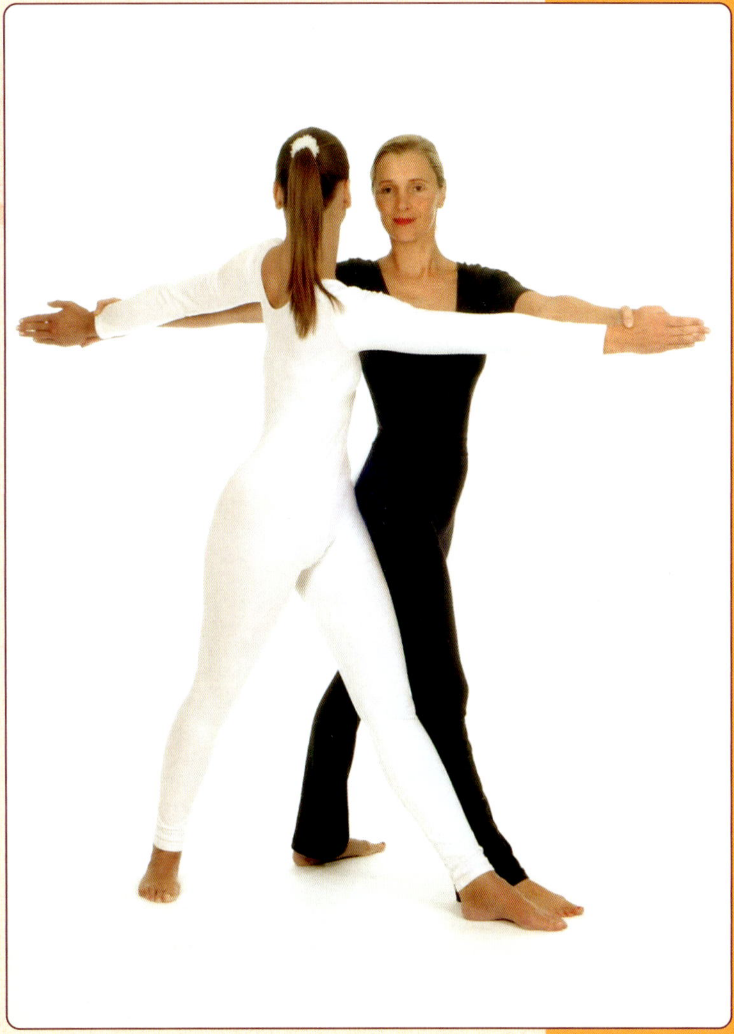

Dreieck mit Drehung

Parivritta Trikonasana

Ausgangsposition

Sie stehen mit gegrätschten Beinen Rücken an Rücken. Der rechte Fuß von Partner 1 und der linke von Partner 2 sind ca. 50 Zentimeter, die beiden anderen Füße ca. 2 Handbreit voneinander entfernt. Die Arme hängen locker neben dem Körper.

Verlauf

Partner 1 dreht den linken, Partner 2 den rechten Fuß 90 Grad auf, den anderen Fuß 45 Grad zu. Die Beine sind angespannt, damit die Kniegelenke stabilisiert sind. Heben Sie Ihre Arme in voller Spannweite bis in Schulterhöhe und fassen Sie sich an den Händen. Nun machen Sie die Windmühlbewegung (indem Sie Ihre äußeren Arme nach oben, die inneren gleichzeitig nach unten bewegen) und drehen sich von der Taille aus zueinander. Setzen Sie diese Bewegung fort, bis Sie die Handflächen der äußeren Arme (für Partner 1 ist es die rechte, für Partner 2 die linke Handfläche) zwischen dem eigenen Fuß und dem des Partners auf dem Boden ablegen können. So fügen Sie zur Drehung auch eine Vorbeuge hinzu. Die beiden anderen Handflächen legen Sie aneinander. Der Blick folgt den nach oben gestreckten Armen, die mit dem anderen Armpaar eine senkrechte Linie bilden sollten.

Intensivierung

Das Dreieck mit Drehung kann durch den Grad der Drehung intensiviert werden, indem Sie sich zum einen verstärkt mit der Hand vom Boden abdrücken. Zum anderen kann die verstärkte Anspannung der Bein- und Gesäßmuskulatur eingesetzt werden, die gleichzeitig die Außenrotation der Hüften und somit die entgegengesetzte Drehbewegung zum Oberkörper fördern. Sie können den Brustkorb auch dehnen, indem Sie das Brustbein nach vorn und die Schulterblätter enger zusammen drücken. Die Vorstellung, an der Schädeldecke lang gezogen zu werden, hilft Ihnen, die Wirbelsäule optimal zu strecken.

Wirkung auf den Körper

Das Dreieck mit Drehung kräftigt die Bein- und Gesäßmuskulatur, Hüft- und Schultergelenke. Es fördert die Durchblutung der Spinalnerven, Nieren und Nebennieren, massiert die Bauchorgane und dreht die gesamte Wirbelsäule.

Wirkung auf den Geist

Wie auch manchmal im Alltag, wendet man bei dieser Übung dem anderen den Rücken zu. Doch eine einfache Wende wird zur Zuwendung und fordert den anderen zur Nähe heraus. Mit dem Aneinanderlegen der Handflächen berühren Sie sich auch auf energetischer Ebene, indem Sie sich über sekundäre Chakras und Ihre beiden Energiekreisläufe verbinden. Das Dreieck mit Drehung fördert Ihren sensiblen Umgang mit dem Druck, der das eigene Gleichgewicht wie auch das des anderen stützen oder stören kann.

Dauer

ca. 10–30 Sekunden.

Korrekturtipps

- Beide Fußsohlen bleiben mit dem Boden in Kontakt.
- Die Beine sollten gerade, aber nicht durchgedrückt sein.
- Von der Taille aus drehen Sie die beiden Körperhälften in entgegengesetzte Richtung.
- Die Streckung des Oberkörpers ist extrem wichtig.

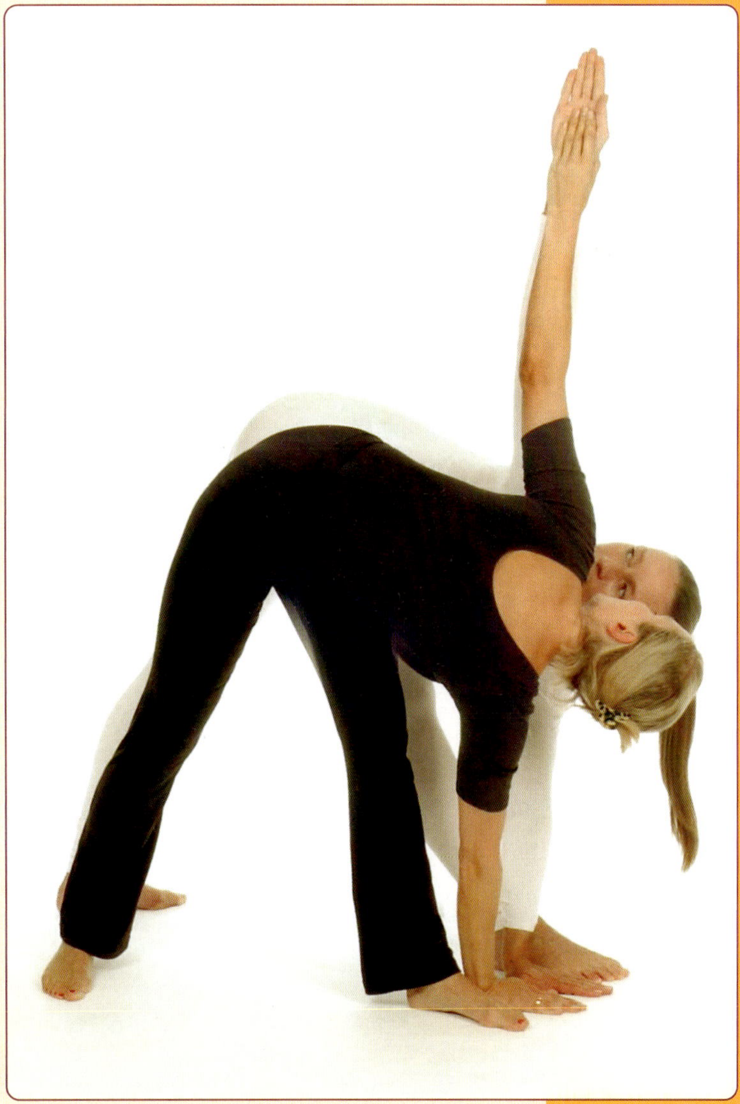

Dreieck mit gebeugtem Bein

Trikonasana

Ausgangsposition

Sie stehen mit weit gegrätschten Beinen Rücken an Rücken, ca. eine Fußbreite auseinander.

Verlauf

Partner 1 dreht den linken, Partner 2 den rechten Fuß 90 Grad auf, den anderen Fuß 45 Grad zu. Sie heben die Arme bis in Schulterhöhe und in voller Spannweite, die Handflächen zeigen nach vorne. Sie beugen beide das zu 90 Grad geöffnete Bein, bis das Knie genau über dem Fußgelenk und das Schienbein senkrecht zum Boden steht. Das Gewicht ist gleichmäßig zwischen der Ferse dieses Fußes und der Außenkante des hinteren verteilt, die Hüfte des gestreckten Beins wird bewusst in Richtung Boden gedrückt. Lehnen Sie sich nun von der Taille aus über das abgewinkelte Bein, während die Arme weiterhin parallel zum Boden gerichtet bleiben. Jetzt beugen Sie sich zu dieser Seite, bis beide Arme in senkrechter Haltung sind. Ein leichter Druck des unteren Arms gegen das gebeugte Knie unterstützt es in seiner linearen Position. Mit den Handflächen der nach oben gerichteten Arme verbinden Sie sich mit Ihrem Partner und helfen sich so, sich gegenseitig zu stabilisieren. Schließlich richten Sie den Blick nach oben.

Intensivierung

Um die Wirkung dieser Übung zu intensivieren, drücken Sie das Becken bzw. die Hüfte des gestreckten Beins mehr und mehr in Richtung Boden, wobei die Kniebeuge sich ebenfalls verstärkt. Die Weite der Grätsche bestimmt ebenfalls die Intensität der Stellung. Das Recken des Nackens dehnt die Wirbelsäule in voller Länge, die maximale Streckung der Arme steigert die Dehnung des Brustkorbs einschließlich der Zwischenrippenmuskulatur.

Wirkung auf den Körper

In dieser so harmlos wirkenden Stellung kräftigen Sie nahezu jeden Muskel, jedes Gelenk, jede Sehne und jedes Organ des Körpers. Sie belebt die Nerven, die Venen und das Gewebe. Am meisten spürbar ist jedoch die Kräftigung der Beinmuskulatur, die entlastend auf die Gelenke wirkt. Außerdem ist es eine der wirksamsten Stellungen, um die Hüftgelenke in ihrer Flexibilität zu steigern. Auch der Oberkörper profitiert. Die Zwischenrippenmuskeln und der Brustkorb werden gedehnt, die Arm- und Rückenmuskeln gestärkt

Wirkung auf den Geist

Was speziell im Dreieck mit gebeugtem Bein geübt werden kann, ist die Ausdauer, das persönliche Durchhaltevermögen. Diese herausfordernde Stellung zu halten, gelingt als Partnerübung sicherlich leichter, da der andere durch seine Motivation sehr unterstützend wirken kann. Indem Sie loslassen und sich der Schwerkraft hingeben, haben Sie bereits die Hälfte der Stellung gemeistert. Die Armhaltung symbolisiert die Absicht, sich mit den Kräften des Himmels und der Erde zu verbinden. Man könnte es auch als das Vereinen der geistigen und körperlichen Kräfte bezeichnen.

Dauer

Ca.10–30 Sekunden.

Korrekturtipps

- Der häufigste Fehler, der sich bei dieser Stellung einschleicht, ist das Hochkommen der Hüfte des gestreckten Beins, sobald man den Oberkörper zur Seite neigt. Damit verfehlt man die Hauptwirkung dieser Stellung. Versuchen Sie deshalb besonders auf die Position der Hüfte zu achten.
- Wichtig ist auch, dass das Knie des abgewinkelten Beins nicht zur Seite ausweicht, sondern mit Hilfe des nach unten gestreckten Arms in einer Linie mit dem Fuß und Oberschenkel gehalten wird.
- Seien Sie bemüht, das Schienbein des abgewinkelten Beins senkrecht zum Boden zu halten. Kein „Überhangknie".
- Halten Sie die Fußsohle des hinteren Fußes unbedingt auf dem Boden, da sonst das Kniegelenk leidet.

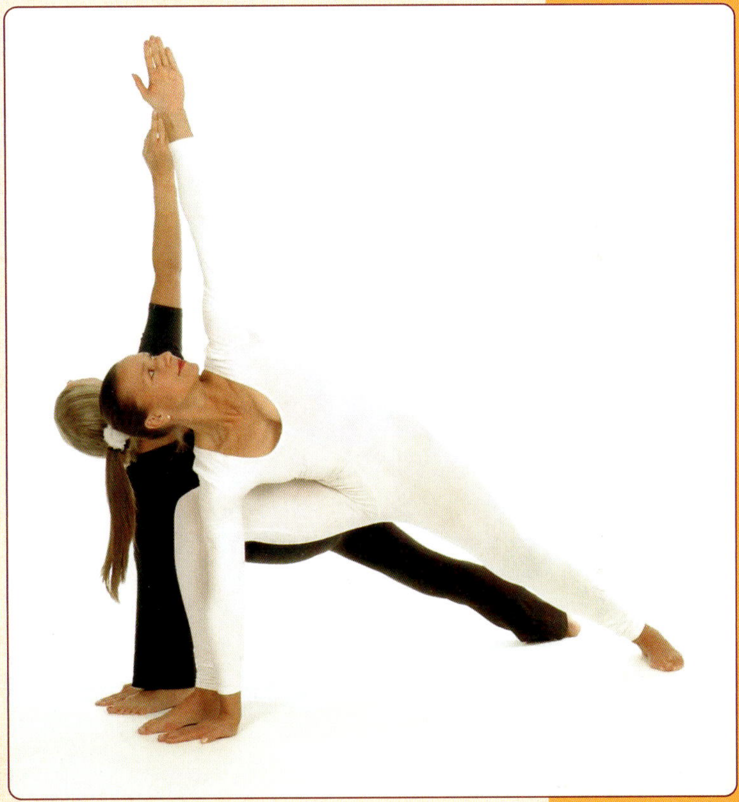

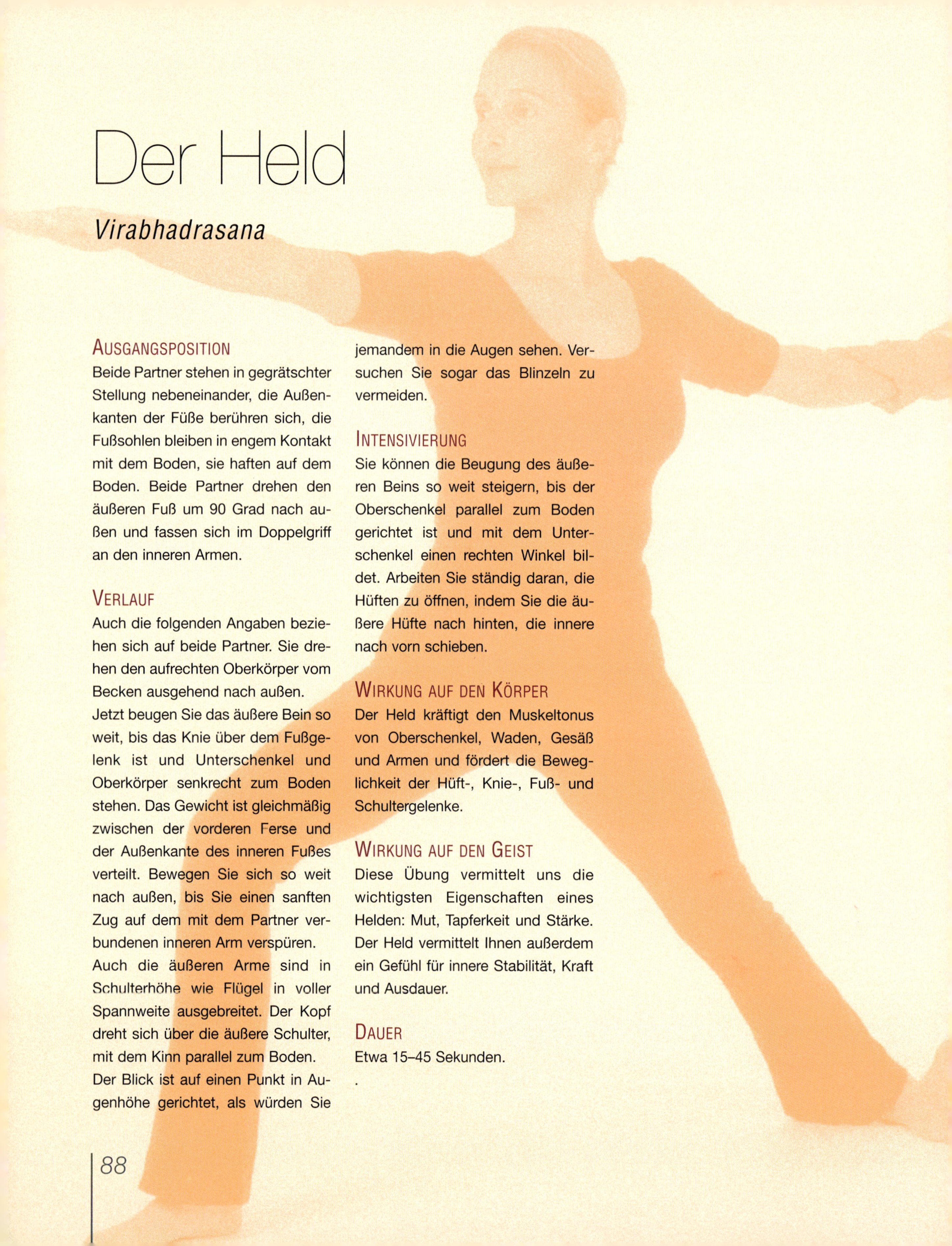

Der Held

Virabhadrasana

Ausgangsposition

Beide Partner stehen in gegrätschter Stellung nebeneinander, die Außenkanten der Füße berühren sich, die Fußsohlen bleiben in engem Kontakt mit dem Boden, sie haften auf dem Boden. Beide Partner drehen den äußeren Fuß um 90 Grad nach außen und fassen sich im Doppelgriff an den inneren Armen.

Verlauf

Auch die folgenden Angaben beziehen sich auf beide Partner. Sie drehen den aufrechten Oberkörper vom Becken ausgehend nach außen.
Jetzt beugen Sie das äußere Bein so weit, bis das Knie über dem Fußgelenk ist und Unterschenkel und Oberkörper senkrecht zum Boden stehen. Das Gewicht ist gleichmäßig zwischen der vorderen Ferse und der Außenkante des inneren Fußes verteilt. Bewegen Sie sich so weit nach außen, bis Sie einen sanften Zug auf dem mit dem Partner verbundenen inneren Arm verspüren.
Auch die äußeren Arme sind in Schulterhöhe wie Flügel in voller Spannweite ausgebreitet. Der Kopf dreht sich über die äußere Schulter, mit dem Kinn parallel zum Boden.
Der Blick ist auf einen Punkt in Augenhöhe gerichtet, als würden Sie jemandem in die Augen sehen. Versuchen Sie sogar das Blinzeln zu vermeiden.

Intensivierung

Sie können die Beugung des äußeren Beins so weit steigern, bis der Oberschenkel parallel zum Boden gerichtet ist und mit dem Unterschenkel einen rechten Winkel bildet. Arbeiten Sie ständig daran, die Hüften zu öffnen, indem Sie die äußere Hüfte nach hinten, die innere nach vorn schieben.

Wirkung auf den Körper

Der Held kräftigt den Muskeltonus von Oberschenkel, Waden, Gesäß und Armen und fördert die Beweglichkeit der Hüft-, Knie-, Fuß- und Schultergelenke.

Wirkung auf den Geist

Diese Übung vermittelt uns die wichtigsten Eigenschaften eines Helden: Mut, Tapferkeit und Stärke. Der Held vermittelt Ihnen außerdem ein Gefühl für innere Stabilität, Kraft und Ausdauer.

Dauer

Etwa 15–45 Sekunden.
.

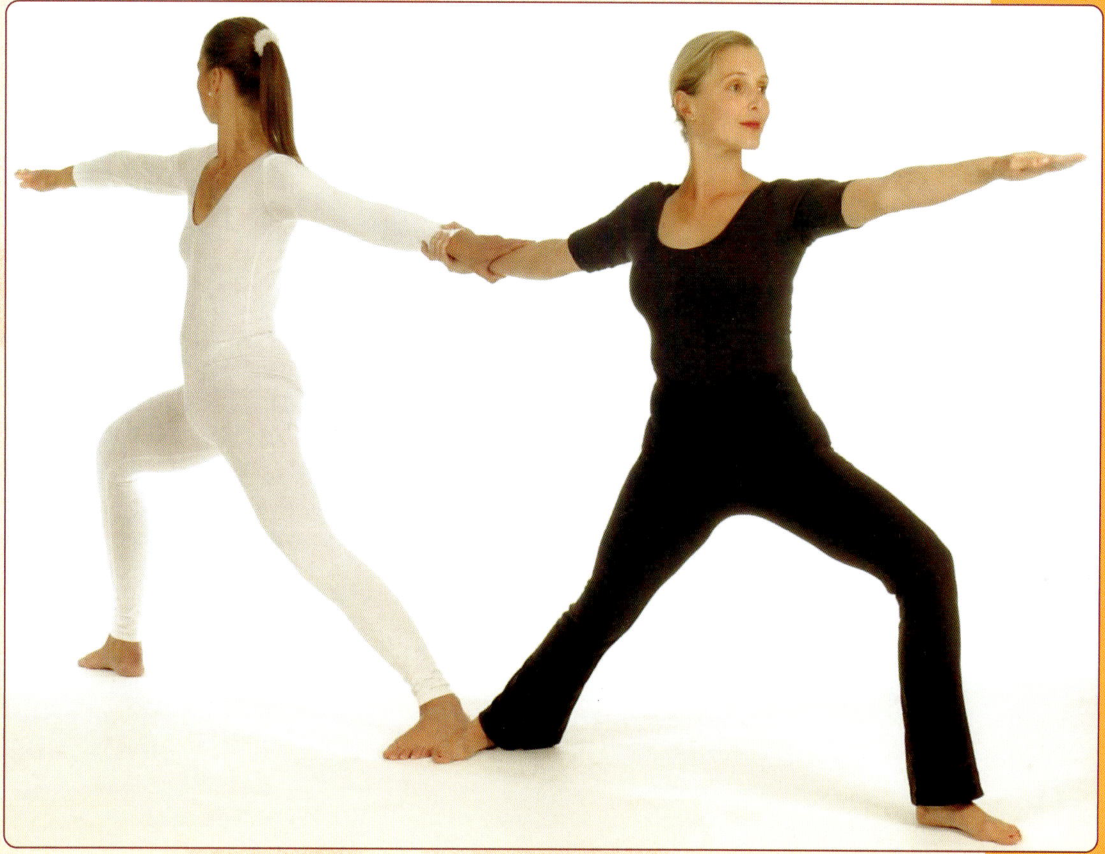

Korrekturtipps

- Drücken Sie die Außenkante des hinteren Fußes fest auf den Boden.
- Das Knie des abgewinkelten Beins weicht gern nach innen aus, halten Sie es jedoch direkt über dem Fußgelenk.
- Drehen Sie sich aus dem Becken, nicht aus der Taille heraus.
- Vermeiden Sie, dass sich der Oberkörper nach vorn neigt, und bewahren Sie statt dessen die senkrechte Haltung.
- Die Schultern bleiben locker und entspannt, nicht hochziehen.
- Achten Sie darauf, dass sich Ihr Kopf weder zur Seite neigt, noch in den Nacken sinkt. Dehnen Sie die Halswirbelsäule, indem Sie das Kinn leicht senken. Vielleicht hilft Ihnen die Vorstellung, den Nacken gegen eine Hand oder Wand zu drücken

Hund – Fisch

Adho Mukha Shvanasana – Matsyasana

Ausgangsposition

Partner 1 geht aus dem Vierfüßlerstand in die Hundstellung (S. 60). Die Füße stehen ungefähr hüftbreit, die Arme etwa schulterbreit parallel zueinander, die Zehen zeigen nach vorn.

Partner 2 stellt sich je nach Körpergröße und Gewicht mit seinen Füßen etwas hinter oder vor die Hände des Partners. Zehen und Fingerspitzen der beiden Partner zeigen in eine Richtung. Ist Partner 2 kleiner als Partner 1, platziert er die Füße zwischen, ansonsten außerhalb der Hände von Partner 1.

Verlauf

Partner 2 geht leicht in die Knie und greift mit den Händen nach hinten, um sich an der Taille oder dem Rücken des Partners 1 abzustützen. Dann setzt er sich langsam zurück und schmiegt seinen Rücken vorsichtig an den von Partners 1. Nun rollt er sich mit dem oberen Rücken über das Gesäß des anderen, legt den Kopf sanft zurück und öffnet die Arme zur Seite, wobei die Armhaltung spielerisch variiert werden kann, um die bestmögliche und bequemste Variante für sich zu entdecken. Wenn Partner 2 die für ihn bestmögliche Stellung gefunden hat, bringt er die Beine wieder in eine gerade Haltung.

Intensivierung

Je größer der Abstand zwischen Füßen und Händen ist, desto mehr wird die Rückseite der Beine gedehnt. Je mehr der Druck auf den Rücken ist, desto intensiver ist die Dehnung des Lendenbereichs.

In der Fischstellung kann durch die Armstellung der Grad der Dehnung in Schulter, Innenarm und Brustkorb bestimmt werden. Je mehr die Nackenmuskulatur entspannt, desto mehr kann das Gewicht des hängenden Kopfes einen wohltuenden Zug auf die gesamte Wirbelsäule ausüben.

Wirkung auf den Körper

In der Hundstellung erfährt vor allem die Lendenwirbelsäule eine wohltuende Entlastung und Dehnung, die sich auch über die restliche Wirbelsäule erstreckt. Dem entsprechend wird zwischen den knöchernen Wirbeln und knorpeligen Bandscheiben Raum und somit die Möglichkeit zur Regenerierung geschaffen.

Die Bandscheiben können sich wie Schwämme wieder mit frischer Gewebsflüssigkeit voll saugen und sind damit funktionstüchtiger.

Des Weiteren werden die Achillessehnen, der an der Rückseite der Beine verlaufende Blasenmeridian, die Schenkelmuskulatur und der Ischiasnerv gedehnt.

In der Fischstellung liegt die Konzentration der Dehnung im oberen Bereich des Körpers. Der Brustkorb wird weit geöffnet, die Innenseite der Arme und somit auch der Herzmeridian werden gedehnt. Durch den geöffneten Kehlkopf werden Schilddrüse und Nebenschilddrüse gedehnt. Die Halswirbelsäule erfährt eine wohltuende Entlastung.

Wirkung auf den Geist

Hier können Sie die Erfahrung machen, dass uns die Last des anderen im positiven Sinne aus den Angeln heben kann. Das Vertrauen zum Partner wird vertieft. Während sich der eine öffnet, ruht der andere in sich. Bedingt durch den geöffneten Brustkorb fordert die Fischstellung regelrecht zu einer sehr tiefen Atmung heraus, was die Aufnahme von viel Inspiration (lat.; Einatmung) bewirkt.

Dauer

Ca. 15–60 Sekunden. Bevor Sie wechseln, entspannen Sie kurz in der Kindstellung (Seite 102).

Korrekturtipps

- Wichtig ist, dass der Partner im Fisch weder zu weit nach oben, noch zu weit nach unten rutscht, damit die beiden Körper fast durchgehend Kontakt haben und der Kopf aufliegt.
- Das absolute Loslassen ist der Schlüssel zur optimalen Dehnung.
- Die Fersen in der Hundstellung sollen den Boden berühren.
- Die Arme bleiben gerade, der Kopf in einer Linie mit dem Rücken. Vielleicht hilft Ihnen die Vorstellung, den Nacken gegen eine Hand zu drücken.

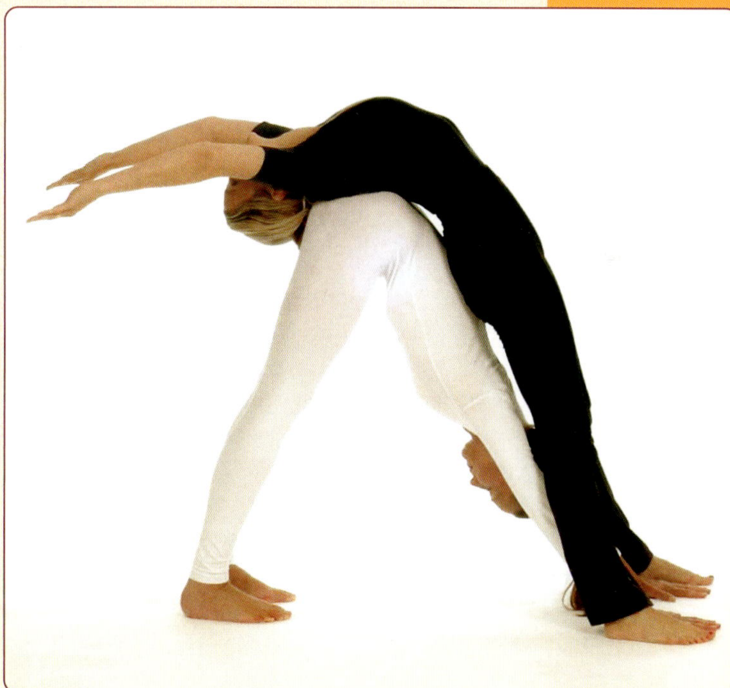

Doppelter Hund

Adho Mukha Svanasana

Ausgangsposition

Partner 1 nimmt die Hundstellung ein (Seite 60), das Gewicht auf beide Hände und Füße verteilt, das Steißbein und den Nacken in entgegengesetzte Richtungen strekkend. Partner 2 stellt sich zwischen die Hände des anderen.

Verlauf

Partner 2 legt die Hände in Schulterbreite ungefähr einen Schritt weit vor sich ab. Die Finger zeigen nach vorn. Nun stellt Partner 2 einen Fuß auf dem unteren Rücken von Partner 1 ab. Kann er das Gleichgewicht gut halten, stellt er auch den anderen Fuß parallel dazu.

Nachdem beide Füße platziert sind, streckt Partner 2 seine Beine und Arme. Dann schiebt er wie Partner 1 das Steißbein Richtung Himmel, den Kopf Richtung Boden.

Intensivierung

Partner 1 kann durch eine größere Distanz zwischen Händen und Füßen, Partner 2 durch ein leichtes Nach-hinten-Kippen des Beckens eine intensivere Dehnung der Rückseite der Beine erzielen. Um den Lendenwirbelsäulenbereich mehr zu dehnen, kann Partner 2 das Becken leicht nach vorn kippen.

Je steiler die Armstellung von Partner 2, desto mehr ist die Armmuskulatur gefordert. Beide Partner können durch eine sanfte Außendrehung mehr Weite im Schulter-Nacken-Bereich schaffen.

Wirkung auf den Körper

Der Hund kräftigt die Arm- und Schultermuskulatur und den oberen Rücken. Er öffnet den Brustkorb und unterstützt die Ausatmung, da die Bauchorgane durch die Umkehrstellung auf das Zwerchfell und somit auf die Lungen drücken. Weiterer Nutzen durch die Umkehrstellung ist eine verbesserte Durchblutung des Gehirns, was wiederum harmonisierenden Einfluss auf die dort liegenden Drüsen hat, den Geist klärt und die Konzentrationsfähigkeit steigert. Mit der Dehnung der hinteren Beinmuskulatur werden auch der Ischiasnerv und die Achillessehnen gedehnt und danach umso besser durchblutet. Die vordere Beinmuskulatur erfährt dagegen eine Kräftigung.

Für Partner 1 ist diese Stellung eine himmlische Erfahrung, da sie eine fast vollständige Entlastung der Lendenwirbelsäule spürbar macht. Sie vermittelt ein Gefühl der Schwerelosigkeit.

Wirkung auf den Geist

Wie schon erwähnt, klärt der Hund den Geist. Die doppelte Hundstellung fördert unsere Ausdauer und Willenskraft. Während Partner 1 fast Schwerelosigkeit erfahren darf, ist die Stellung für den Partner 2 wesentlich anstrengender. Erstere Erfahrung erweckt in der Regel den Wunsch, dem anderen diese Wohltat so lange wie möglich zu vermitteln. Dieser Wunsch ist auch Motivation, uns in Geduld zu üben, mit deren Hilfe wir uns in der Ausdauer steigern können.

Dauer

15–30 Sekunden. Nach kurzer Entspannung in der Kindstellung (Seite 102) wechseln.

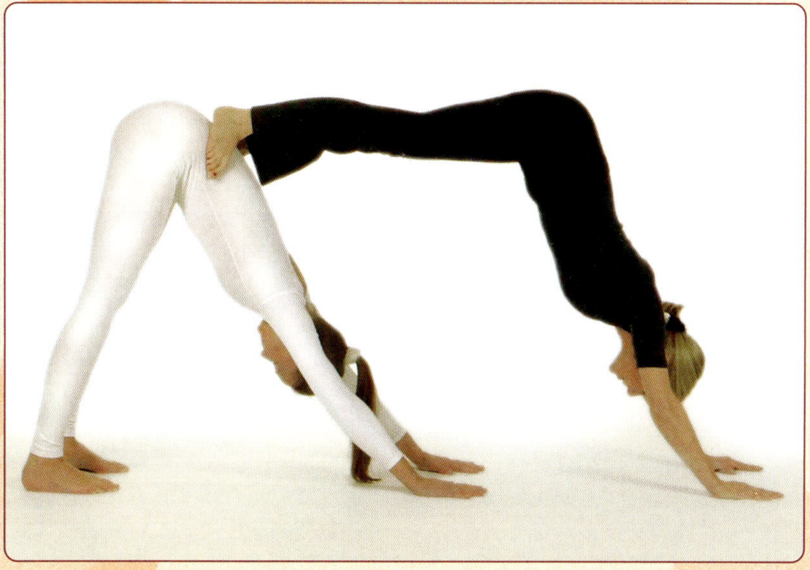

Korrekturtipps

- Achten Sie auf die genaue Ausrichtung der Füße und Hände. Beide sind explizit nach vorn gerichtet, da Sie so die optimale Dehnung erzielen und die Gelenke nicht unnötig belastet werden.
- Bleiben Sie unbedingt in den Schultern aktiv und drücken Sie sich so gut wie möglich vom Boden ab. Bei „lässiger" Haltung wird es sonst eher eine Be- als Entlastung für die Schultergelenke. Das Ziel ist, durch die Kräftigung der Muskulatur die Gelenke zu stützen.
- Kommunizieren Sie deutlich mit Partner 1, um die optimale und wohltuendste Dehnung der Lendengegend durch die entsprechende Stellung Ihrer Füße zu erreichen.
- Die Fersen von Partner 1 berühren den Boden.
- Partner 2 sollte in erster Linie für Partner 1 Unterstützung sein, muss aber trotzdem auch auf seine eigene korrekte Haltung achten.

Hund mit Hilfestellung

Adho Mukha Svanasana

Ausgangsposition

Partner 1 geht aus dem Vierfüßlerstand (Hände, Knie und die aufgestellten Zehen sind auf dem Boden) in die Hundstellung (S. 66). Die Füße stehen ungefähr hüftbreit, die Arme etwa schulterbreit parallel zueinander, die Zehen zeigen nach vorn. Partner 2 steht in entgegengesetzter Richtung in Schrittstellung, mit einem Fuß zwischen den Händen von Partner 1.

Verlauf

Partner 2 beugt sich jetzt nach vorn und legt seine Hände auf den unteren Rücken links und rechts der Kreuzbeinplatte. Achten Sie darauf, dass Ihr vorderes Bein gebeugt ist. Rücken und hinteres Bein bilden eine gerade Linie. Lehnen Sie sich nun mit dem ganzen Körpergewicht nach vorn. Die Arme bleiben dabei gerade. So kann diese Hilfestellung ohne jeglichen Kraftaufwand, nur durch die Übertragung des eigenen Gewichts, geleistet werden.
Partner 1 beachtet nur die Grundsätze der Hundstellung, wie das Zum-Boden-Drücken der Fersen, die gerade Arm- und Beinhaltung, die Aktivierung der Schulterpartie und die Verlängerung durch den Nacken.

Intensivierung

Partner 1 kann daran arbeiten, den Brustkorb und die Achseln tiefer in Richtung Boden, das Steißbein höher in Richtung Himmel zu drücken. Dafür gibt es verschiedene Möglichkeiten. Während Sie in der Hundstellung sind, stellen Sie sich auf die Zehenspitzen, drücken zunächst das Brustbein und die Achseln, dann die Fersen zurück zum Boden. Eine noch intensivere Variante ist, wenn Sie nochmals auf die Zehenspitzen gehen, die Knie beugen und den Oberkörper auf den Oberschenkeln absetzen. Dadurch nähert sich der Oberkörper dem Boden. Während Sie bemüht sind, den Oberkörper in dieser Position zu halten, schieben Sie nun das Steißbein nach oben.
Intensivierung im Schultergürtel und Nackenbereich erreichen Sie, indem Sie die Schultern sanft nach außen drehen. Dadurch wird die äußere Partie der Armmuskeln noch mehr beansprucht und gekräftigt. Die Schultergelenke bleiben flexibel.

Wirkung auf den Körper

Der Hund ist besonders gut für Jogger. Schmerz und Steifheit in Fersen und Fußgelenken werden gelindert, Leichtigkeit in den Beinen entwickelt. Die Hundstellung vertreibt auch die Starre im Bereich der Schulterblätter und Schultern.
Arthritis in den Schultergelenken wird gelindert. Die Bauchmuskeln werden durch das Nach-innen-Ziehen gekräftigt. Das angehobene Zwerchfell legt sich in den Brustraum. Der venöse Rückfluss wird gefördert, das Herz entlastet und somit der Puls gesenkt.
Für diejenigen, die beispielsweise den Kopfstand fürchten oder nicht ausüben können, ist der Hund eine wunderbare Alternative. Selbst Menschen mit zu hohem Blutdruck können sie unbesorgt ausüben.

Wirkung auf den Geist

Alle Umkehrstellungen haben den wunderbaren Effekt, dass sie die Welt, die manchmal Kopf steht, wieder richtig stellt. Das Stehen auf „vier" Beinen vermittelt ein Gefühl der Stabilität und erdet uns in gewisser Weise. Deshalb werden Umkehrstellungen auch bei Depressionen empfohlen.

Dauer

15–60 Sekunden. Nach kurzer Entspannung wechseln Sie in die Kindstellung (Seite 102).

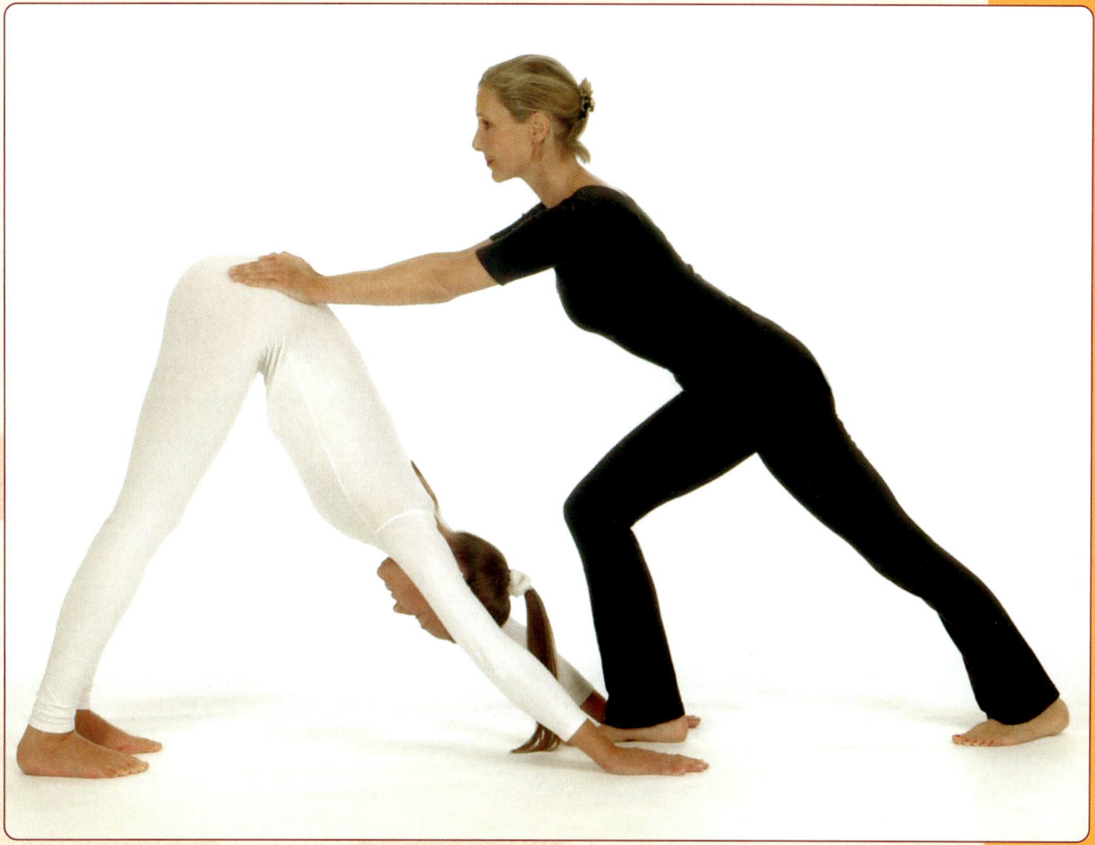

KORREKTURTIPPS

- Achten Sie darauf, dass das Gesäß nicht absackt, sondern wie die Spitze eines umgekehrten V nach oben ragt.
- Lassen Sie sich nicht auf die gestützten Arme absacken, sondern bleiben Sie im gesamten Schultergürtelbereich aktiv.
- Die Vorstellung des umgekehrten V unterstützt auch die stabile und gestreckte Arm- und Beinhaltung.
- Die Fersen sollten den Boden berühren, sodass die gesamte Fußfläche auf dem Boden ruht.

Die schiefe Ebene

Vasishtasana

Ausgangsposition

Beide Partner gehen im Abstand einer Handbreite parallel zueinander in die Hundstellung.

Verlauf

Von der Hundstellung gehen Sie beide in die Rampe, das heißt, Sie senken das Gesäß so weit, bis es mit den Beinen, dem Rücken und dem Kopf eine diagonale Linie ergibt.
Während Sie den Blick auf die innere, unterstützende Hand oder einfach zum Boden gerichtet lassen, drehen Sie sich beide nach außen auf, sodass Sie Rücken an Rücken sind. Das obere Bein einschließlich Fuß ruht auf dem unteren. Den oberen Arm legen Sie zunächst gestreckt an die Seite des Körpers. Wenn Sie gut stabilisiert sind, strecken Sie den oberen Arm himmelwärts und versuchen Ihre Handfläche oder Ihren Arm mit dem Ihres Partners zu verbinden. Der letzte Schritt liegt im Drehen des Kopfes, sodass der Blick schließlich nach oben gerichtet ist.

Intensivierung

Die schiefe Ebene kann durch unterschiedliche Beinstellungen variiert und intensiviert werden. Zum einen können Sie versuchen, das obere Bein in gestreckter Haltung in eine Ihnen angenehme Höhe anzuheben. Zum anderen können Sie das Bein anwinkeln, die Fußsohle an der Innenseite des Beins abstützen, sodass das Knie explizit nach oben gerichtet ist.
Sollten Sie dann immer noch eine Herausforderung brauchen, können Sie das obere Bein anwinkeln, die große Zehe dieses Fußes mit dem Daumen, Zeige- und Ringfinger umfassen und dann das mit der Hand verbundene Bein wieder nach oben strecken.

Wirkung auf den Körper

Die schiefe Ebene ist eine anspruchsvolle Übung, die uns schult, das Gleichgewicht zu finden und zu halten. Am intensivsten werden hier Armmuskeln und Handgelenke, aber sekundär auch die Muskulatur der Beine und des unteren Rückens gekräftigt.

Wirkung auf den Geist

Das äußere Gleichgewicht spiegelt unmittelbar das innere wider und gibt uns somit einen recht zuverlässigen Einblick in unsere geistig-psychische Verfassung. Unterstützend richtet man den Blick auf einen Punkt und hält ihn dort, ohne abzuschweifen. Sie werden erstaunt sein, wie schnell Ihnen das gelingt.
Außerdem symbolisiert diese Stellung pure Ästhetik und Geradlinigkeit. Die klare äußere Struktur kann verinnerlicht werden und helfen, sie im Alltag wieder zu finden oder leichter zu erhalten.
Die schiefe Ebene fordert Disziplin und Wachsamkeit, denn allzu leicht hängt die Hüfte wie eine Hängematte durch. Also seien Sie wachsam!

Dauer

15–30 Sekunden. Nach einer kleinen Pause in der entspannten Bauchlage wechseln Sie die Position und somit die Seiten für die Wiederholung.

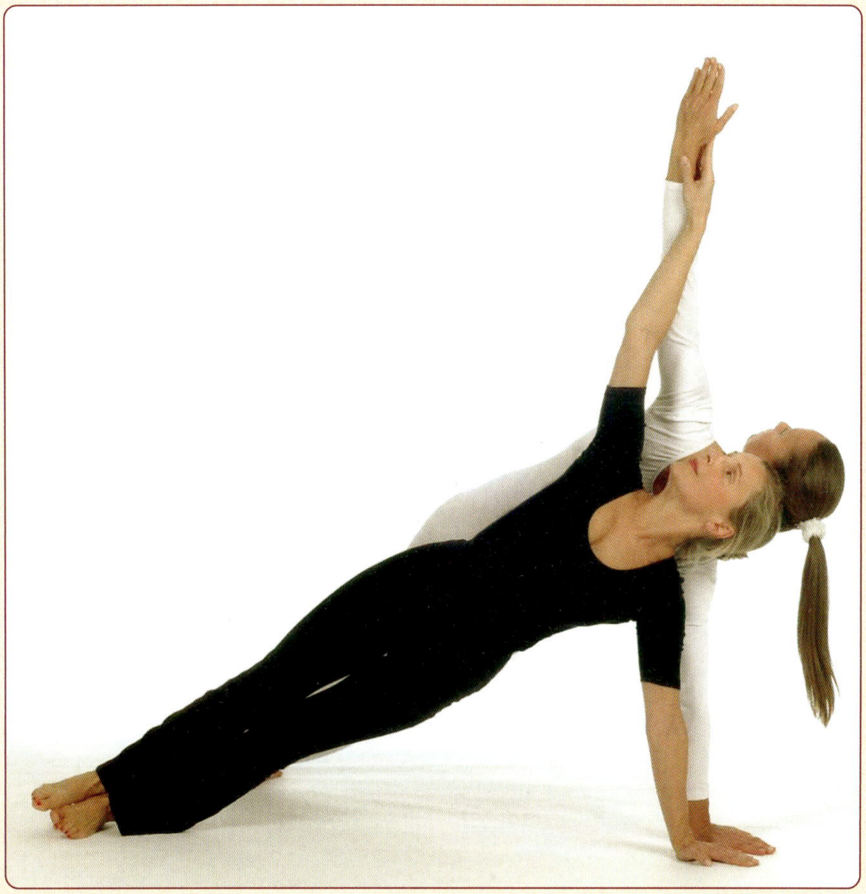

Korrekturtipps

- Der häufigste Fehler, der sich einschleicht, ist die durchhängende Hüfte. Wie das Becken nach unten „absacken" kann, so kommt es auch vor, dass es zu hoch gehalten wird. Seien Sie also achtsam, dass Sie mit Beinen, Becken, Oberkörper und Kopf eine klare Linie beibehalten.
- Besonders anfällig ist der Übende für eben genannte Fehler in den Variationen, die unter Intensivierung aufgeführt sind.
- Ein weiterer typischer Fehler ist das Abstützen mit beiden Füßen, wenn der obere Fuß auf dem unteren und nicht auf dem Boden abgelegt werden sollte. Halten Sie deshalb die Beine genau übereinander, sodass das untere das obere stützt.
- Halten Sie die ganze unterstützende Seite von oben bis unten, von Kopf bis Fuß angespannt.

Die Waage

Eka Padasana

Ausgangsposition

Die Partner stehen sich in der Bergstellung ca. drei Schritte gegenüber (s. S. 52).

Verlauf

Beide Partner strecken die Arme nach vorne und nach oben. Während die Arme an die Ohren gepresst sind und der ganze Körper angespannt ist, machen beide einen großen Schritt mit dem linken Bein aufeinander zu. Langsam verlagern Sie das Gewicht auf das leicht gebeugte Standbein und bewegen nun den ganzen Körper, von den Zehenspitzen bis zu den Fingerspitzen und zur Schädeldecke, als eine Einheit, eine Gerade, nach vorn. Das heißt, sobald Sie den Oberkörper nach vorn neigen, heben Sie gleichzeitig das rechte Bein. Ihr Ziel ist es, eine durchgehende Waagerechte mit angehobenem Bein, Gesäß, Rücken, Kopf und nach vorn gestreckten Armen zu bilden, die sich durch und im anderen fortsetzt. Während Sie sich auf den Partner zu bewegen, fassen Sie sich zunächst an den Schultern, von wo aus Sie langsam auf die Schulterblätter gleiten. Mit Hilfe der Arme stabilisieren sich beide Partner. Machen Sie, wenn möglich, auch das Standbein wieder gerade.

Intensivierung

Die Waage, in ihrer klassischen Form, ist eine herausfordernde Stellung. Die Intensivierung liegt schon allein darin, die optimale Waagerechte zu erreichen. Als weitere Möglichkeit können Sie versuchen, die Beine und den ganzen Körper noch weiter zu strecken. Stellen Sie sich vor, an der Schädeldecke und den Zehenspitzen des angehobenen Beins in die entgegengesetzte Richtung gezogen zu werden.

Wirkung auf den Körper

Die Waage gilt als eine der besten Stellungen, eine schlechte Haltung zu korrigieren. Durch die intensive Streckung des ganzen Oberkörpers einschließlich der Arme werden alle Muskeln dieser Region gedehnt und dadurch flexibler. Die hier beanspruchte Rückenmuskulatur wird gekräftigt und unterstützt somit die gesamte Wirbelsäule. In der unteren Körperhälfte werden das Gesäß und die Oberschenkel gekräftigt. Von den Gelenken sind es hauptsächlich Hüften und Schultern, die durch die Waage profitieren.

Der venöse Rückfluss wird hier auf zwei Arten verbessert. Zum einen wird durch die intensivere Beanspruchung des Standbeines die Muskelpumpe aktiviert, zum anderen wird der venöse Rückfluss durch die waagerechte Haltung des angehobenen Beines erleichtert. Die waagerechte Stellung entlastet nicht zuletzt den unteren Rückenbereich.

Wirkung auf den Geist

Gleichgewicht ist hier sicherlich das Schlüsselwort. Dinge, Anschauungen, Reaktionen in der Waage zu halten. Diese Stellung schult unsere physischen, psychischen und mentalen Kräfte. Die dadurch gewonnene innere Kontrolle löst uns ein wenig aus dem oft unkontrollierbaren äußeren Kräftestrom.

Die gegenseitige Stütze, die Sie in dieser Partner-Yoga-Stellung erfahren, bestätigt die Lebensparole „Gemeinsam sind wird stark." Vielleicht schenkt Ihnen diese Erfahrung wieder den ermutigenden Impuls, auch im Alltag öfter die Chance zu nutzen, die wohltuende Unterstützung anzubieten oder anzunehmen. Im Leben wie in der Asana ist es dienlich, einen Schritt auf den andern zuzugehen.

Dauer

15–45 Sekunden; Beinwechsel.

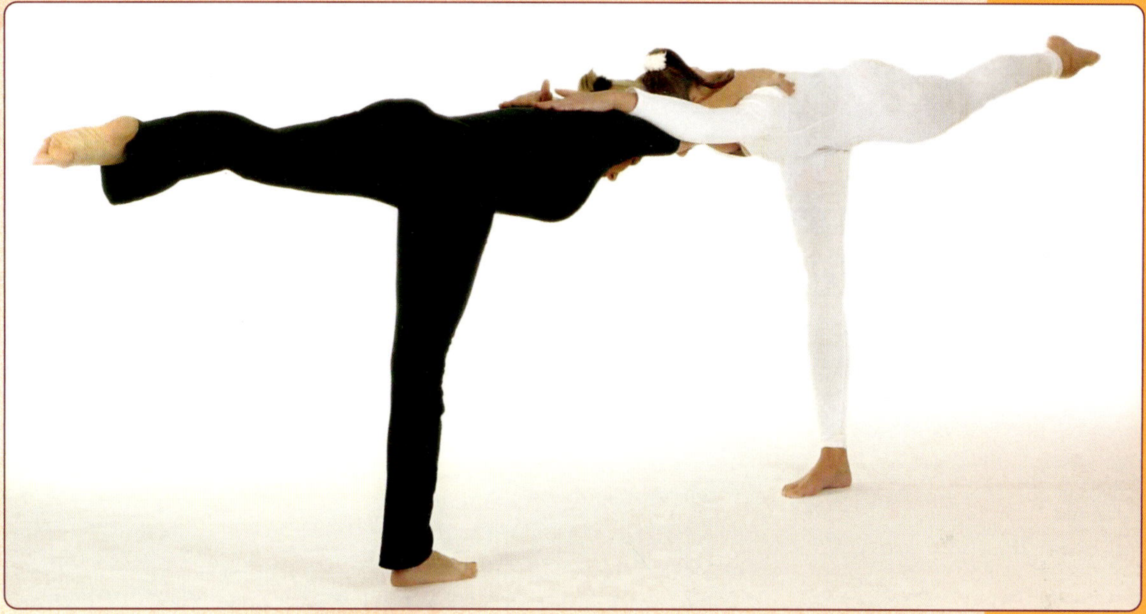

KORREKTURTIPPS

- Versuchen Sie die Hüften auf einer Höhe zu halten und eine Außendrehung zu vermeiden.
- Stellen Sie sich vor, den Kopf und den Nacken an eine Wand zu drücken, um die optimale Dehnung der Halswirbelsäule zu erzielen.
- Seien Sie bemüht, das gerade Standbein mit dem zum Boden verlaufendem „waage-rechten" Körper im rechten Winkel zu halten.

Vorbeuge – Fisch

Utthanasana – Matsyasana

Ausgangsposition

Sie stehen Rücken an Rücken und verschränken Ihre Arme mit denen Ihres Partners.

Verlauf

Partner 1 geht ein wenig in die Knie, vor allem, wenn Partner 2 etwas kleiner ist. Partner 1 zieht Partner 2 dicht an sich, sodass die Wirbelsäulen aneinander liegen. Nun hebelt er Partner 2 hoch und über den Rücken, während er selbst in die Vorbeuge geht. Wenn Partner 2 bequem liegt, entspannt er sich völlig auf dem Rücken von Partner 1.

Beide öffnen nun ihre Arme zur Seite und halten sie leicht ineinander verschlungen, um Partner 2 die Öffnung des Brustkorbes zu erleichtern.

Auch Partner 1 sollte sich nun in der Stellung entspannen, den Kopf hängen lassen und sich der Schwerkraft überlassen.

Intensivierung

Diese Stellung, kann nur durch Loslassen intensiviert werden. Partner 1 lässt den Atem frei fließen. Versuchen Sie die Verbindung zwischen Loslösung und jeder Ausatmung auf mentaler Ebene zu unterstützen, damit sie auf körperlicher Ebene an Wirksamkeit gewinnt. Lenken Sie Ihr Bewusstsein auf die konzentrierten Dehnungspunkte im unteren Rücken, der Rückseite der Beine und im Nacken. Durch die Entspannung der Nackenmuskulatur erreichen Sie eine enorme Intensivierung der Vorbeuge, da das Gewicht des Kopfes die Dehnung der Wirbelsäule um ein Vielfaches verstärkt.

Wirkung auf den Körper

Partner 1, der in der Vorbeuge ist, erfährt eine Dehnung der gesamten Rückseite des Körpers, angefangen von der Achillessehne über die Oberschenkel, das Gesäß, den Ischiasnerv, die gesamte Wirbelsäule, Nacken- und Schulterpartie. Da der Ischiasnerv der dickste Nerv des menschlichen Körpers ist, stellt er gleichzeitig eine wichtige Energiebahn dar. Deshalb wird die Vorbeuge oft Lebensstretch genannt, da sie lebensverlängernd wirken kann.

Durch die Umkehrstellung wird das Gehirn besser durchblutet. Die Bauchorgane werden stimuliert.

Partner 2, in der Fischstellung, erfährt die Dehnung auf der Vorderseite des Körpers. Vornehmlich im Bereich des Brustkorbs und der Kehle, wodurch eine verbesserte Durchblutung der Lungen, der Schilddrüse und Nebenschilddrüse erreicht wird. Die Dehnung der Brustmuskulatur unterstützt eine tiefe, entspannte Atmung, später eine korrekte, Körperhaltung.

Nackensteife kann gelindert, Schultergelenke können gelockert werden. Die Innenseite der Arme wird stark gedehnt und damit auch der dort verlaufende Herzmeridian.

Wirkung auf den Geist

Während Partner 1 sich in der Vorbeuge mehr nach innen kehrt, erfährt Partner 2 eine Öffnung nach außen. Ohne Kraftaufwand werden beide Partner in ihrer Stellung unterstützt, die Dehnung allein durch Körpergewicht und aneinander schmiegende Körperstrukturen intensiviert. Partner 2 erfährt hier eine „schwebende" Loslösung, ein Gefühl der Befreiung. Durch das geöffnete Herzchakra wird tiefes Vertrauen, eine Empfänglichkeit für die Fülle des Lebens symbolisiert. Das Öffnen des Kehlkopfchakras erleichtert die Kommunikation und fördert den Mut, uns in unserer Einmaligkeit zum Ausdruck zu bringen. Kreativität erfährt wieder neuen Raum.

Dauer

Ca. 10–30 Sekunden; Wechsel.

Korrekturtipps

- Experimentieren Sie solange, bis jeder die bequemste Position gefunden hat. Ziel ist es, dass sich die Rücken so gut wie möglich aneinander schmiegen und sich beide Partner in ihrer Stellung völlig entspannen können.
- Um den Rücken zu schonen, sollte Partner 1 für die Phase des Hebelns leicht in die Knie gehen, in der Stellung selbst sich jedoch wieder in gerade Position bringen.

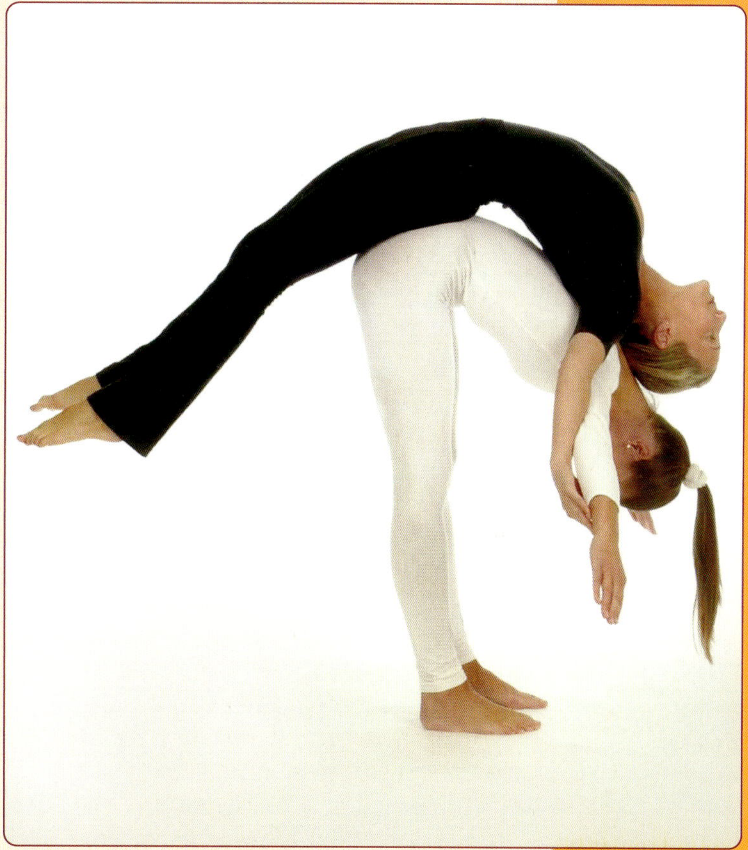

Fisch – Kindstellung

Matsyasana – Balasana

Ausgangsposition

Partner 1 nimmt die Kindstellung ein. Dazu sitzen Sie im Fersensitz, der Rücken ist aufrecht, die Arme liegen entspannt an der Körperseite. Nun beugen Sie den Oberkörper von der Hüfte aus nach vorn und legen Stirn und Arme sanft auf dem Boden ab. Lassen Sie dabei auch die Schultern absolut locker.

Verlauf

Partner 2 nimmt den Fisch ein.

Sie stellen sich mit dem Rücken zu Ihrem Partner ans Fußende und gehen in die Hocke. Nun stützen Sie sich mit den Händen auf den Hüften des Partners ab, schmiegen Ihr Gesäß und Kreuzbein an das Ihres Partners und legen sich dann vorsichtig, mit der Zustimmung des Partners, zurück. Dann finden Sie eine angenehme Position für Ihren Kopf. Einmal bietet sich der Nacken des unteren Partners als Mulde an oder Sie legen Ihren Hinterkopf auf dem des Partners ab. Ihre Arme breiten Sie wie Flügel aus. Ein leichter Winkel betont die Öffnung des Brustkorbs. Zuletzt strecken Sie die Beine nach vorn aus und halten sie, wenn möglich, geschlossen, die Fußsohlen können den Boden berühren.

Intensivierung

Den Fisch als Partnerübung zu machen hat den Vorteil, dass die Arme nicht belastet und somit frei für gewünschte Variationen sind.

Variante 1: Legen Sie das Kinn auf den verschränkten Handrücken ab und genießen Sie die Unterstützung der Schwerkraft, die Ihre entspannten Arme zu Boden zieht und den Brustkorb so wunderbar öffnet.

Variante 2: Klopfen Sie mit den lockeren Fäuste oder Fingerkuppen den Brustkorb ab.

Variante 3: Bringen Sie die verschränkten Arme (Hände halten jeweils den gegenüberliegenden Ellbogen) hinter den Kopf und lassen sie entspannt hängen.

Wirkung auf den Körper

Der Fisch ist die Entsprechung zum Schulterstand, denn hier erfahren die Schilddrüse und Nebenschilddrüse durch das Öffnen des Kehlkopfs eine wunderbare Dehnung, nachdem sie im Schulterstand regelrecht ausgepresst wurden.

In erster Linie ist der Fisch jedoch eine Lungenübung, da er den Brustkorb öffnet und die Lungen somit in ihrer vollen Kapazität aufnahmefähig macht. Damit ist der Fisch hervorragend für Asthmapatienten geeignet. In akuten Fällen wie zum Beispiel bei bronchialen Infekten kann besonders das Beklopfen des Brustkorbs schleimlösend wirken. Die Übung dehnt die bei den meisten – durch Fehlhaltung bedingt – verkürzten Brustmuskeln. Die Kindstellung fördert die Durchblutung der Fuß- und Kniegelenke, sowie der Becken- und Bauchorgane.

Wirkung auf den Geist

Der Fisch vermittelt ein wunderbar befreiendes Gefühl. Man kann sich absolut fallen lassen. Der unterstützende und Wärme abstrahlende Körper des Partners unter einem schenkt das Gefühl des Getragenseins. Mit offenen Armen empfangen wir die ganze Fülle und Herrlichkeit der Schöpfung. Die Kindstellung vermittelt ein Gefühl von Geborgenheit und des In-sich-Ruhens. Sie führt uns zu dem in uns liegenden Kraftquell, aus dem wir jederzeit schöpfen können. Sie bietet eine Möglichkeit des Rückzugs und lädt zur Selbstreflexion ein.

Dauer

Den Fisch hält man im Verhältnis zum Schulterstand ein Drittel der Zeit. Wird er unabhängig praktiziert, dann ca. 20–60 Sekunden.

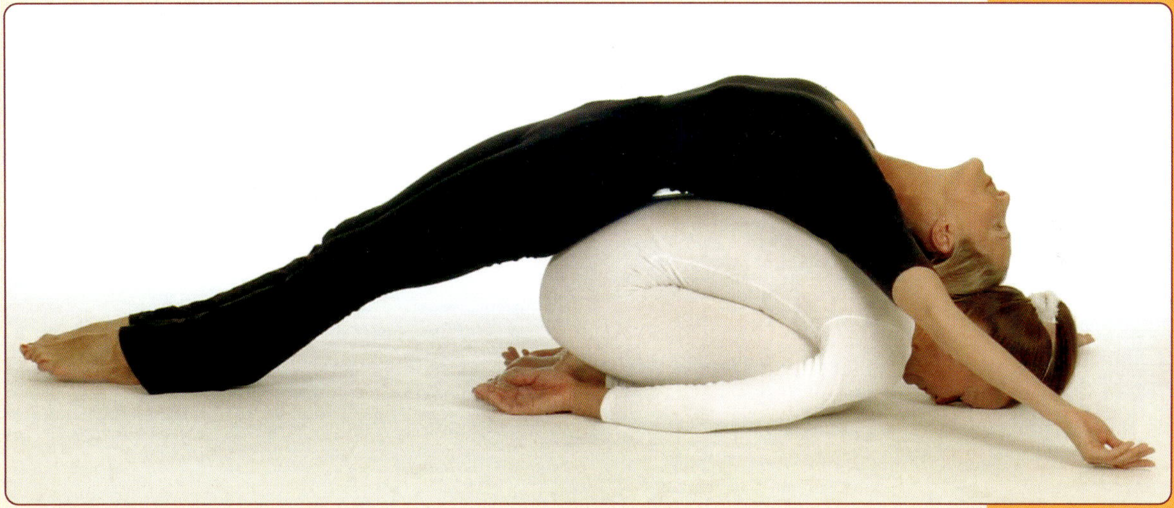

Korrekturtipps

- Für die Kindstellung: Sollten Sie Knieprobleme haben, klemmen Sie ein Kissen oder eine zusammengefaltete Decke zwischen Unter- und Oberschenkel.
- Für den Fisch empfiehlt es sich bei Problemen im Lendenwirbelsäulenbereich die Beine abgewinkelt auf den Boden zu stellen, sodass Oberschenkel und Unterschenkel einen rechten Winkel ergeben und die Zehen nach vorn zeigen.

Der Tänzer

Natarajasana

Ausgangsposition

Beide Partner stehen sich mit etwa einem Meter Abstand gegenüber. Die linken Füße bilden eine Linie. Die Handflächen der linken Hand liegen aufeinander, und die rechte Hand umfasst das rechte Fußgelenk von innen. Der Oberkörper ist aufgerichtet.

Verlauf

Pressen Sie nun das Fußgelenk in die rechte Handfläche. Der Unterschenkel strebt nach hinten, der Oberschenkel nach oben.

Der Oberkörper bleibt aufrecht. Das Standbein ist gerade, nicht durchgedrückt. Der rechte Arm ist entspannt. Die Kraft kommt aus dem angewinkelten Bein, dessen Knie betont nach unten zeigt, sodass Ihre Hüften sowie die Ihres Partners in einer Höhe bleiben. Der gestreckte linke Arm strebt so nach oben, als würden Sie von jemandem an Ihrer linken Hand nach oben gezogen werden. Ihr Blick ist auf einen Punkt nach vorn oder nach oben gerichtet.

Intensivierung

Sollten Sie diese Stellung mühelos beherrschen, können Sie die Hand vom Fußgelenk lösen und das Schienenbein bzw. das Knie fassen.

Wirkung auf den Körper

Der Tänzer fördert den Gleichgewichtssinn und somit das Konzentrationsvermögen. Er kräftigt die Bein- und Gesäßmuskulatur, öffnet die Hüftgelenke und den Oberkörper, weitet den Brustkorb und nutzt somit auch das Atemvolumen. Der erhöhte Muskeltonus des Standbeins kräftigt die Venen und unterstützt den venösen Rückfluss. Darüber hinaus wird die ganze Vorderseite des Körpers gedehnt, vor allem im Bereich der Lendenwirbelsäule.

Er stimuliert das Zentralnervensystem und regt den Sympathikus an.

Wirkung auf den Geist

In dieser Stellung können Sie sich in Geduld, Ausdauer und Entschlossenheit üben. Als Rückbeuge öffnet uns der Tänzer für unsere Mit- und Umwelt.

Der Tänzer symbolisiert Anmut und Ästhetik, Beweglichkeit und Offenheit. Alles Eigenschaften, die wohl von den meisten Menschen als erstrebenswert empfunden werden, weil sie innerlich ahnen, dass sie das Leben erleichtern können. Vielleicht schenkt Ihnen der Tänzer den Impuls, mit etwas mehr Leichtigkeit den Reigen des Lebens zu tanzen.

Dauer

Je nach Übung und Beweglichkeit 15-45 Sekunden pro Seite.

Korrekturtipps

- Es passiert oft, dass sich die Hüfte seitwärts öffnet. Dies ist am leichtesten an der falschen Kniehaltung zu erkennen: das Knie zeigt dann nicht betont nach unten, sondern zur Seite.
- Anstatt die Bewegung auf das angewinkelte Bein zu beschränken, das den Oberkörper sanft nach hinten wölben soll, neigt man sich gern mit dem Oberkörper nach vorn. Sinn der Stellung ist es, die Beinmuskulatur zu aktivieren und die Wirbelsäule in eine Rückbeuge zu bringen, ohne dabei zu sehr ins Hohlkreuz zu gehen.
- Wenn Sie nicht genügend auf den nach oben ausgestreckten Arm achten, kann er sich leicht beugen. Er sollte aber gerade nach oben streben.
- Wandert Ihr Blick umher, verlieren Sie leicht das Gleichgewicht. Richten Sie ihn auf eine bestimmte Stelle, gewinnen Sie an Stabilität.

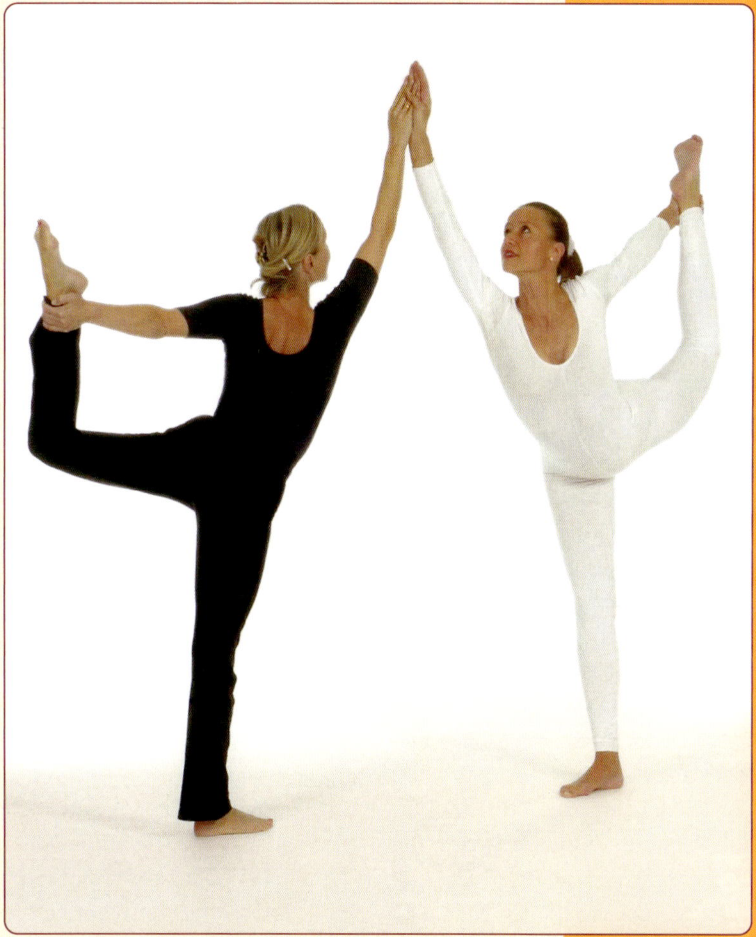

Skorpion – Fisch

Vrischikasana – Matsyasana

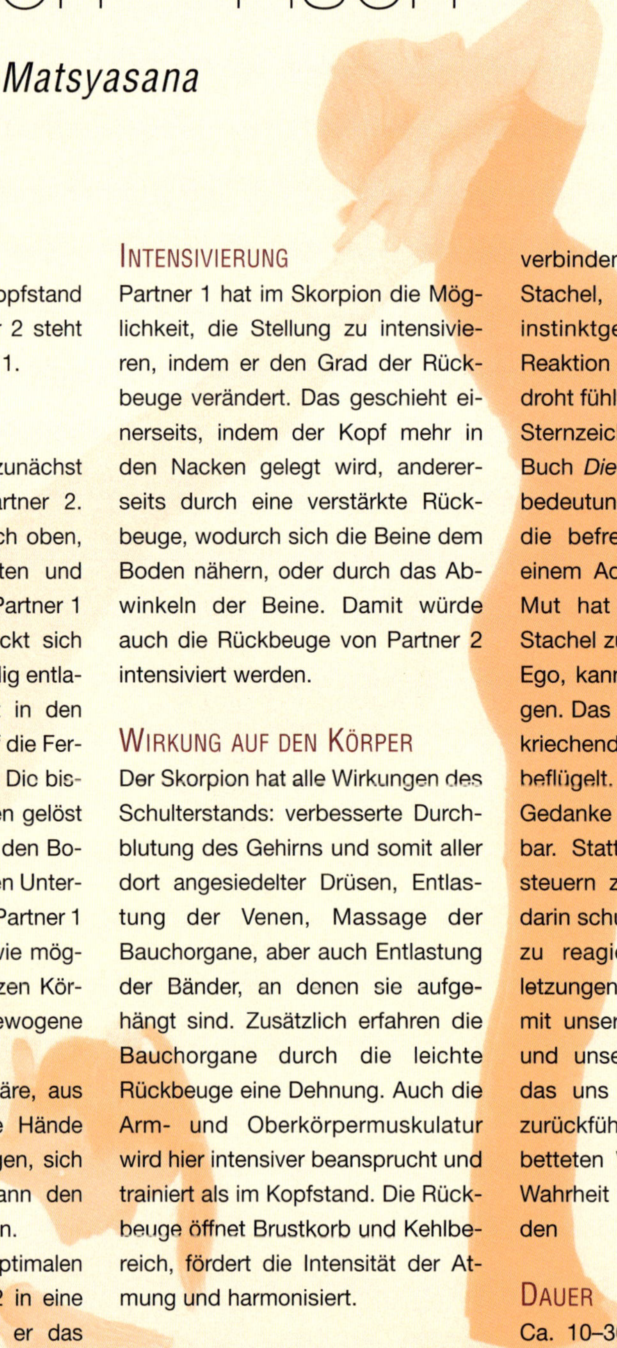

Ausgangsposition

Partner 1 geht in den Kopfstand (Seite 108, Verlauf), Partner 2 steht mit dem Rücken zu Partner 1.

Verlauf

Partner 1 legt seine Füße zunächst auf die Schultern von Partner 2. Dieser streckt die Arme nach oben, beugt sie dann nach hinten und fasst nach den Füßen von Partner 1 (Fisch). Gut stabilisiert drückt sich Partner 1 hoch. Der jetzt völlig entlastete Kopf wird nun sanft in den Nacken gelegt, der Blick auf die Fersen von Partner 2 gerichtet. Die bisher gefalteten Hände werden gelöst und nacheinander flach auf den Boden gelegt. Sie bilden mit den Unterarmen ein stabiles Dreieck. Partner 1 stemmt sich nun so hoch wie möglich und geht mit dem ganzen Körper in eine sanfte, ausgewogene Rückbeuge.

Eine andere Möglichkeit wäre, aus dem Kopfstand zuerst die Hände flach auf den Boden zu legen, sich hoch zu stemmen und dann den Kopf in den Nacken zu legen.

Sobald Partner 1 in seiner optimalen Position ist, geht Partner 2 in eine leichte Rückbeuge, indem er das Kinn und die Ellbogen nach oben schiebt.

Intensivierung

Partner 1 hat im Skorpion die Möglichkeit, die Stellung zu intensivieren, indem er den Grad der Rückbeuge verändert. Das geschieht einerseits, indem der Kopf mehr in den Nacken gelegt wird, andererseits durch eine verstärkte Rückbeuge, wodurch sich die Beine dem Boden nähern, oder durch das Abwinkeln der Beine. Damit würde auch die Rückbeuge von Partner 2 intensiviert werden.

Wirkung auf den Körper

Der Skorpion hat alle Wirkungen des Schulterstands: verbesserte Durchblutung des Gehirns und somit aller dort angesiedelter Drüsen, Entlastung der Venen, Massage der Bauchorgane, aber auch Entlastung der Bänder, an denen sie aufgehängt sind. Zusätzlich erfahren die Bauchorgane durch die leichte Rückbeuge eine Dehnung. Auch die Arm- und Oberkörpermuskulatur wird hier intensiver beansprucht und trainiert als im Kopfstand. Die Rückbeuge öffnet Brustkorb und Kehlbereich, fördert die Intensität der Atmung und harmonisiert.

Wirkung auf den Geist

Den Gedanken an einen Skorpion verbinden wir mit einem giftigen Stachel, mit Verletzung, Schmerz, instinktgesteuerter und schneller Reaktion eines Tieres, das sich bedroht fühlt. Elisabeth Haich gibt dem Sternzeichen des Skorpions in ihrem Buch *Die Einweihung* eine Doppelbedeutung. Der Skorpion kann also die befreiende Transformation zu einem Adler erleben, wenn er den Mut hat sich selbst mit seinem Stachel zu töten. Vernichten wir das Ego, kann die Seele befreit aufsteigen. Das an den Boden gebundene, kriechende Geschöpf wird plötzlich beflügelt. Was für ein wundervoller Gedanke und auch so nachvollziehbar. Statt uns von den Instinkten steuern zu lassen, sollten wir uns darin schulen, bewusst und bedacht zu reagieren. Schmerzvolle Verletzungen konfrontieren uns meist mit unseren irdischen Erwartungen und unserem begrenzten Denken, das uns zur Unterscheidungskraft zurückführt, dem tief in uns eingebetteten Wissen, Schein von Sein, Wahrheit von Illusion zu unterscheiden

Dauer

Ca. 10–30 Sekunden. Beide ruhen einen Moment in der Kindstellung (Seite 102). Dann Positionswechsel.

Korrekturtipps

- Im Skorpion gleiten die Ellbogen je nach Unterlage leicht zur Seite. Versuchen Sie diese Stellung auf einer rutschfesten Unterlage zu machen, um Unannehmlichkeiten zu vermeiden.
- Diese Kombination muss mit absoluter Vorsicht und Achtsamkeit in Absprache mit dem Partner erfolgen, damit der Grad der Intensivierung für beide stimmig ist.

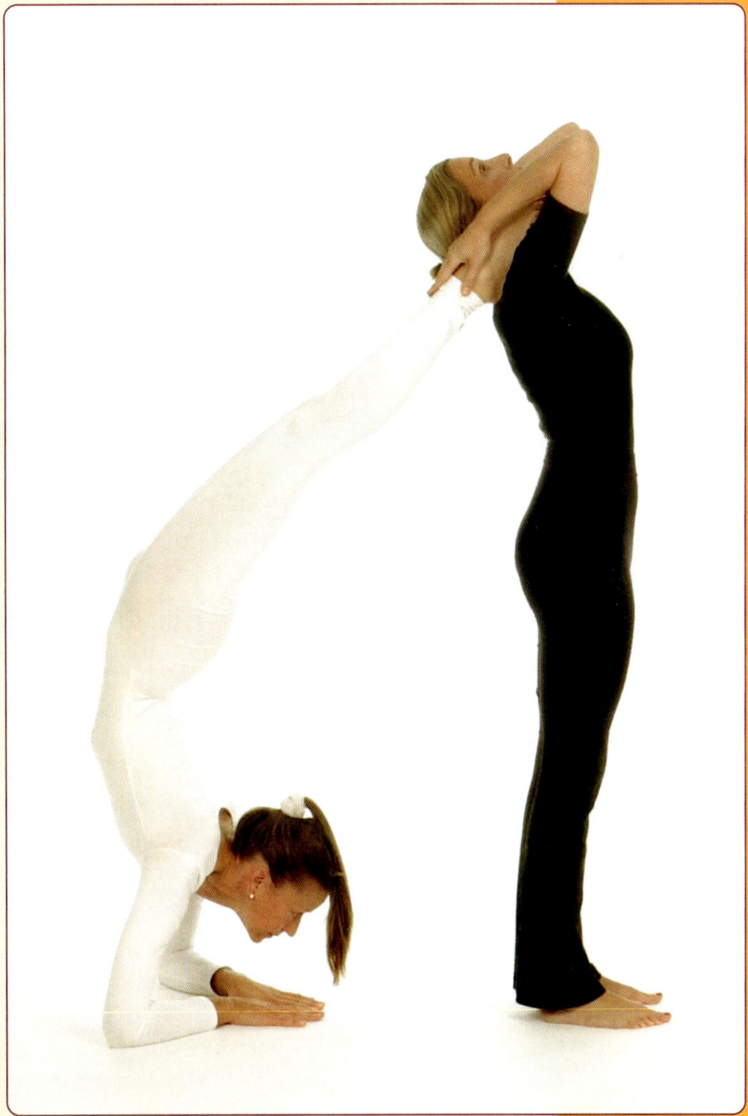

Der Kopfstand

Sirshasana

Ausgangsposition

Die Partner sitzen sich im Fersensitz mit aufgestellten Zehen gegenüber. Sie beugen sich nach vorn und legen die Unterarme mit den gefalteten Händen vor sich auf den Boden. Die Ellbogen sind eine Unterarmlänge auseinander und bilden mit den Händen ein Dreieck. Der Abstand der Hände beider Partner beträgt ca. eine Handbreite.

Verlauf

Der doppelte Kopfstand ist eine Stellung, in die beide Partner gleichzeitig gehen, und wenn möglich, auch wieder gleichzeitig lösen. Legen Sie nun den Hinterkopf in die Handflächen. Das Gesäß geht dabei automatisch hoch. Als nächstes strecken Sie beide Beine und bringen den Rücken in eine senkrechte Stellung. Dazu gehen Sie Schritt für Schritt auf sich zu. Bei stabiler Rückenstellung heben sich die Beine in der Regel von allein. Ist das der Fall, winkeln Sie die Beine an, sodass sich die Fersen dem Gesäß nähern, die Fußsohlen zeigen nach oben. Als nächstes heben Sie die Oberschenkel, sodass sie zunächst parallel, dann senkrecht zum Boden ausgerichtet sind. Die Knie zeigen nach oben. Erst jetzt strecken Sie die Unterschenkel der bisher angewinkelten Beine nach oben und versuchen die Beine mit dem geraden Rücken auszurichten. Das Gewicht sollte hauptsächlich zwischen den Armen verteilt sein, um Kopf und Nacken zu entlasten.

Intensivierung

Um die Armmuskulatur zu trainieren, können Sie sich so weit vom Boden abdrücken, dass sich der Kopf vom Boden abhebt. Wenn Sie die Stellung bereits einige Minuten mühelos halten können, probieren Sie Variationen aus wie das Zur-Seite-Spreizen der Beine in eine offene Grätsche oder das Zusammenführen der Fußsohlen: die Fersen nähern sich dem Damm, die Zehen zeigen nach oben und die Knie nach außen. Die Lotosstellung ist die absolute Steigerung dieser Variante. Die Drehung von der Taille aus wäre eine weitere Möglichkeit. Dabei verlagert sich das Gewicht ein wenig auf den rechten Arm, wenn Sie die linke Hüfte nach hinten drehen und umgekehrt.

Wirkung auf den Körper

Die Sauerstoffversorgung der Gehirnzellen wird verbessert und damit die Konzentrations- und Aufnahmefähigkeit gesteigert. Die verbesserte Durchblutung wirkt sich auch auf die Hormondrüsen wie Zirbel-, Hirnanhangs-, Schild- und Nebenschilddrüse aus. Schlafstörungen und nervöse Erschöpfung lassen nach. Die Lungenkapazität wird entwickelt und die Widerstandsfähigkeit der Atemwege gegenüber Infektionskrankheiten erhöht. Der Kopfstand wirkt sich auf das ganze Organ- und Nervensystem aus und lindert besonders Beschwerden des Atmungs-, Verdauungs- und Fortpflanzungssystems. Er fördert den venösen und lymphatischen Rückfluss.

Wirkung auf den Geist

Umkehrstellungen stellen die Welt auf den Kopf. Energien werden in die entgegengesetzte Richtung gelenkt. Umkehrstellungen reduzieren Nervosität und Stress, stärken das Selbstvertrauen, intuitive Fähigkeiten und erhöhen die psychische Belastbarkeit. Sie unterstützen den bewussten Umgang mit sexuellen Energien und helfen uns, sie in geistige Energien umzuwandeln. Umkehrstellungen werden oft bei Depressionen empfohlen.

Dauer

Ca. 15–60 Sekunden.

Korrekturtipps

- Um eine Überforderung und Verletzung zu vermeiden, achten Sie bitte genau auf jede Phase der Anleitung.
- Umkehrstellungen sind die kraftvollsten, aber auch die kritischsten Asanas.
- Wichtig ist es, das Hauptgewicht auf die Arme zu verlagern, damit Kopf und Nacken weitgehendst entlastet sind.

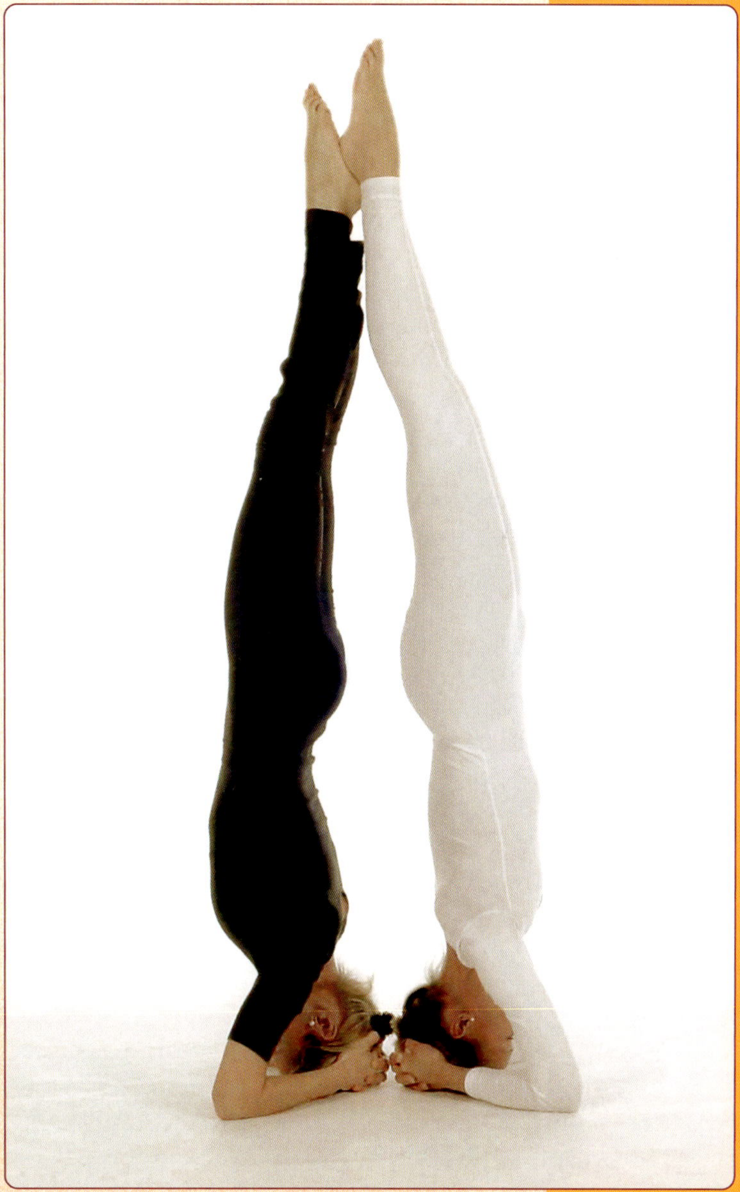

Das Kamel

Ushtrasana

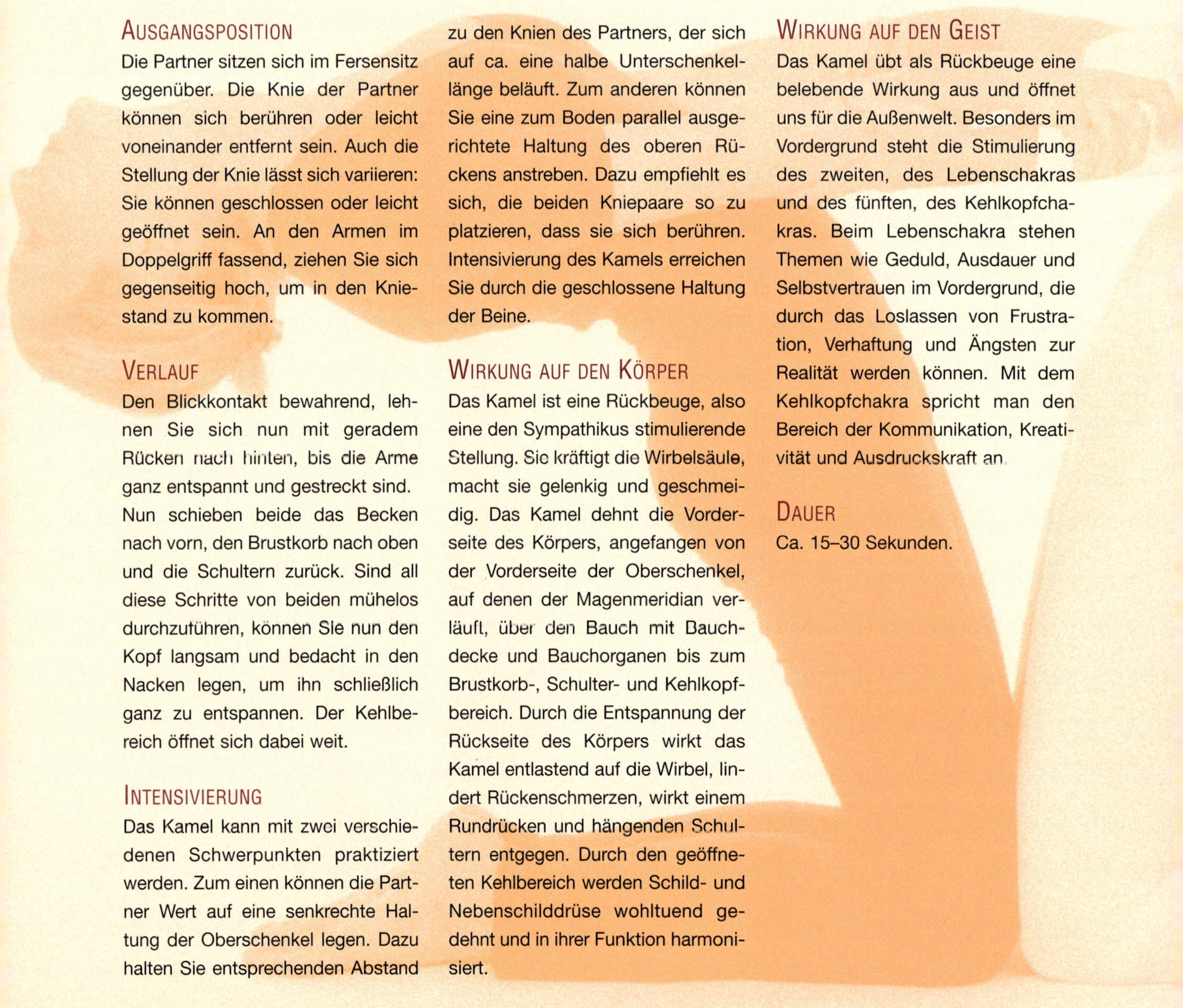

Ausgangsposition

Die Partner sitzen sich im Fersensitz gegenüber. Die Knie der Partner können sich berühren oder leicht voneinander entfernt sein. Auch die Stellung der Knie lässt sich variieren: Sie können geschlossen oder leicht geöffnet sein. An den Armen im Doppelgriff fassend, ziehen Sie sich gegenseitig hoch, um in den Kniestand zu kommen.

Verlauf

Den Blickkontakt bewahrend, lehnen Sie sich nun mit geradem Rücken nach hinten, bis die Arme ganz entspannt und gestreckt sind.
Nun schieben beide das Becken nach vorn, den Brustkorb nach oben und die Schultern zurück. Sind all diese Schritte von beiden mühelos durchzuführen, können Sie nun den Kopf langsam und bedacht in den Nacken legen, um ihn schließlich ganz zu entspannen. Der Kehlbereich öffnet sich dabei weit.

Intensivierung

Das Kamel kann mit zwei verschiedenen Schwerpunkten praktiziert werden. Zum einen können die Partner Wert auf eine senkrechte Haltung der Oberschenkel legen. Dazu halten Sie entsprechenden Abstand zu den Knien des Partners, der sich auf ca. eine halbe Unterschenkellänge beläuft. Zum anderen können Sie eine zum Boden parallel ausgerichtete Haltung des oberen Rückens anstreben. Dazu empfiehlt es sich, die beiden Kniepaare so zu platzieren, dass sie sich berühren. Intensivierung des Kamels erreichen Sie durch die geschlossene Haltung der Beine.

Wirkung auf den Körper

Das Kamel ist eine Rückbeuge, also eine den Sympathikus stimulierende Stellung. Sie kräftigt die Wirbelsäule, macht sie gelenkig und geschmeidig. Das Kamel dehnt die Vorderseite des Körpers, angefangen von der Vorderseite der Oberschenkel, auf denen der Magenmeridian verläuft, über den Bauch mit Bauchdecke und Bauchorganen bis zum Brustkorb-, Schulter- und Kehlkopfbereich. Durch die Entspannung der Rückseite des Körpers wirkt das Kamel entlastend auf die Wirbel, lindert Rückenschmerzen, wirkt einem Rundrücken und hängenden Schultern entgegen. Durch den geöffneten Kehlbereich werden Schild- und Nebenschilddrüse wohltuend gedehnt und in ihrer Funktion harmonisiert.

Wirkung auf den Geist

Das Kamel übt als Rückbeuge eine belebende Wirkung aus und öffnet uns für die Außenwelt. Besonders im Vordergrund steht die Stimulierung des zweiten, des Lebenschakras und des fünften, des Kehlkopfchakras. Beim Lebenschakra stehen Themen wie Geduld, Ausdauer und Selbstvertrauen im Vordergrund, die durch das Loslassen von Frustration, Verhaftung und Ängsten zur Realität werden können. Mit dem Kehlkopfchakra spricht man den Bereich der Kommunikation, Kreativität und Ausdruckskraft an.

Dauer

Ca. 15–30 Sekunden.

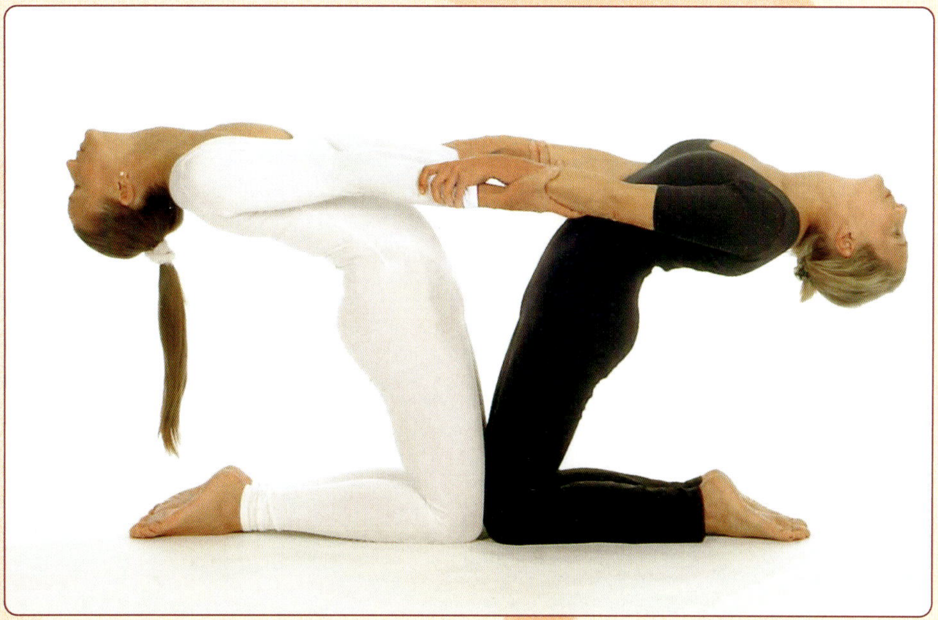

Korrekturtipps

- Achten Sie auf eine entspannte Armhaltung, das heißt, die Arme sind gerade und nicht abgewinkelt.
- Sollten Sie es als unangenehm empfinden, den Kopf in den Nacken zu legen, nehmen Sie die Alternative wahr und lassen das Kinn an den Brustkorb gedrückt.
- Beim Herausgehen aus der Stellung befolgen Sie die umgekehrte Reihenfolge des Übungsverlaufs.

Gedrehte Kobra

Parivritta Bhujangasana

Ausgangsposition

Die Partner liegen in entgegengesetzter Richtung Seite an Seite, sodass die Schultern mit den Füßen des Partners in einer Höhe sind. Die Stirn ist auf dem Boden, die Fersen sind geschlossen. Die Hände sind unter den Schultern, die Fingerspitzen genau unter den Schultergelenken, Ellbogen dicht am Körper.

Verlauf

Um in die Kobra zu kommen, schieben Sie das Kinn nach vorn, heben den Kopf und richten den Blick nach oben. Langsam rollen Sie auch den oberen Wirbelsäulenbereich aus der Kraft der Rückenmuskulatur hoch und die Schultern nach hinten und unten. Setzen Sie nun den äußeren Arm vor Ihnen in der Körpermitte ab. Auf diesen Arm gestützt, reichen Sie mit dem inneren Arm zur Seite und fassen den des Partners im Doppelgriff am Unterarm. Ihre Arme sollten ganz entspannt und durch das Körpergewicht angenehm gedehnt werden. Drehen Sie den Oberkörper und den Kopf, soweit es für Sie angenehm ist.

Intensivierung

Je steiler der stützende Arm in der gedrehten Kobra steht, desto intensiver wird die Rückbeuge. Des Weiteren können Sie die Intensität der Drehung bestimmen. Der Gelenkigkeit beider Partner entsprechend, können Sie die Ausgangsposition insofern verändern, als Sie sich in der Länge weiter auseinander legen und beispielsweise die Fersen des Partners in Ihrer Brusthöhe anstatt Schulterhöhe sind. Bei extremer Rückbeuge empfiehlt sich, das Becken leicht zum Boden zu drükken, um im Lendenwirbelsäulenbereich mehr Raum zu schaffen.

Wirkung auf den Körper

Durch die Kräftigung der Rückenmuskeln wird die Wirbelsäule besser gestützt und Bandscheibenvorfällen vorgebeugt. Die gedrehte Kobra massiert die Wirbelsäule und die zwischen den Wirbeln austretenden Nerven. Dieser Impuls setzt sich wiederum fort, indem deren Zielorgane, seien es Organe, Muskeln oder anschließende Nervenbahnen, mit mehr Energie versorgt werden.
Durch die Drehung werden auch die Nieren und Stresshormon produzierenden Nebennieren massiert. Bei der Linksdrehung werden Bauchspeicheldrüse und Milz, bei der Rechtsdrehung Leber und Gallenblase angeregt. Die Bauchmuskeln werden gedehnt und durch den Druck auf den Beckenbereich profitieren auch die Fortpflanzungsorgane, die zunächst ausgepresst werden und danach um so besser von der Zufuhr stauerstoffreichen Blutes profitieren.

Wirkung auf den Geist

Rückbeugen und Umkehrstellungen erfordern einen starken Einsatz von Willen und innere Kraft, da wir gegen das Gesetz der Schwerkraft wirken müssen. Rückbeugen wirken anregend und helfen uns der Außenwelt offen zu begegnen und das Leben anzunehmen. Fällt Ihnen eine Rückbeuge schwer, können Sie sich einmal fragen, wie weit Sie bereit sind, sich dem Leben zu stellen, Erfahrungen anzunehmen und Menschen in Liebe zu begegnen. Unangenehme Erfahrungen und Ängste veranlassen uns oft, bewusst oder unbewusst, eine Schutzhaltung einzunehmen, die sich unwillkürlich auch im Körper als Steifheit festsetzt. Mit der gedrehten Kobra kann man dieser Steifheit hervorragend entgegenwirken.

Dauer

Ca. 15–30 Sekunden. Kurze Pause, dann Seitenwechsel.

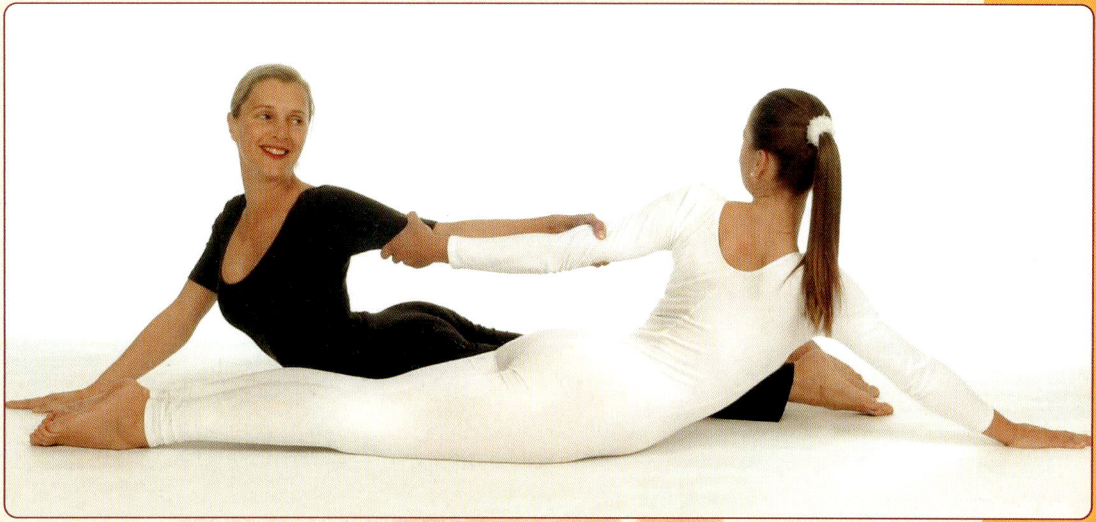

Korrekturtipps

- Becken bleibt auf dem Boden, der angehobene Arm entspannt.
- Kinn parallel zum Boden, also Kopf nicht in den Nacken legen.
- Vermeiden Sie Überforderung durch eine zu steile Stellung, das könnte bei vorgeschädigter oder empfindlicher Lendenwirbelsäule schmerzhaft sein.

Die Heuschrecke

Salabasana

Ausgangsposition

Partner 1 liegt in Bauchlage, die gestreckten Arme so dicht wie möglich unter den Körper geklemmt. Das Kinn ist nach vorn auf den Boden gestreckt, Fersen und Beine sind geschlossen. Partner 2 steht in Schrittstellung auf einer Seite. Das äußere Bein steht vorn, so abgewinkelt, dass das Knie über dem Fußgelenk steht, das Schienbein senkrecht zum Boden. Der äußere Arm ist auf das äußere Knie gestützt, das hintere, innere Bein ist gerade. Partner 2 legt seine innere Hand unter das Knie von Partner 1.

Verlauf

Partner 1 presst nun die Hand von Partner 2 mit beiden Knien zusammen. Mit dem Krafteinsatz von Partner 1 und der Hilfestellung von Partner 2 werden die Beine in eine angenehme Höhe angehoben.

Partner 2 achtet auf einen geraden Rücken, das heißt in diesem Fall, dass er in einer geraden Linie mit nach hinten ausgestrecktem Bein sein sollte.

Die Handhaltungen von Partner 1 können variiert werden. Legen Sie entweder die Handflächen, Handrücken oder die zu Fäusten geballten Hände auf den Boden.

Intensivierung

Möchten Sie die Heuschrecke intensivieren, können Sie den Krafteinsatz von Bein- und Gesäßmuskulatur noch durch den Einsatz der Arme ergänzen.

Der Winkel der Beine kann nach persönlichem Empfinden und Bedürfnis individuell bestimmt werden. Voraussetzung ist natürlich, dass jede Bewegung absolut schmerzfrei ist.

Wirkung auf den Körper

Die Heuschrecke stärkt die Bein- und Gesäßmuskulatur, dehnt den Lendenwirbelbereich, lindert somit Schmerzen im unteren Rücken und in der Kreuzbeingegend und hilft Bandscheibenproblemen vorzubeugen. Der Druck auf den Dickdarm und andere Bauchorgane fördert die Verdauung, löst Blähungen und harmonisiert die Leberfunktion.

Wirkung auf den Geist

Die Heuschrecke wird von vielen als eine weniger beliebte Stellung empfunden, weil Sie uns hohen Kraftaufwand abverlangt. Umso besser fühlen wir uns, wenn wir uns auf diese anspruchsvolle Stellung und Herausforderung eingelassen haben. Durch die Partnerübung werden Sie durch diese wohltuende Unterstützung ermutigt, sich auch selbst immer wieder zu überwinden. Was für ein gutes Gefühl dürfen wir oft als Belohnung erfahren, wenn wir uns Aufgaben stellen, die wir lange vor uns hergeschoben haben. Das Kehlkopfchakra kann auch ein Fokus bei der Durchführung der Heuschrecke sein.

Dauer

Ca. 10–20 Sekunden. Entspannen Sie sich kurz in der Bauchlage, dann Wechsel.

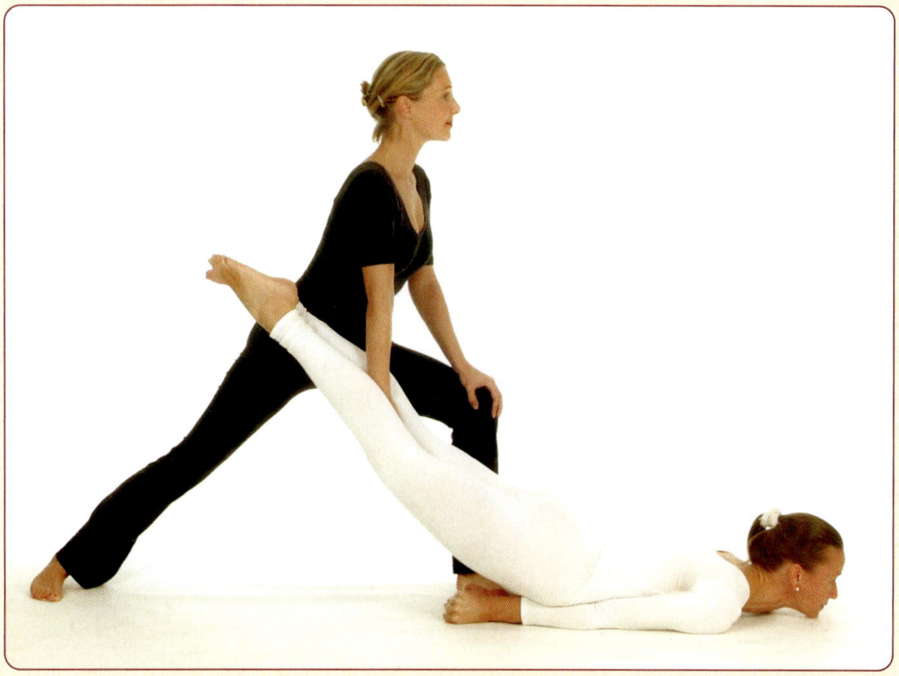

Korrekturtipps

Für Partner 1

- Bei korrekter Armhaltung drückt der rechte Arm auf den aufsteigenden, der linke auf den absteigenden Dickdarm. Sollte das Strecken der Arme unangenehm sein, legen Sie die Hände oder Fäuste in die jeweilige Leistengegend.
- Halten Sie die Beine beim Anheben gestreckt, abgewinkelte Knie nehmen der Stellung einen großen Teil der Wirkung.
- Pressen Sie die Hand von Partner 2 mit beiden Knien fest zusammen, sonst bleibt das ungestützte Bein „auf der Strecke". Sie sollten jedoch auf einer Höhe sein.
- Sollten Sie einen unangenehmen Druck im Nacken verspüren, legen Sie den Kopf als Alternative zur Seite.

Für Partner 2

- Achten Sie peinlich genau auf Ihre Haltung, sodass die Hebelbewegung nicht auf Kosten Ihres Rückens geht, sondern aus der Kraft der Beine geschehen kann. Dazu befolgen Sie diese stromlinienförmige Haltung.
- Die Fußsohle des hinteren Fußes ist fest auf dem Boden verwurzelt.

Bogen mit Hilfestellung

Dhanurasana

Ausgangsposition

Partner 1 liegt in Bauchlage, die Stirn auf dem Boden, die Beine sind der Gelenkigkeit entsprechend mehr oder weniger gegrätscht. Er winkelt die Beine an, bringt die Fersen dicht zum Gesäß und fasst mit den Händen nach den Fußgelenken. Partner 2 stellt sich über die Knie seines Partners und setzt seine Hände direkt unter die von Partner 1. Seine Beine sind so weit wie nötig gebeugt, um die Wirbelsäule aufrecht zu erhalten.

Verlauf

Mit einer tiefen Einatmung drückt Partner 1 seine Fußgelenke in die Handflächen von Partner 2, hebt Kopf, Brustkorb und die Oberschenkel gleichzeitig vom Boden ab. Der Bogen wird aus der Kraft der Bein- und Gesäßmuskulatur gehalten, Arme und Rücken bleiben völlig entspannt. Drücken Sie die Unterschenkel nach hinten, die Oberschenkel nach oben. Partner 2 unterstützt Partner 1 in der Intensität der Rückbeuge und lenkt ihn gleichzeitig in die richtige Richtung. Ziel ist es, das ganze Gewicht auf den Bauch zu verlagern. Das Hochheben geschieht aus der Kraft der Beine, der Rücken bleibt gerade.

Intensivierung

Den Bogen können Sie zunächst durch eine Steigerung der Rückbeuge intensivieren. Das geschieht durch verstärkten Krafteinsatz der Beine. Das Öffnen des Brustkorbes kann durch das langsame und behutsame Zusammenführen der Beine geschehen, zunächst der Knie, dann der Oberschenkel.
Eine weitere Möglichkeit besteht in dem Variieren der Handhaltungen. Die klassische Haltung ist der Griff von außen (siehe Foto). Eine weitere Möglichkeit besteht darin, die Fußgelenke von innen zu fassen, wobei Arme und Schultern unbedingt nach außen gedreht und somit geöffnet sein sollten. Dazu drehen Sie die Arme so, dass die Daumen zunächst nach oben und dann nach hinten zeigen. Wieder anders fällt der Dehnungsgrad aus, wenn Sie anstatt der Fußgelenke die Zehen von innen fassen.

Wirkung auf den Körper

Der Bogen dehnt die Vorderseite der Wirbelsäule, wodurch ein Energiestrom zum ganzen Organismus fließt. Er regt die Leber an, wirkt gegen Magendarmträgheit und lindert Blähungen. Auf der Rückseite des Körpers werden die Nieren massiert und die Nebennieren gestärkt. Dadurch wird die Bein- und Gesäßmuskulatur trainiert, der Brustkorb mit den Brustmuskeln optimal gedehnt und Übergewicht in der Bauchgegend reduziert. Der Bogen wird auch bei Menstruationsbeschwerden und Blasenschwäche empfohlen.

Wirkung auf den Geist

Der Bogen verbindet das Irdische mit dem Göttlichen. Den Bogen mit Kampf zu assoziieren, ist naheliegend. Doch ist es nicht der äußere Feind, den wir zu fürchten haben, sondern der innere, den wir besiegen müssen. Damit ist unser nach Ruhm, Anerkennung und Macht hungerndes Ego gemeint, unsere Sinne, die ständig nach der Befriedigung von Bedürfnissen streben und uns von der Essenz des Lebens, der Erkenntnis, fernhalten wollen. Die zielgerichtete Konzentration, die Mitte der Zielscheibe, das Herz und somit die bedingungslose Liebe in uns zu treffen, stellt die Befreiung von Karma dar.

Dauer

15–30 Sekunden. Nach Entspannung in der Kindstellung (Seite 102), Wechsel.

Korrekturtipps

Für Partner 1

- Lassen Sie die Arme völlig entspannt und gerade. Also keine gebeugten Arme.
- Streben Sie danach, das Gewicht vom Becken zum Bauch zu verlagern. Das erfordert den intensiveren Einsatz der Beinmuskeln.

Für Partner 2

- Die Hebelkraft sollte aus den Beinen geholt werden, der Rücken bleibt gerade.

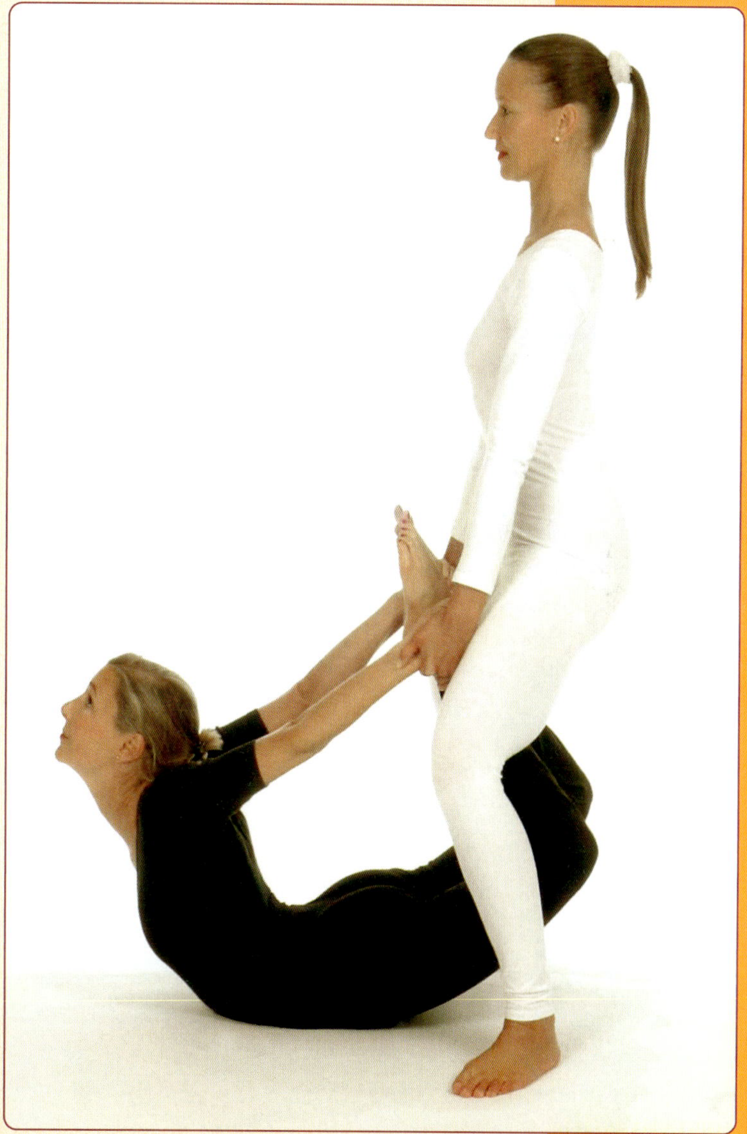

Entspannte Bauchlage – Hund *Advasana – Svanasana*

Ausgangsposition

Partner 1 liegt entspannt auf dem Bauch, Arme und Beine sind leicht geöffnet, Kopf ist zur Seite gelegt. Partner 2 steht am Kopfende. Die Beine zunächst in Schrittstellung.

Verlauf

Partner 1 bleibt entspannt liegen. Partner 2 beugt das vordere Knie und legt seine Hände auf das Gesäß von Partner 1. Dabei bleiben die Arme gestreckt. Nun kann er das nach hinten gestellte Bein hüftbreit neben das vordere stellen und die Fersen zum Boden drücken. Er lehnt sich mit seinem Körpergewicht an Partner 1 und übt einen diagonalen Druck aus, das heißt einerseits in Richtung Boden, andererseits in Richtung Füße.

Intensivierung

Die Intensivierung ist nur für Partner 2 möglich, indem er die Beine weiter nach hinten stellt. Dann ist es schwieriger, die Fersen zum Boden zu bringen.
Als weitere Möglichkeit bringt Partner 2 das Gesäß in Richtung Fersen, legt den Oberkörper auf den Oberschenkeln ab und geht dabei auf die Zehenspitzen. Bemüht, den Oberkörper in Position zu halten, schiebt er das Steißbein nach oben, streckt die Beine und drückt die Fersen auf den Boden. Durch das Nach-unten-Drücken des Brustbeins und der Achseln intensivieren Sie die Dehnung der Schultergelenke, der Arm- und Brustmuskulatur. Wenn sein Körpergewicht nicht ausreicht, einen intensiven Druck auf den Lendenbereich von Partner 1 auszuüben, bietet es sich an, die Schrittstellung beizubehalten.

Wirkung auf den Körper

Partner 1 kommt in den Genuss einer wunderbaren Dehnung des Lendenbereichs. Die Bandscheiben in dieser Gegend können sich ungehindert wieder mit frischer Gewebsflüssigkeit voll saugen, sind dadurch wieder besser ernährt und funktionstüchtiger.
Partner 2 dehnt die Rückseite der Beine, angefangen von Achillessehnen, Schenkelmuskulatur, Wirbelsäule einschließlich der Rückenmarks- und Hirnhäute. Die Wirbelsäule, das Herz und die Bänder der Bauchorgane sind entlastet, der Kopf besser durchblutet. Durch zusätzliches Dehnen wird der Blasenmeridian, der auf der Mittellinie der Beine verläuft, stimuliert.
Für menstruierende Frauen ist der Hund eine gute Alternative zu Umkehrstellungen.

Wirkung auf den Geist

Für Partner 1 ist die Kombination Entspannung und Dehnung einfach großartig. Das „Öffnen" der Lendenwirbelsäule verleiht ihm das Gefühl, unendlich viel Ballast ablegen zu können. Der Genuss strahlt unmittelbar auf Partner 2 aus, der einfach nur durch das Ausüben der eigenen Stellung Wohlbefinden vermitteln kann. Dieses Wechselspiel von Ha und Tha, Aktivität und Ruhe, lässt beide Partner das innere Gleichgewicht wieder neu erfahren.

Dauer

Ca. 45–60 Sekunden, aber nach Wunsch durchaus länger.

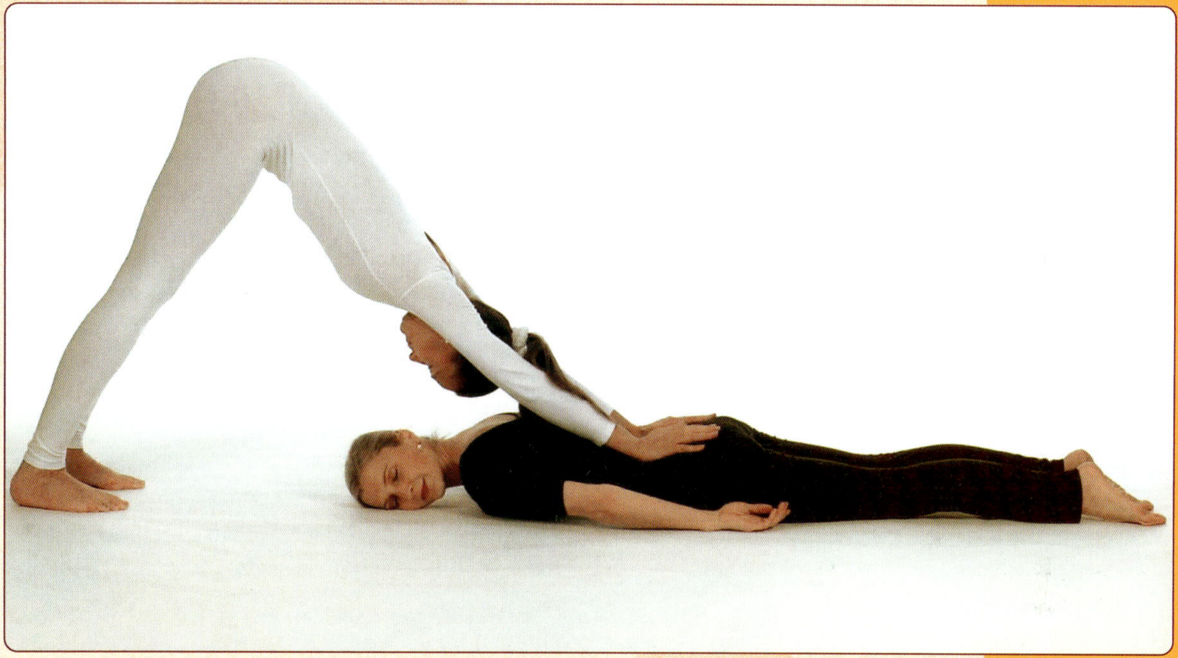

Korrekturtipps

Für Partner 1

- Sollten Sie in der Bauchlage Probleme haben, den Kopf zu drehen, können Sie den Kopf oder die Stirn ohne weiteres mit den Handrücken unterstützen.
- Sollten Sie die Bauchlage für den Rücken als unangenehm empfinden, legen sie ein Kissen unter den Bauch.

Für Partner 2

- Achten Sie darauf, dass die Zehenspitzen nach vorn zeigen und die ganze Fußsohle auf dem Boden steht.
- Die zum Boden gedrückten Fersen intensivieren den Dehnungseffekt.
- Drücken Sie das Brustbein und die Achseln nach unten, um einen Rundrücken zu vermeiden.

Die Taube

Kapotanasana

Ausgangsposition

Die Partner stehen sich in der Hundstellung gegenüber, die Hände sind in einer Linie. Beide schwingen das innere Bein nach vorn und setzen es abgewinkelt zwischen den Beinen ab. Das hintere Bein liegt gerade nach hinten gestreckt mit der Vorderseite des Oberschenkels auf dem Boden. Öffnen Sie den Winkel des vorderen Beins so weit wie nötig, damit Sie bequem auf Schenkel und Gesäßbacke sitzen können.

Verlauf

Nun winkeln beide das ausgestreckte Bein an und fassen mit der äußeren Hand das Fußgelenk von innen. Drücken Sie das Fußgelenk in die Handfläche, damit der Oberkörper aufgerichtet wird. Der Arm bleibt dabei gerade und entspannt, die Kraft kommt aus den Beinen. Nun strecken Sie den inneren Arm nach oben und legen Ihre Handfläche an die des Partners. Der Blick ist nach oben gerichtet.

Intensivierung

In der Taube können Sie eine Intensivierung durch Beinvariationen erzielen. Je weiter das Bein nach hinten gestreckt ist, desto mehr wird der Oberkörper aufgerichtet und der Brustkorb geöffnet. Sollten Sie mehr Dehnung des Oberschenkels wünschen, können Sie die Zehenspitzen unter die Achsel führen und mit dem darauf gelegten Arm den entsprechenden Unterschenkel fixieren.

Die vollendete Form der Taube wäre, den großen Zeh des angewinkelten Beins zu fassen und den Arm über den Kopf zu führen, sodass der Ellbogen nach oben zeigt, der Oberarm senkrecht, der Unterarm parallel zum Boden. Angewinkeltes Bein und der damit verbundene Arm bilden somit einen Bogen, bei dem die Zehen näher an den Kopf geführt werden.

Wirkung auf den Körper

Die Taube gehört zu den Rückbeugen und öffnet somit die Vorderseite des Körpers. Die Flexibilität der Hüfte und der Lendenwirbelsäule wird gefördert, das Becken gut durchblutet, und sie hilft deshalb, Blasenschwäche entgegen zu wirken und bessere Kontrolle über die sexuellen Energien zu gewinnen. Die Nieren und Nebennieren werden besser durchblutet und bei stark geöffnetem Kehlkopf die Schild- und Nebenschilddrüse gedehnt. Die Beinmuskulatur wird gekräftigt, Schulter und Brustkorb werden gedehnt.

Wirkung auf den Geist

Die Taube ist ein Symbol des Friedens. Wenn Sie die Stellung mit Ihrem Partner praktizieren, werden Sie vielleicht selbst Harmonie und Verbundenheit in sich spüren. Verbunden wird auch die irdische Kraft der „Mutter Erde" mit der geistigen Kraft des „Vaters Himmel". Gut verwurzelt strebt der Mensch doch gen Himmel. Auf der Erde lebend, oft im Körper verhaftet, existiert die Sehnsucht nach dem, wovon nur die Seele weiß, womit der Verstand jedoch hadert. Die Bereitschaft, sich mit beiden Energien auseinander zu setzen, vereint sie schließlich zu einem Reigen in uns.

Dauer

10–30 Sekunden. Nach kurzer Entspannung in einer nach vorn gebeugten Haltung Wiederholung mit der anderen Seite.

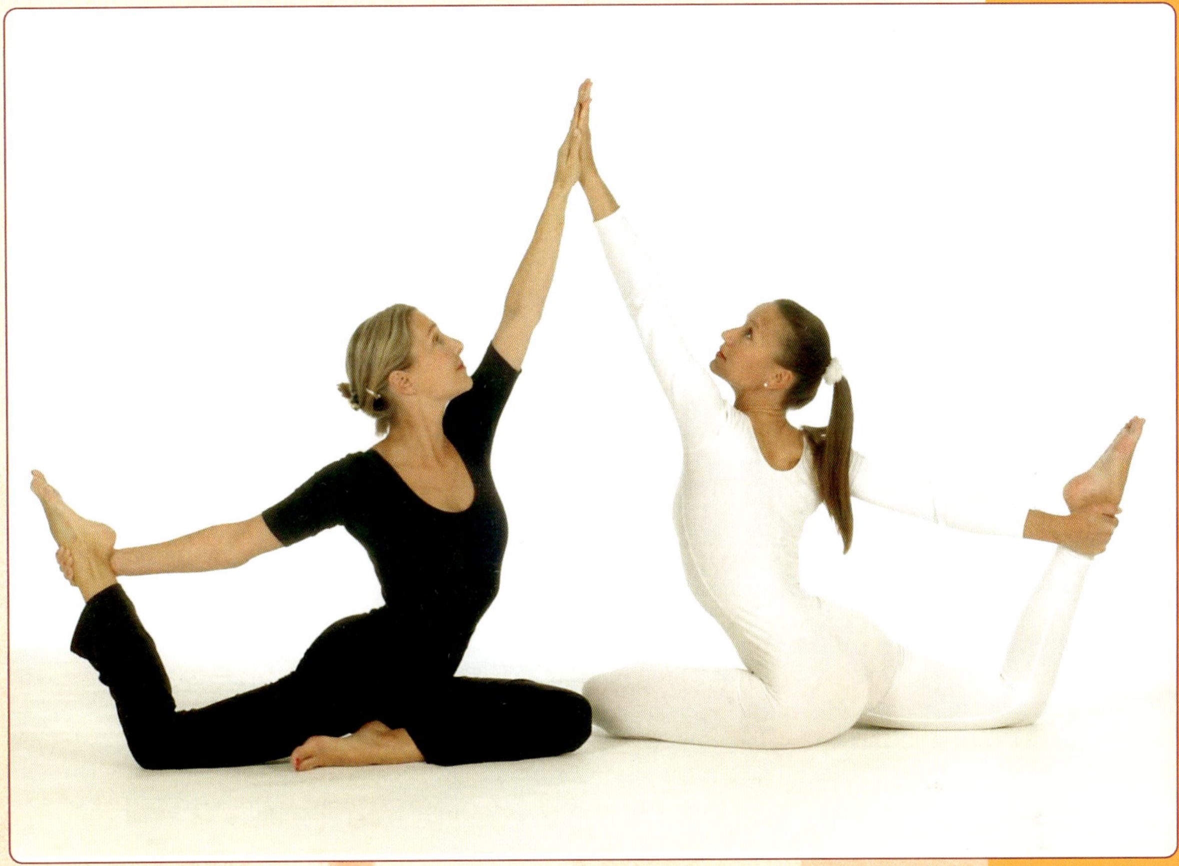

Korrekturtipps

- Der häufigste Fehler tritt bei der Sitzhaltung auf. Achten Sie darauf, dass Sie auf dem Oberschenkel und nicht auf dem Unterschenkel sitzen. Das hintere Bein liegt mit der Vorderseite nach unten gerichtet und ist gerade nach hinten gestreckt, sodass auch der Fußrist den Boden berührt. Der dann angewinkelte Unterschenkel sollte nahezu senkrecht zum Boden stehen.
- Die Kraft, um den Oberkörper aufzurichten, kommt aus dem hinteren Bein, sodass der mit ihm verbundene Arm gestreckt und entspannt bleiben kann.
- Der nach oben gerichtete Blick soll dem ganzen Körper Orientierung sein, nach oben zu streben.

Das Rad

Chakrasana

Ausgangsposition

Beide Partner liegen in entgegengesetzter Richtung mit aufgestellten Beinen auf dem Rücken. Die Füße stehen ca. hüftbreit auseinander und parallel zu denen des Partners.

Verlauf

Jeder umfasst seine Fesseln und zieht sich mit dem Gesäß näher an die Fersen heran. Nun legen Sie Ihre Handflächen unter die Schultern oder neben den Ohren auf den Boden. Fingerspitzen zeigen in Richtung Füße, die Ellbogen nach oben. Während Sie das Becken leicht anheben, schieben Sie sich nochmals durch Druck auf die Hände etwas zu den Füßen hin. Dabei kommen Sie auf die Zehenspitzen, das Gesäß schiebt sich auf die angehobenen Fersen. Nun können Sie die Hände noch etwas näher an den Füßen absetzen. Dann stemmen Sie sich durch gleichzeitigen Druck auf Hände und Füße zunächst in eine Zwischenstufe der Stellung, bei der die Schädeldecke auf den Boden gelegt wird. Spüren Sie nach einer kurzen Atempause genügend Kraft, drücken Sie sich in das Rad hoch.

Die ganze Wirbelsäule ist gewölbt, die Arme sind so gerade wie möglich. Mit gleichmäßigem Druck auf Fersen und Händen halten Sie die Stellung.

Wenn Sie sich stabil fühlen, hebt jeder sein inneres Bein an, um die Fußsohlen zusammenzuführen und sich so gegenseitig abzustützen.

Intensivierung

Eine Intensivierung des Rads kann zum einen erreicht werden, indem die Hände den Füßen näher gebracht werden. Zum anderen, indem Sie den Kopf weiter in den Nacken legen.

Wirkung auf den Körper

Das Rad ist eine der anspruchsvollsten Asanas und die Vollendung der Rückbeugen. Schon der Sanskritname Chakrasanana gibt Aufschluss über die Wirkung. Durch das Öffnen der gesamten Vorderseite der Wirbelsäule werden alle Chakras stimuliert und damit die verbundenen Nervengeflechte. Dieser Impuls wird unmittelbar an die Zielorgane all dieser Nervengeflechte weitergeleitet.

Neben dem Nervensystem profitieren auch das Verdauungs- Atem-, Herzkreislauf- und Drüsensystem.

Das Rad kräftigt die Bein- und Armmuskulatur und die Handgelenke.

Wirkung auf den Geist

Wie schon erwähnt, ist das Rad eine echte Herausforderung, selbst für den geübten Yogi. Man muss sich und seine Kräfte gut einschätzen lernen und sich auf sie verlassen können. Die Ausübung des Rads erfordert Willenskraft, Durchhaltevermögen und Mut, Qualitäten, die auch bei der Umsetzung persönlicher Ziele und Träume wichtig sind.

Dauer

Ca. 15–30 Sekunden, nach kurzer Atempause Seitenwechsel.

Korrekturtipps

- Achten Sie darauf, dass Zehen und Knie in eine Richtung zeigen, Außenkanten der Füße sind parallel.
- Die Fingerspitzen zeigen zu den Füßen.
- Für eine sichere Ausübung des Rades ist eine rutschfeste Unterlage unbedingt erforderlich.

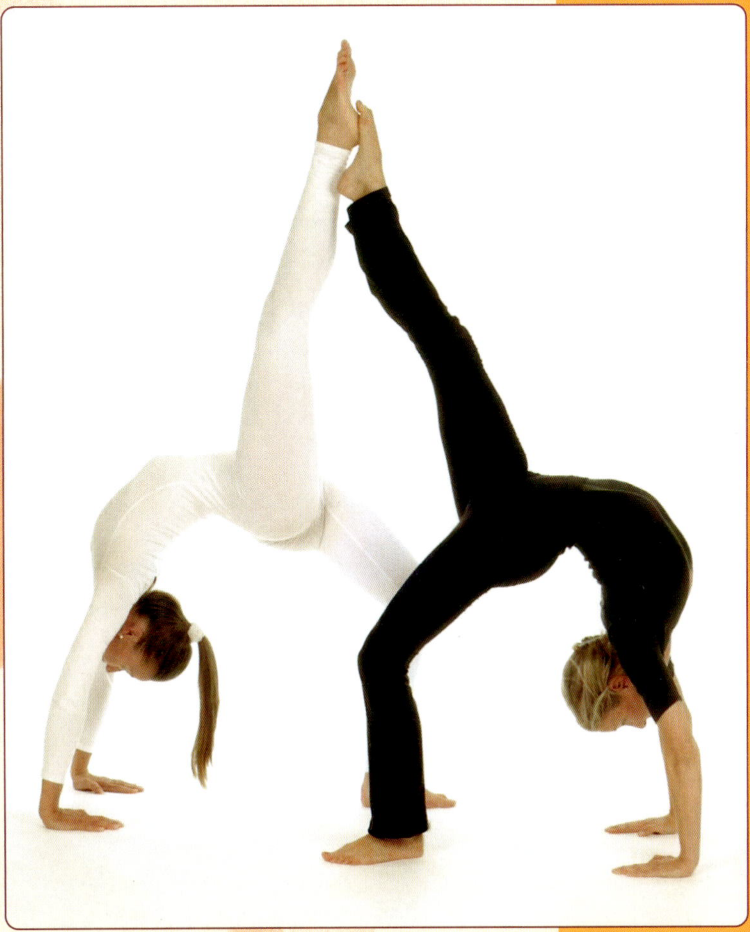

Gegrätschte Vorbeuge

Prasarita Padottanansana

Ausgangsposition

Partner 1 befindet sich im aufrechten Stand, die Beine sind gegrätscht und die Außenkanten der Füße parallel, das heißt, die Fersen sind weiter voneinander entfernt als die Ballen. Partner 2 sitzt ebenfalls mit gegrätschten Beinen hinter Partner 1 und berührt mit seinen Fußsohlen die Fersen von Partner 1.

Verlauf

Partner 1 führt die gestreckten Arme über den Kopf, presst sie gegen die Ohren und verschränkt dabei die Daumen. Mit einer so gut stabilisierten und optimal gedehnten Wirbelsäule beugt er sich mit geradem Rücken von der Hüfte nach vorn. Der Rücken bleibt dabei mit dem Kopf und den Armen in einer geraden Linie. Wenn Partner 1 den maximalen Grad der Vorbeuge erreicht hat, führt er die Arme zwischen den Beinen nach hinten, wo ihm Partner 2 mit seinen Händen entgegenkommt. Im Doppelgriff miteinander verbunden, lehnt sich Partner 2 nun langsam zurück, um Partner 1 mit sanftem Zug eine intensivere Dehnung zu ermöglichen. Dabei behält Partner 2 möglichst einen geraden Rücken. Die Arme beider Partner sind dabei völlig entspannt. Partner 1 erreicht die optimale Dehnung durch völliges Loslassen, Partner 2 nutzt ausschließlich sein Körpergewicht, sodass beide Entspannung erfahren dürfen.

Intensivierung

Partner 1 kann durch sanfte Dynamik eine Intensivierung der gegrätschten Vorbeuge erreichen. Dabei kann er sich während der Einatmung etwas mehr Raum geben und während der Ausatmung versuchen, die Hüften näher zu den Oberschenkeln zu bringen und den Bauchnabel und das Brustbein weiter nach vorn zu schieben. Mit diesen Bewegungen wird der Rücken so gut wie möglich gedehnt. Je stärker der durch Partner 2 erzeugte Druck ist, desto mehr muss sich Partner 1 vertrauensvoll nach vorn sinken lassen. Hier ist äußerstes Fingerspitzengefühl angesagt, da der stehende Partner sonst leicht das Gleichgewicht verliert. Ziel ist es, mit der Schädeldecke den Boden zu berühren.

Wirkung auf den Körper

Partner 1 erfährt eine starke Dehnung der Beinmuskulatur, vor allem der Innen- und Rückseite der Schenkel sowie der Waden.
Die gegrätschte Vorbeuge öffnet die Hüftgelenke, dehnt die Arme und den Bereich zwischen den Schulterblättern. Sie ist eine wunderbare Alternative für diejenigen, die vorübergehend oder dauerhaft keine Umkehrstellungen (wie zum Beispiel Schulter- oder Kopfstand) machen können (zum Beispiel wegen Menstruation oder Bandscheibenvorfällen der Halswirbelsäule). Umkehrstellungen fördern die Durchblutung im Gehirn und entlasteten den Bandapparat der Bauchorgane. Die Bauchorgane können sich danach wieder neu ordnen.

Wirkung auf den Geist

Die gegrätschte Vorbeuge klärt den Geist, erhöht die Konzentrationsfähigkeit und die Stimmung des Übenden. Sie fördert die Sensibilität beider Partner, Zug und Loslassen in Einklang zu bringen.

Dauer

Ca. 30–45 Sekunden pro Partner.

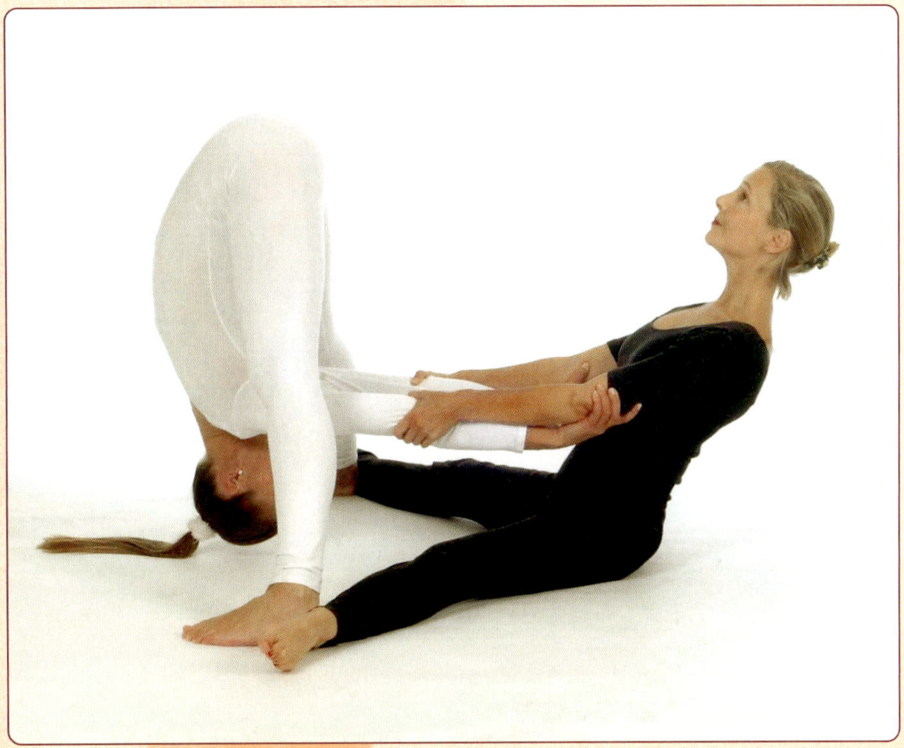

Korrekturtipps

Für Partner 1

- Die Außenkanten der Füße sind parallel und bleiben auf dem Boden.
- Die Beine sind und bleiben gerade, nicht durchgedrückt.
- Die Arme sind entspannt, lassen Sie sich ohne weiteres von Partner 2 dehnen.
- Ein gerader Rücken ist sehr wichtig.

Für Partner 2

- Der Rücken bleibt gerade.
- Die Arme sind entspannt.
- Der Nacken sollte in einer Linie mit dem Rücken sein. Dazu führen Sie das Kinn leicht Richtung Brustkorb.

Das Boot

Navasana

Ausgangsposition

Beide Partner sitzen sich mit angewinkelten Beinen gegenüber. Die Füße sind auf dem Boden, die Zehen nach oben gestreckt, ihre Rückseiten berühren sich mit denen des Partners. Mit den Händen fassen Sie sich im Doppelgriff an den Unterarmen.

Verlauf

Mit einer tiefen Einatmung richten beide die Wirbelsäule in voller Länge auf. Nun heben Sie die Füße, entweder einen nach dem anderen oder gemeinsam, vom Boden ab, und verlagern Sie das Gewicht auf das Gesäß. Hier gut stabilisiert, drücken Sie die Beine nach oben, wobei die Wirbelsäule so gerade wie möglich ist. Bleiben Sie aktiv, was die Aufrichtung angeht und drücken Sie die Hüftknochen näher an die Oberschenkel, den Bauchnabel und das Brustbein nach vorn. Dehnen Sie den Nacken, indem Sie das Kinn leicht nach unten neigen. Die Arme bleiben parallel zum Boden, die Schultern sind entspannt.

Sollte es Ihnen zu anstrengend sein, die Beine zu strecken, kann das doppelte Boot auch mit angewinkelten Beinen geübt werden.

Intensivierung

Beim doppelten Boot können Sie die Steile der Beinhaltung durch den verringerten Abstand zum Partner bestimmen. Je geringer der Abstand zwischen den Partnern ist, desto intensiver wird die Vorbeuge.

Durch das beständige Anheben des Brustkorbs können Sie auch die Wirbelsäule weiter aufrichten.

Wirkung auf den Körper

Das doppelte Boot dehnt die Rückseite der Beine und des Rückens. Besonders wohltuend ist die Dehnung zwischen den Schulterblättern. An der Vorderseite werden dagegen die Bauchmuskeln gekräftigt. Die Bauchorgane erfahren eine sanfte Massage, wodurch die Verdauung angeregt wird. Die Nieren werden leicht gedehnt, und ihre Funktion wird dadurch angeregt.

Wirkung auf den Geist

Hier steht eindeutig das Gleichgewicht im Vordergrund. Inneres und äußeres Gleichgewicht sind unmittelbar miteinander verbunden. Das eine spiegelt sich im anderen wider. Die wohltuende Unterstützung des anderen wirkt beruhigend und hilft uns, dieses Gleichgewicht wiederzufinden bzw. zu bewahren.

Dauer

Ca. 30– 45 Sekunden.

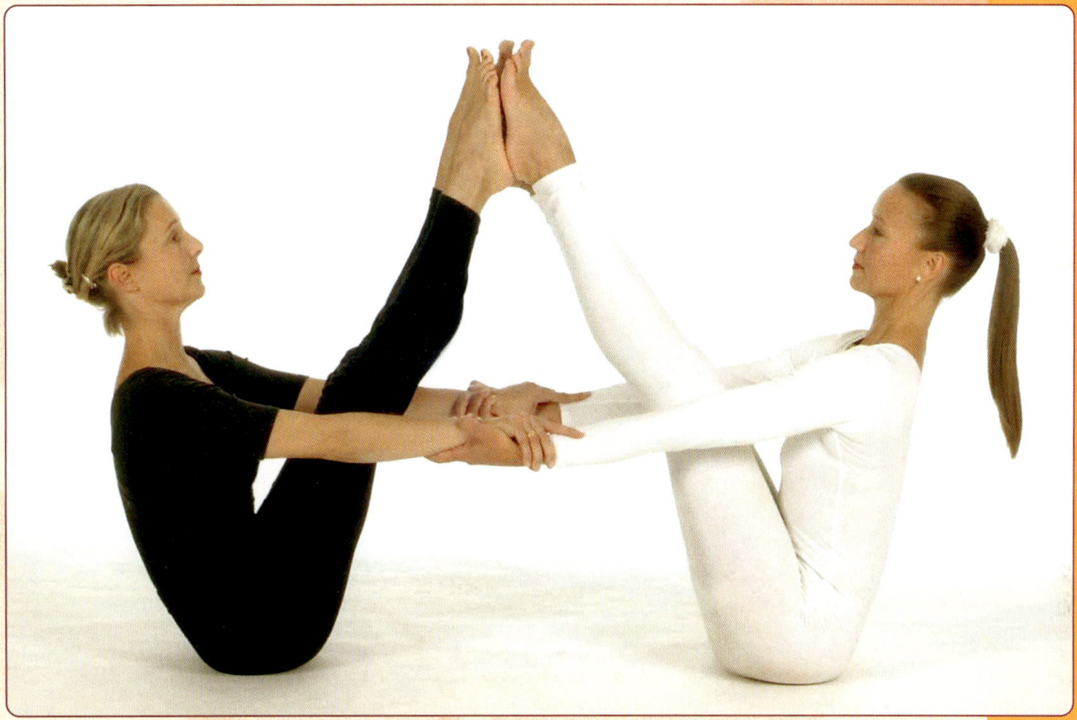

Korrekturtipps

- Wie bei nahezu allen Asanas ist es auch hier ganz wichtig, dass die Wirbelsäule gerade bleibt, der Kopf nicht in den Nacken gelegt wird und Sie einen Rundrücken vermeiden.
- Die Füße sollten höher sein als der Kopf.
- Die Arme bleiben gerade und entspannt.
- Versuchen Sie sich entspannt nach hinten zu lehnen und genießen Sie die Dehnung, die lediglich durch den Einsatz des Körpergewichts entsteht.
- Fixieren Sie den Blick in Augenhöhe. Dieser „Anhalts-Punkt“ verleiht Ihrem Gleichgewicht Stabilität.

Doppelt gegrätschte Vorbeuge *Prasarita Padottanansana*

Ausgangsposition

Die Partner stehen sich mit gegrätschten Beinen gegenüber. Die Zehenspitzen der beiden Partner sind ca. eine Fußbreite voneinander entfernt. Die Fußaußenkanten sind parallel.

Verlauf

Nach links oder rechts ausscherend beugen sich beide Partner nach vorn. Greifen Sie zunächst mit der rechten Hand, dann mit der linken Hand nach der gegenüberliegenden Fessel des Partners. Versuchen Sie die Hinterköpfe und Schultern aneinander zu legen. Die Beine sind gerade, die Kniescheiben sind hochgezogen, Fußsohlen gut auf dem Boden verwurzelt. Der Nacken ist völlig entspannt und das Gewicht des locker hängenden Kopfes unterstützt Sie ebenfalls in der Vorbeuge. Um die für Sie beste Position zu finden, kommen Sie sich entweder etwas näher oder entfernen Sie sich weiter voneinander. Haben Sie die ideale Position gefunden, entspannen Sie sich in dieser Position. Geben Sie sich der Schwerkraft hin, die Sie in Ihrer Dehnung unterstützt.

Intensivierung

Die Intensivierung der gegrätschten Vorbeuge können Sie erreichen, indem Sie den Abstand zu Ihrem Partner verringern. Je enger der Abstand, desto mehr dehnen Sie die Rückseite der Beine.

Wirkung auf den Körper

Die gegrätschte Vorbeuge dehnt die Beinmuskulatur, vor allem der Innen- und Rückseite der Schenkel, sowie die Muskulatur des Gesäßes, den unteren Rücken und die Waden.
Somit werden Achillessehnen, Ischiasnerv und Blasenmeridian gedehnt. Die Übung öffnet die Hüftgelenke, dehnt die Arme und ist besonders wohltuend für den Bereich zwischen den Schulterblättern. Auch die Bauchorgane erfahren zum einen eine Umkehrung und zum anderen eine sanfte Massage. Was hier noch im Vergleich zur anderen Variation der gegrätschten Vorbeuge hinzukommt, ist die zusätzliche Dehnung der Hals- und Nackenmuskulatur. Stellen Sie sich vor, wie durch das entspannte Hängenlassen des Oberkörpers die Wirbelsäule mehr und mehr gedehnt wird und dadurch den zwischen den Wirbeln liegenden knorpeligen Bandscheiben um so mehr Raum geschaffen werden kann. Letztere können sich dann wieder mit entsprechend viel frischer Gewebsflüssigkeit aufsaugen, was ihre Belastbarkeit und Elastizität fördert. Die gegrätschte Vorbeuge ist eine wunderbare Alternative für diejenigen, die vorübergehend oder dauerhaft keine Umkehrstellungen (wie zum Beispiel Schulter- oder Kopfstand) machen können (zum Beispiel. wegen Menstruation oder Bandscheibenvorfällen der Halswirbelsäule). Umkehrstellungen fördern die Durchblutung im Gehirn und entlasteten den Bandapparat der Bauchorgane.

Wirkung auf den Geist

Jede Umkehrstellung hebt die Stimmung. Mitverantwortlich ist die erhöhte Sauerstoffzufuhr im Gehirn mit seinen Drüsen. Der Übende wird weiterhin zu einer etwas intensiveren Atmung angeregt. In der gegrätschten Vorbeuge kommt hinzu, dass Sie eng mit dem Partner zusammenarbeiten müssen, um das Gleichgewicht halten und einen optimalen Dehnungsgrad erreichen zu können.

Dauer

Ca. 30–45 Sekunden.

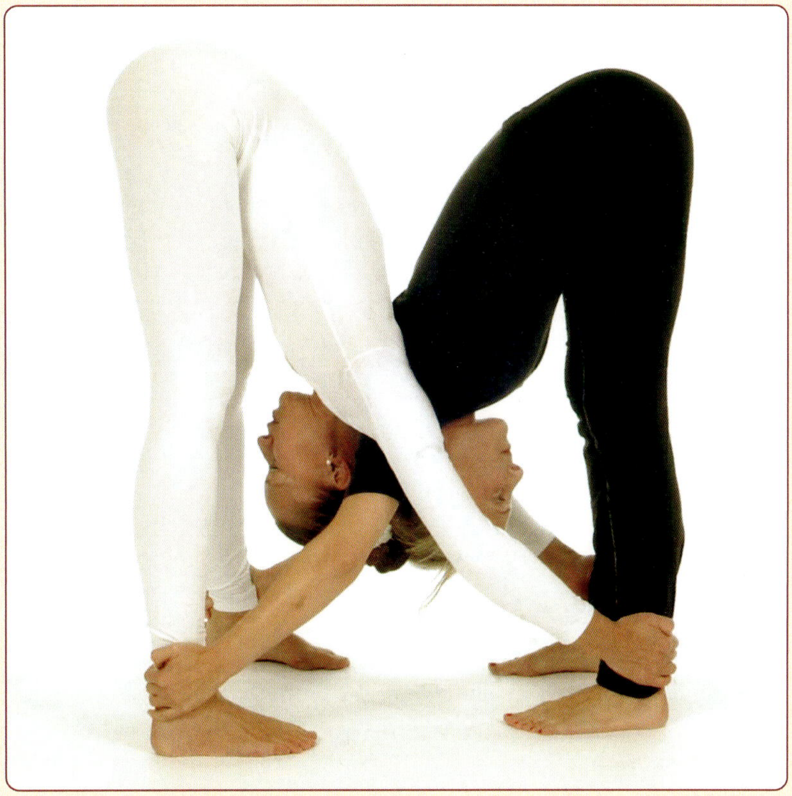

Korrekturtipps

- Auch wenn die Beine vorübergehend gebeugt werden müssen, während Sie sich in die Stellung „hinein manövrieren", sollten Sie danach wieder gerade, jedoch nicht durchgedrückt sein.
- Bleiben Sie mit der ganzen Fußsohle auf dem Boden.
- Lassen Sie den Nacken völlig entspannt.

Der Pflug

Halasana

Ausgangsposition

Die Partner liegen Schulter an Schulter in entgegengesetzter Richtung auf dem Boden. Die Beine sind aufgestellt. Für die günstigste Ausgangsposition zum Pflug heben Sie das Becken kurz an und rollen Sie die Schultern von Seite zu Seite, um die Schulterblätter so dicht wie möglich zusammenzuführen und die gestreckten Arme mit verschränkten Händen auf den Boden zu drücken. Dann legen Sie den Oberkörper auf den Armen ab.

Verlauf

Schwingen Sie nun die Beine über den Kopf und versuchen Sie mit den Zehen den Boden zu berühren. Die Beine sind geschlossen und gestreckt. Stellen Sie die Zehen auf, und dehnen Sie die Beine über die Fersen hinaus. Gelingt Ihnen das, heißt es jetzt den Rücken zu aktivieren, zu strecken, das Becken leicht nach hinten zu kippen, um die Wirbelsäule senkrecht zum Boden auszurichten. So fein diese Bewegung ist, so wirkungsvoll und wichtig ist sie, um diese anspruchsvolle Stellung korrekt durchzuführen. Vielleicht gelingt es Ihnen sogar, die Arme nochmals mit den Schulterblättern weiter zusammenzuführen.

Intensivierung

Als Intensivierung haben Sie im Pflug die Möglichkeit, die Zehenspitzen noch mehr aufzustellen. Dadurch verstärkt sich die Dehnung der rückseitigen Beinmuskulatur, der Achillessehnen, des Ischiasnervs, aber auch der gesamten Rückenpartie mit allen inneren und äußeren Strukturen. Je enger die Schulterblätter zusammenrücken, desto aufrechter wird die Rückenhaltung. Je dichter Sie das Brustbein zum Kinn bringen, desto mehr profitiert die Schilddrüse. Durch das Nach-oben-Streben des Steißbeins wird die Rückseite des Körpers ebenfalls verstärkt gedehnt.

Wirkung auf den Körper

Der Pflug zählt zu den Umkehrstellungen und fördert folglich die Durchblutung im Gehirn. Im Pflug werden die Schild- und Nebenschilddrüse massiert, ja regelrecht ausgepresst, und sie können sich dann nach Lösung der Stellung wieder mit einem Schwall frischen, sauerstoffreichen Blutes voll saugen. Die Schilddrüse reguliert den Stoffwechsel und – mit der Schilddrüse als Gegenspieler – den Kalziumspiegel im Blut. Der Nacken und die Schultern werden gedehnt, der Rücken gekräftigt, die Bauchorgane massiert.

Die Rückseite des Körpers, einschließlich der Rückenmarks- und Hirnhäute, werden gedehnt, was den Energiefluss verbessert.

Wirkung auf den Geist

Der Pflug „bricht" die Erdkruste, zieht Furchen, damit die Samen in der schützenden Tiefe von „Mutter" Erde genährt werden und zu neuem Leben heranwachsen können. Die ohnehin schwere Arbeit des Pflügens kann je nach Beschaffenheit des Erdbodens nochmals erschwert werden. Ähnlich ist es mit Veränderungsprozessen in unserem Leben. Stellen Sie sich einmal die Frage, wo Sie momentan Krusten in sich aufbrechen, um in tiefere Lebenserfahrungen und Erkenntnisse vorzudringen.

„Wo sind die harten Brocken in mir, die diesen Prozess des inneren Pflügens erschweren und was möchte ich in den frisch gepflügten Boden säen?"

Dauer

Ca. 30–45 Sekunden.

Kann aber auch vor oder im Anschluss an den Schulterstand praktiziert werden.

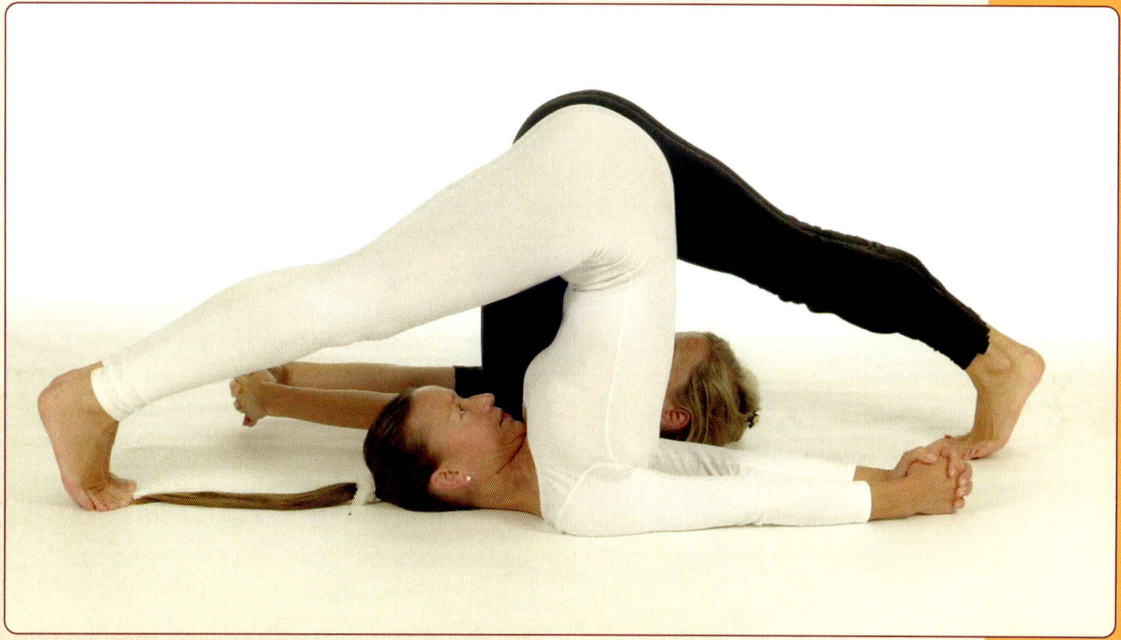

Korrekturtipps

- Es ist sinnvoll, die Arme – wie beschrieben – in die richtige Position zu bringen, bevor Sie die Pflugstellung einnehmen. Es ist wesentlich schwieriger, diese Exaktheit der optimalen Armstellung herzustellen, wenn das Gewicht bereits auf ihnen lastet.
- Anstatt sich in die Stellung sinken zu lassen, bleiben Sie im Rücken- und Beckenbereich aktiv. Streben Sie stets mit dem Steißbein himmelwärts, sodass der Rücken senkrecht zum Boden steht.
- Halten Sie die Beine gestreckt und geschlossen.

Die Brücke

Setu Bhandasana

Ausgangsposition

Sie liegen auf dem Rücken in entgegengesetzter Richtung dicht nebeneinander. Die Hüften sind in einer Höhe, die Beine aufgestellt und geschlossen, die Fersen dicht am Gesäß. Mit den inneren Armen fassen Sie sich im Doppelgriff. Die äußeren Arme liegen neben dem Körper mit der Handfläche nach unten.
Lange Haare streichen Sie aus dem Nacken.

Verlauf

Nun heben Sie das Gesäß an. Oberkörper, Gesäß und Oberschenkel bilden eine schiefe Ebene. Verlagern Sie nun das Gewicht auf das äußere Bein und heben Sie das innere Bein an. Die Fersen der noch angewinkelten Beine liegen aneinander. Gegen die Fußsohle des Partners drückend, strecken Sie das Bein nun nach oben. Dabei pressen Sie die Ferse des äußeren Beines fest auf den Boden, um den ganzen Körper in Richtung Kinn zu schieben.
Dadurch schmiegt sich die Halswirbelsäule in ihrer vollen Länge angenehm auf den Boden.

Intensivierung

Zur Intensivierung der Brücke haben Sie die Möglichkeit, die Beinstellung steiler zu gestalten. Dazu rutschen Sie noch höher, sodass die Hüften beispielsweise in der Höhe der Taille des Partners liegen. Des Weiteren können Sie sowohl Druck bzw. Gegendruck variieren, den Sie auf das angehobene Bein übertragen, als auch die Kraft, mit der Sie die Ferse in den Boden drücken.
Außerdem haben Sie die Möglichkeit, mit dem stützenden Bein in den Zehenstand zu gehen.

Wirkung auf den Körper

Die Brücke ist eine sanfte Umkehrstellung und dient besonders denen als Alternative, die den Schulterstand aufgrund von Nackenproblemen nicht ausüben können.
Die Brücke kräftigt den Beckenboden und ist deshalb besonders denen zu empfehlen, die zu Gebärmuttersenkung neigen oder bereits Fehlgeburten hatten. Die Stellung kräftigt auch die Beinmuskulatur, entlastet den Rücken und dehnt den Nacken. Sie kann erfolgreich gegen Rundrücken eingesetzt werden und fördert den venösen und lymphatischen Rückfluss. Die Brücke regt die Verdauung an, harmonisiert die Schilddrüsenfunktion, wird aber auch bei Asthma und Problemen mit den Bronchien empfohlen.

Wirkung auf den Geist

Die Umkehrstellungen haben immer eine erhebende Wirkung auf den Geist und werden deshalb besonders bei Niedergeschlagenheit und Stimmungsschwankungen empfohlen. Die Brücke als Partnerübung stellt eine besondere Herausforderung dar, weil Sie sehr behutsam mit dem Druck bzw. Gegendruck des Partners umgehen sollten, um der Stellung eine Ausgewogenheit zu verleihen. Das gelingt nur, wenn beide bereit sind, sich einerseits zurückzunehmen und andererseits auf den anderen einzugehen.
Außerdem erfährt man durch den Partner Ansporn, sich in der Dauer, die man die Stellung hält, zu steigern.

Dauer

Ca. 60 Sekunden jedes Bein, dann Wechsel. Kann jedoch beliebig gesteigert werden.

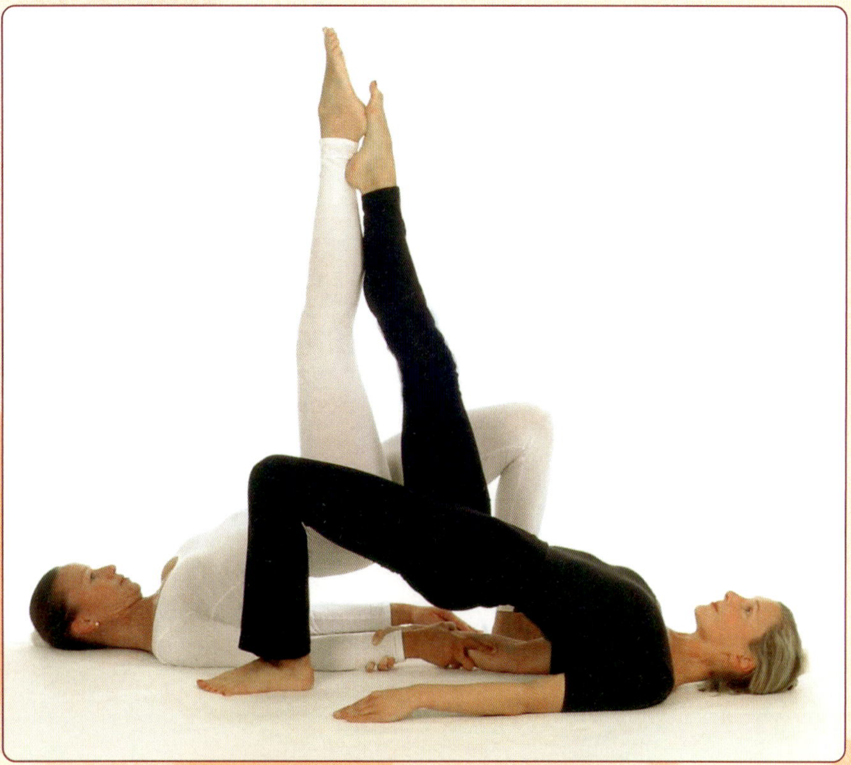

Korrekturtipps

- Achten Sie darauf, dass die Zehenspitzen bei der Ausgangsposition genau nach vorn zeigen.
- Halten Sie die Füße und die Knie geschlossen.
- Als Alternative können Sie die Beine maximal hüftbreit öffnen, achten Sie aber darauf, dass die Stellung parallel bleibt und die Knie nicht nach außen ausweichen.
- Vermeiden Sie sowohl ein Absinken des Beckens als auch ein Hohlkreuz, das durch ein zu hoch gehobenes Becken entsteht.
- Bei unterschiedlicher Körpergröße muss die Position der angehobenen Füße dementsprechend angepasst werden.

Schulterstand

Sarvangasana

Ausgangsposition

Sie setzen sich zunächst Seite an Seite, drehen sich dann in die Rücklage und achten darauf, dass Sie Gesäß an Gesäß, Beine senkrecht aneinander gelehnt, auf dem Boden liegen. Um in diese Ausgangsposition zu kommen, können Sie sich auch zwischen den leicht gegrätschten Beinen an den Händen fassen, um sich gegenseitig näher zu ziehen.

Verlauf

Mit den aneinander gelegten Fußsohlen bei abgewinkelter Beinstellung drücken Sie sich gegenseitig hoch, damit sich das Becken vom Boden abhebt. Dabei fassen Sie die gegenüberliegenden Hände bzw. Unterarme Ihres Partners, die Arme bleiben auf dem Boden. Ziel ist es, den Brustkorb dicht zum Kinn zu führen, Oberkörper und Oberschenkel in eine senkrechte Linie zu bringen. Der Widerstand des anderen bildet eine hilfreiche Stütze.

Intensivierung

Um im Schulterstand an der senkrechten Haltung zu arbeiten, können Sie immer wieder das Becken nach vorn kippen, die Beine nach hinten und das Brustbein zum Kinn drükken. Durch ein langsames Aufeinander-zu-„Robben" gelingt es Ihnen, eine total senkrechte Haltung einzunehmen.

Wirkung auf den Körper

Der Schulterstand wird aufgrund der mannigfachen Wirkungen auch als die Königin aller Yoga-Stellungen bezeichnet. Der Schulterstand fördert den venösen und lymphatischen Rückfluss, entlastet müde Beine und beugt Krampfadern und Hämorrhoiden vor.
Sämtliche Bauchorgane können sich entspannen und ihre Bänder werden entlastet. Das Gewicht der Bauchorgane drückt auf das Zwerchfell und unterstützt die Ausatmung, was für Asthmatiker eine große Hilfe ist. Die leicht erschwerte Einatmung trainiert die Atemmuskulatur, Schulter- und Nackenpartie wird gedehnt, die Durchblutung im Gehirn gefördert. Am wichtigsten ist jedoch die Harmonisierung der den Stoffwechsel regulierenden Schilddrüse und der mit ihr im Zusammenspiel den Calciumspiegel regulierenden Nebenschilddrüse. Die im Kehlbereich liegenden Organe werden im Schulterstand regelrecht wie Schwämme ausgepresst und empfangen dann nach dem Lösen der Stellung und wenn Sie die Fischstellung anschließen, auch einen frischen Schwall sauerstoffreichen Bluts.

Wirkung auf den Geist

Der Schulterstand klärt den Geist, erhöht die Konzentrationsfähigkeit und geht mit Ideenreichtum, Effizienz und Lebendigkeit einher.
Sollten Sie die Umkehrstellung als beengend empfinden, fragen Sie sich doch einmal, wann und wo Sie in Ihrem Leben mit Enge konfrontiert sind oder Enge empfinden.
Beim Üben des Schulterstands mit einem Partner erfahren Sie, wie wichtig ein ausgewogener Druck ist, dass ein Gelingen möglich ist. Wenn einer zu dominant ist, kann der andere nicht hochkommen, das erfordert von beiden Partnern ein enormes Feingefühl.

Dauer

Ca. 3 Minuten oder mehr.

Wichtig: Bei Glaukom (Grünem Star, erhöhtem Augendruck), unbehandeltem Bluthochdruck und massiven Nackenbeschwerden wird von dieser Stellung abgeraten.

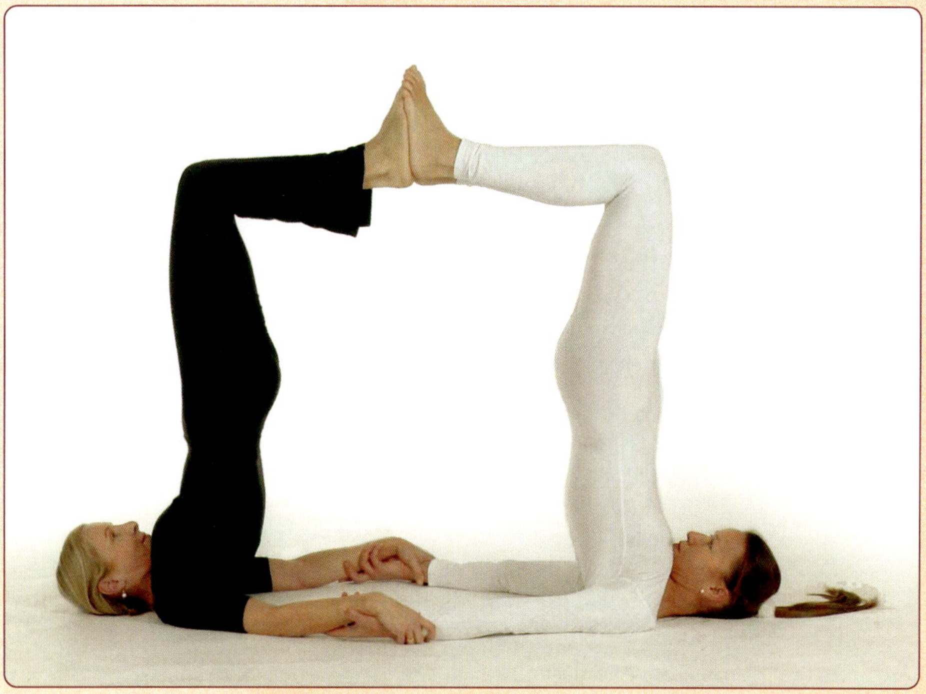

Korrekturtipps

- Als Ausgangssituation ist es wichtig, dass Sie so dicht wie möglich zusammen liegen. Sind Sie nicht Gesäß an Gesäß, wird das Nach-oben-Kommen kaum gelingen.
- Erst durch einen ausgewogenen Gegendruck ist es beiden gleichermaßen möglich, in die Senkrechte zu kommen.
- Je dichter Sie den Brustkorb zum Kinn führen, desto stärker ist der Impuls, den Sie auf die Schilddrüse ausüben.
- Atmen Sie bewusst ein und aus, das mindert ein eventuell aufkommendes Engegefühl und trainiert die Lungen.

Halber Drehsitz

Ardha Matsyendrasana

Ausgangsposition

Partner 1 sitzt aufrecht mit ausgestreckten Beinen auf dem Boden. Partner 2 steht auf der rechts neben ihm, zur Hilfestellung bereit.

Verlauf

Partner 1:

Stellen Sie zunächst das linke Bein auf, und führen Sie es über das ausgestreckte rechte Bein. Dabei setzen Sie den linken Fuß unmittelbar parallel zum ausgestreckten Bein ab. Nun legen Sie den rechten Arm eng um das rechte, aufgestellte Bein. Während Sie beide Gesäßbacken zum Boden drücken, strecken Sie den linken Arm nach oben. Der ganze Körper richtet sich dadurch optimal auf. Nun beginnen Sie mit der Drehung nach links und setzen die linke Handfläche dicht hinter sich ab. Die Fingerspitzen sind dabei nach hinten gerichtet. Die Schultern sollten auf einer Höhe und idealer Weise mit dem ausgestreckten Bein in einer Linie sein. Zuletzt drehen Sie den Kopf nach links, über die rechte Schulter, dabei bleibt das Kinn parallel zum Boden, der Kopf zentriert.

Partner 2:

Sie gehen dicht an den Rücken des Partners heran und legen die Innenseite Ihres linken Fußes an sein Kreuzbein und Ihren Innenschenkel an seinen Rücken. Durch leichten bis kräftigen Druck auf die gesamte Wirbelsäule unterstützen Sie deren Aufrichtung. Greifen Sie nun mit den vier Fingern jeder Hände unter die Schädelbasis, mit den Daumen über die Ohren, um den Zug nach oben zu intensivieren und gleichzeitig die Kopfhaltung des Partners, falls nötig, zu korrigieren.

Intensivierung

Partner 1

Mit der Einatmung bemühen Sie sich um die optimale Aufrichtung des Oberkörpers, mit der Ausatmung intensivieren Sie die Drehbewegung. Je weiter Sie den hinteren Arm in die Körpermitte setzen, desto mehr gelingt Ihnen das Öffnen des Oberkörpers und der Schultern.

Folgende Armpositionen können Sie alternativ ausprobieren:

- Anstatt das aufgestellte Bein zu umarmen, legen Sie die Schulter dieses Arms von außen an das Knie, den gestreckten Arm an das Bein und fassen mit der Hand an das Knie des gestreckten oder an die Fußinnenseite des aufgestellten Beins.
- Bei optimaler Aufrichtung können Sie die Stütze des hinteren Arms entbehren und ihn hinter dem Rücken abwinkeln. Der vordere Arm greift unter dem Knie des aufgestellten Beins durch und nach der zweiten Hand.

Wirkung auf den Körper

Siehe dazu auch nächste Stellung. Der halbe Drehsitz mit dem aufgestellten Bein dehnt zusätzlich den Ischiasnerv auf sanfte, aber doch sehr intensive Weise. Der unterstützende Partner ermöglicht Ihnen den halben Drehsitz präzise durchzuführen und zu erfahren.

Wirkung auf den Geist

Siehe dazu auch nächste Stellung. Die wohltuende Unterstützung des Partners vermittelt Ihnen nicht nur eine optimale äußere, sondern auch innere Aufrichtung.

Dauer

Ca. 45–90 Sekunden pro Seite.

Korrekturtipps

- Achten Sie darauf, dass beide Gesäßbacken auf dem Boden bleiben.
- Die aufgerichtete Körperhaltung hat oberste Priorität. Die Drehung ist sekundär.
- Eine ständige Überprüfung der Haltung von der Basis bis zur Schädeldecke empfiehlt sich, da der Körper dazu neigt, immer wieder in eine bequemere Haltung zurückzufallen.
- Um den Kopf zentriert und die Halswirbelsäule gerade zu halten, führen Sie das Kinn ein wenig zum Brustkorb.

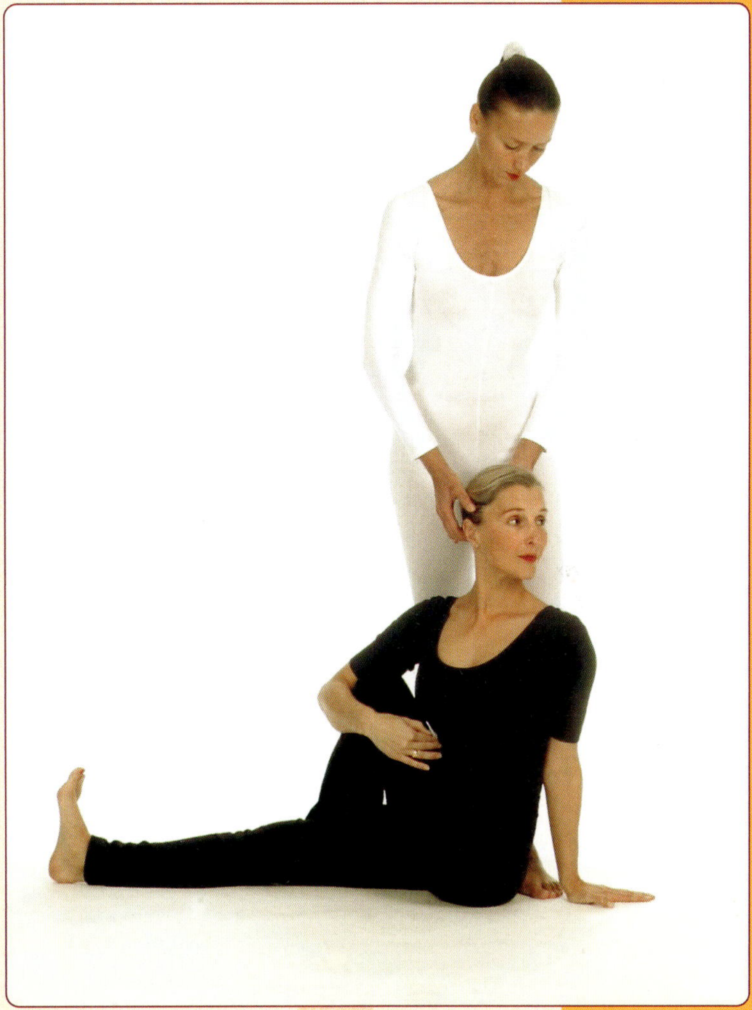

Halber Drehsitz parallel

Ardha Matsyendrasana

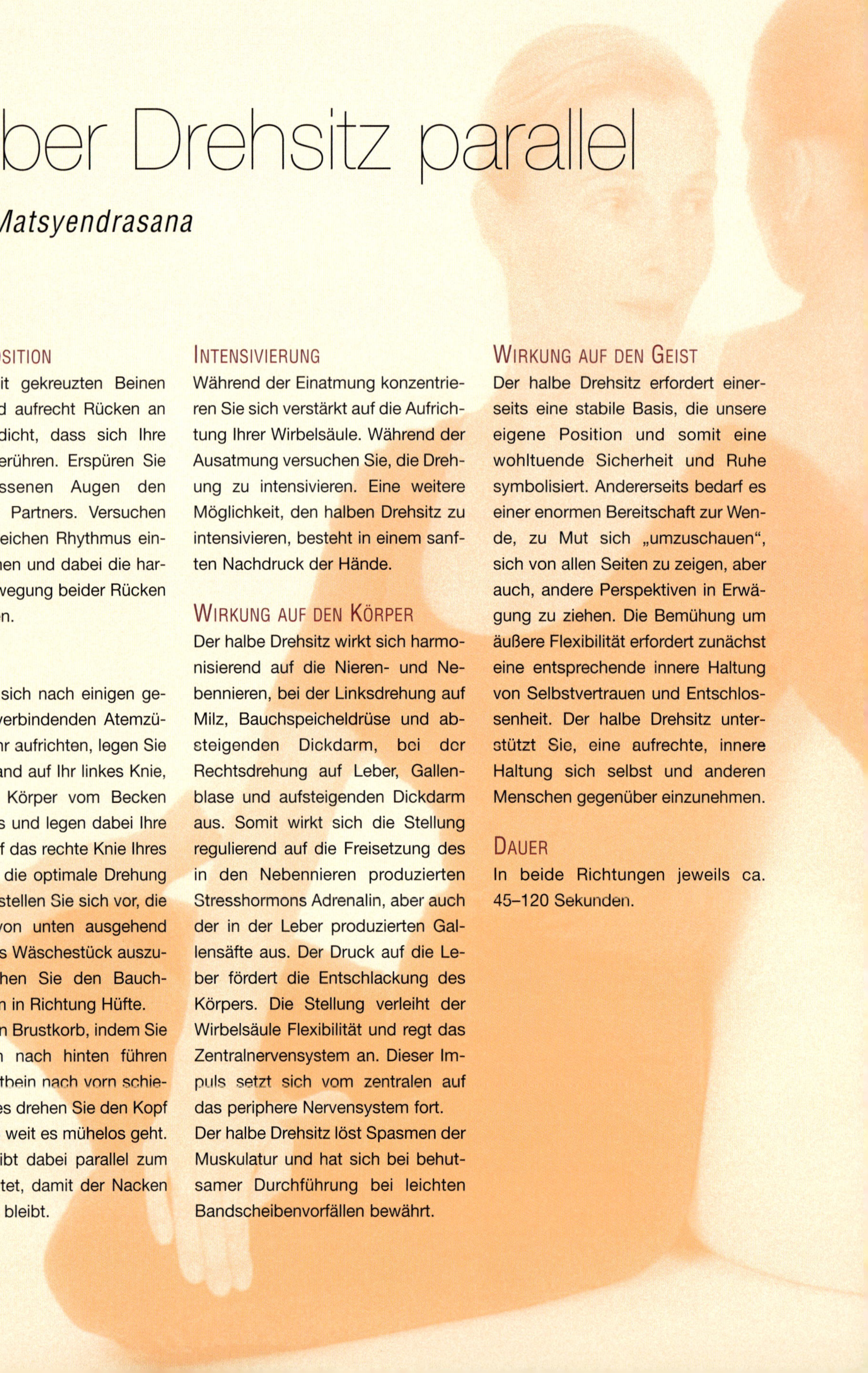

Ausgangsposition

Sie sitzen mit gekreuzten Beinen entspannt und aufrecht Rücken an Rücken, so dicht, dass sich Ihre Kreuzbeine berühren. Erspüren Sie mit geschlossenen Augen den Rücken Ihres Partners. Versuchen Sie nun im gleichen Rhythmus ein- und auszuatmen und dabei die harmonische Bewegung beider Rücken wahrzunehmen.

Verlauf

Während Sie sich nach einigen gemeinsamen, verbindenden Atemzügen noch mehr aufrichten, legen Sie Ihre rechte Hand auf Ihr linkes Knie, drehen Ihren Körper vom Becken aus nach links und legen dabei Ihre linke Hand auf das rechte Knie Ihres Partners. Um die optimale Drehung zu erreichen, stellen Sie sich vor, die Wirbelsäule von unten ausgehend wie ein nasses Wäschestück auszuwringen. Drehen Sie den Bauchnabel langsam in Richtung Hüfte.

Öffnen Sie den Brustkorb, indem Sie die Schultern nach hinten führen und das Brustbein nach vorn schieben. Als letztes drehen Sie den Kopf nach links, so weit es mühelos geht. Das Kinn bleibt dabei parallel zum Boden gerichtet, damit der Nacken langgestreckt bleibt.

Intensivierung

Während der Einatmung konzentrieren Sie sich verstärkt auf die Aufrichtung Ihrer Wirbelsäule. Während der Ausatmung versuchen Sie, die Drehung zu intensivieren. Eine weitere Möglichkeit, den halben Drehsitz zu intensivieren, besteht in einem sanften Nachdruck der Hände.

Wirkung auf den Körper

Der halbe Drehsitz wirkt sich harmonisierend auf die Nieren- und Nebennieren, bei der Linksdrehung auf Milz, Bauchspeicheldrüse und absteigenden Dickdarm, bei der Rechtsdrehung auf Leber, Gallenblase und aufsteigenden Dickdarm aus. Somit wirkt sich die Stellung regulierend auf die Freisetzung des in den Nebennieren produzierten Stresshormons Adrenalin, aber auch der in der Leber produzierten Gallensäfte aus. Der Druck auf die Leber fördert die Entschlackung des Körpers. Die Stellung verleiht der Wirbelsäule Flexibilität und regt das Zentralnervensystem an. Dieser Impuls setzt sich vom zentralen auf das periphere Nervensystem fort.

Der halbe Drehsitz löst Spasmen der Muskulatur und hat sich bei behutsamer Durchführung bei leichten Bandscheibenvorfällen bewährt.

Wirkung auf den Geist

Der halbe Drehsitz erfordert einerseits eine stabile Basis, die unsere eigene Position und somit eine wohltuende Sicherheit und Ruhe symbolisiert. Andererseits bedarf es einer enormen Bereitschaft zur Wende, zu Mut sich „umzuschauen“, sich von allen Seiten zu zeigen, aber auch, andere Perspektiven in Erwägung zu ziehen. Die Bemühung um äußere Flexibilität erfordert zunächst eine entsprechende innere Haltung von Selbstvertrauen und Entschlossenheit. Der halbe Drehsitz unterstützt Sie, eine aufrechte, innere Haltung sich selbst und anderen Menschen gegenüber einzunehmen.

Dauer

In beide Richtungen jeweils ca. 45–120 Sekunden.

Korrekturtipps

- Achten Sie darauf, dass Drehung und Aufrichtung im gleichen Verhältnis zueinander stehen, wobei die Drehung nie auf Kosten der Aufrichtung gehen darf.
- Ihr Kopf sollte weder nach vorn, noch zur Seite geneigt, der Nacken nicht überdehnt sein.
- Lehnen Sie Ihren Kopf nicht an den Ihres Partners.
- Lassen Sie die Schultern entspannt.
- Der Gesichtsausdruck sollte ebenfalls gelöst sein.

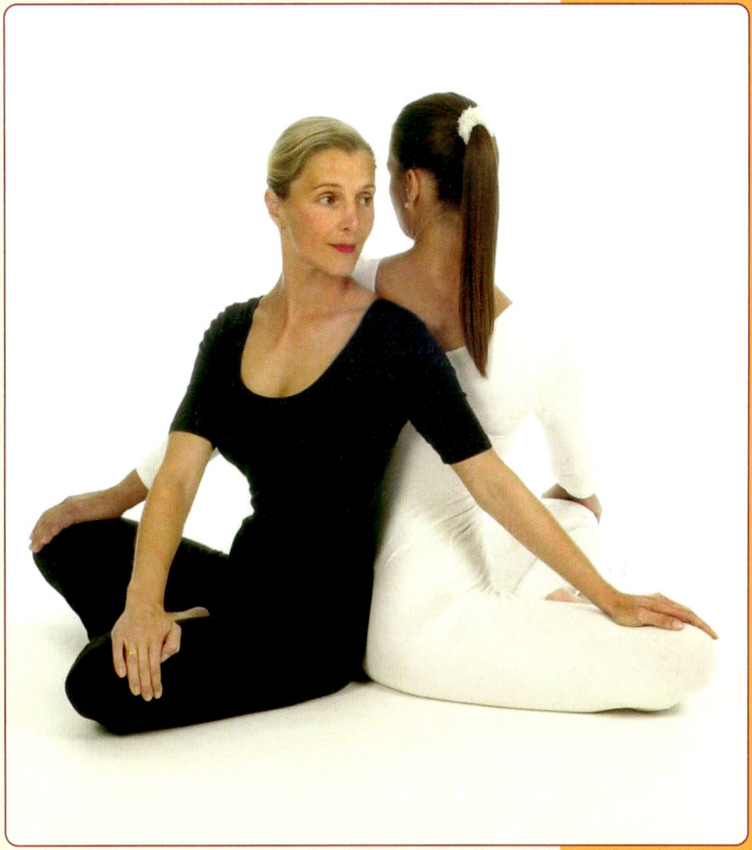

Das Yoga-Siegel

Yoga Mudra

Ausgangsposition

Sie sitzen in bequemer, aufrechter Haltung mit gekreuzten Beinen, Rücken an Rücken, sodass sich die Kreuzbeine berühren. Schließen Sie die Augen und genießen Sie nochmals die Präsenz des Partners mit seiner ausstrahlenden Wärme als wohltuende Stütze.

Verlauf

Nach einigen synchronen Atemzügen beugen Sie sich leicht nach vorn, um die hinter dem Rücken gekreuzten Arme zum Doppelgriff fassen zu können (dabei sind die rechten und linken Arme jeweils verbunden). Mit weiterhin geschlossenen Augen „längen" Sie Ihre Wirbelsäule so weit wie möglich. Nun beugen Sie sich mit geradem Oberkörper aus der Hüfte nach vorn. Die Vorstellung, den Bauchnabel und das Brustbein nach vorn zu schieben, unterstützt die korrekte Haltung. Zuletzt wird der Nacken entspannt, damit der Kopf ganz locker hängt, das Kinn strebt zum Brustbein. Je nach Gelenkigkeit kann die Stirn auf dem Boden ruhen oder den Boden anstreben.

Intensivierung

Mit der synchronen Einatmung kann das Yoga Siegel durch eine weiche, wellenartige Bewegung nach oben, vom unteren Rücken ausgehend, leicht gelöst werden. Mit der synchronen Ausatmung gelingt es in der Regel, den Körper weiter nach vorn und unten zu strecken. Damit der Bewegungsablauf einheitlich bleibt, wiederholen Sie diese Variante drei Mal, bevor Sie dann für einige Momente in ihr ruhen.

Wirkung auf den Körper

Das Yoga Siegel bildet den krönenden Abschluss der Asanas und versiegelt die durch sie freigesetzten Energien. Die in Bewegung gesetzte Lebensenergie, das Prana, kann also besser gespeichert werden und steht uns für die Harmonisierung der Organfunktionen einerseits und für unsere Aktivitäten andererseits länger zur Verfügung.

Wirkung auf den Geist

Das Yoga Siegel unterstützt unsere Bemühung, die Aufmerksamkeit nach innen zu richten. Es ebnet uns den Weg zu unserem wahren Wesen, dem Teil in uns, der von unantastbarem Frieden und unendlicher Freude, bedingungsloser Liebe und dem Licht der Erkenntnis erfüllt ist.

Dauer

Ca. 30 –90 Sekunden.

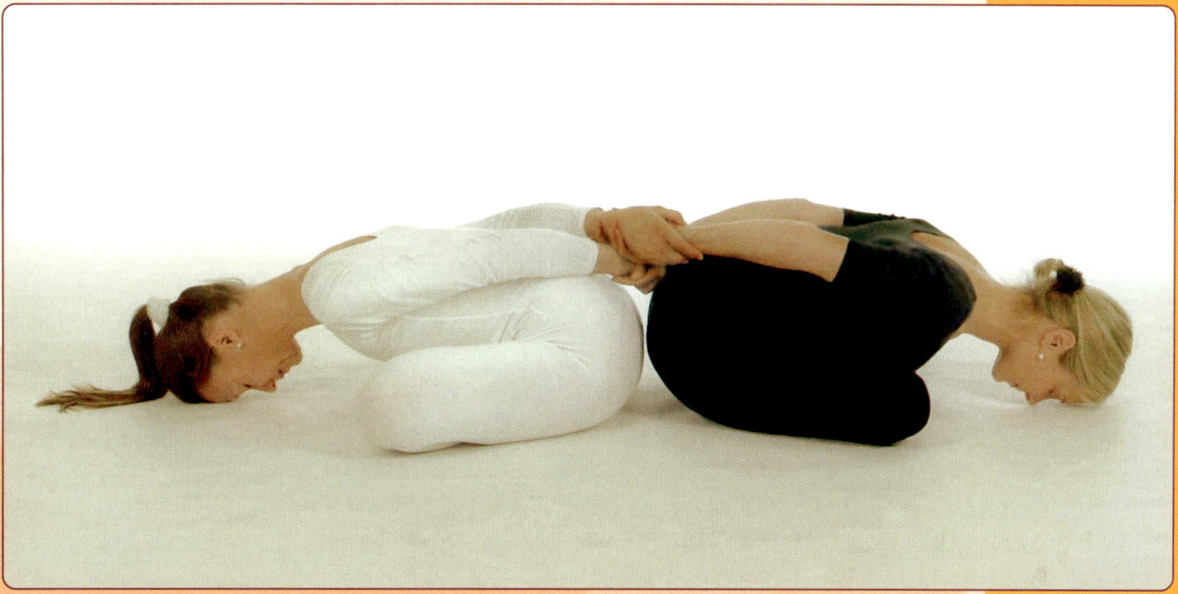

Korrekturtipps

- Wichtig ist es, einen Rundrücken zu vermeiden. Dazu ist es ratsam, sich nur so weit nach vorn zu beugen, wie es mit gerader Wirbelsäule möglich ist.
- Beherzigen Sie die Anweisung, das Brustbein und den Bauchnabel nach vorn zu schieben. Man neigt dazu, den Rücken mit gesenktem Kopf nach vorn abzurollen, anstatt den gesamten Oberkörper als eine Einheit nach vorn zu beugen und den Kopf erst ganz zum Schluss zu senken.
- Achten Sie darauf, dass die Beuge aus den Hüften und nicht vom mittleren Rücken ausgeht.
- Die Bewegung ist nach vorn, nicht nach unten orientiert.

Abschließender Gruß

Namaste

Ausgangsposition

Sie sitzen sich im bequemen Sitz und gekreuzten Beinen mit kleinem Abstand gegenüber.

Verlauf

Schließen Sie die Handflächen vor dem Brustkorb in Herzhöhe. Blicken Sie Ihrem Yoga-Partner einen Moment in die Augen. Legen Sie Dankbarkeit, Wertschätzung und einen persönlichen Gedanken in diesen „Augenblick“. Dann schließen Sie die Augen und verneigen sich vor dem anderen.

Intensivierung

Gehen Sie einen Moment in sich und weiten Sie diese Dankbarkeit und Wertschätzung auf Ihr eigenes Leben aus. Verneigen Sie sich im Geiste vor dem Göttlichen Bewusstsein, das in Ihnen als vollkommenem Wesen von Wahrheit, Wissen und absoluter Glückseligkeit (*sat-chid-ananda*) ruht.

Wirkung auf den Körper

Der Moment des körperlichen „Innehaltens“ beruhigt den ganzen Organismus. Der Blutdruck sinkt, die Atmung wird gleichmäßig und die nervliche Anspannung verlässt den Körper.

Wirkung auf den Geist

Es heißt, einem entspannten Körper folgt eine entspannte Atmung, und einem entspannten Atem folgt ein entspannter Geist. Das Rad der Gedanken verlangsamt sich, die Gedankenwellen kommen zur Ruhe und somit auch die Emotionen. Indem Sie sich dem wahren Wesenskern, Ihrem unsterblichen Selbst zuwenden, erfahren Sie eine unsagbare Ruhe. Sie tauchen in den in Ihnen als Geburtsrecht verborgenen Frieden ein und können ihn für diesen Moment wahrhaftig erfahren.

Dazu kommt die Anwesenheit eines anderen Menschen, der in der gleichen Gesinnung ruht, sich auf sie überträgt und das Gefühl des Friedens noch verstärkt. Es heißt wohl nicht umsonst: „Wenn sich zwei oder drei in meinem Namen versammeln, dann bin ich mitten unter Euch.“

Dauer

ca. 30– 60 Sekunden.

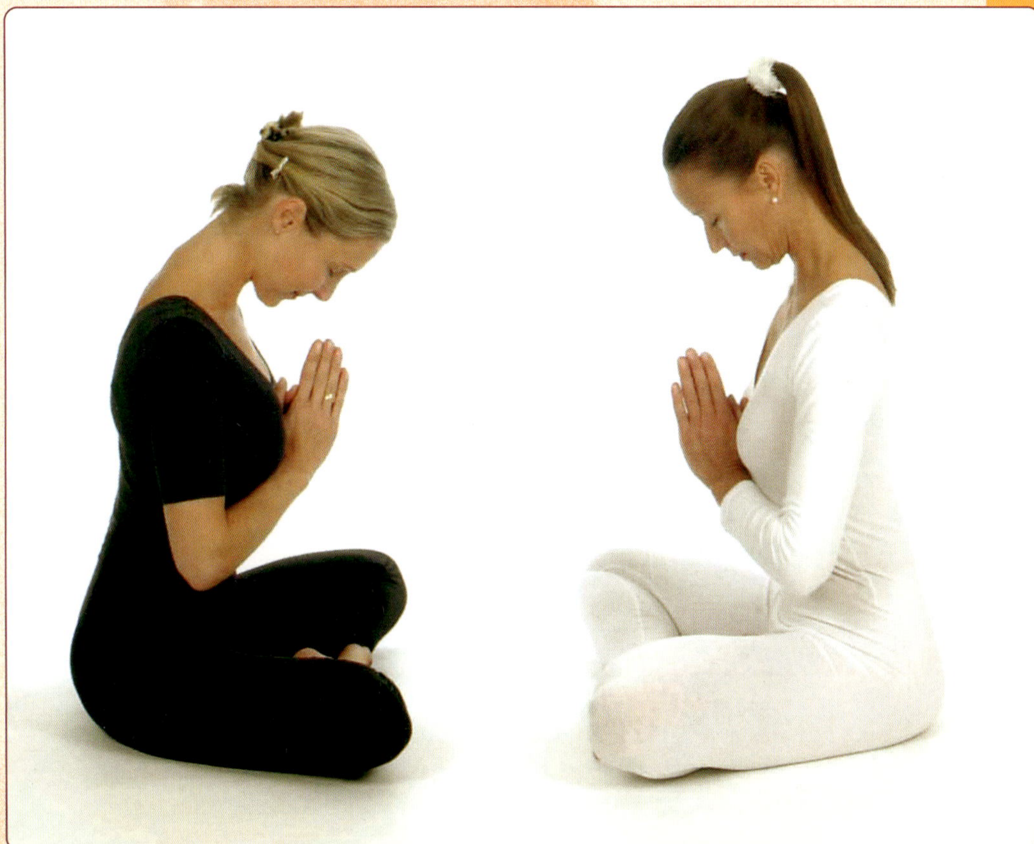

Korrekturtipps

- Halten Sie die Hände in Brusthöhe, damit der Brustkorb in möglichst geöffneter Haltung bleibt. Je höher die Hände, desto mehr bewegen sich die Schultern nach vorn.

Die Partnerübungen im Überblick

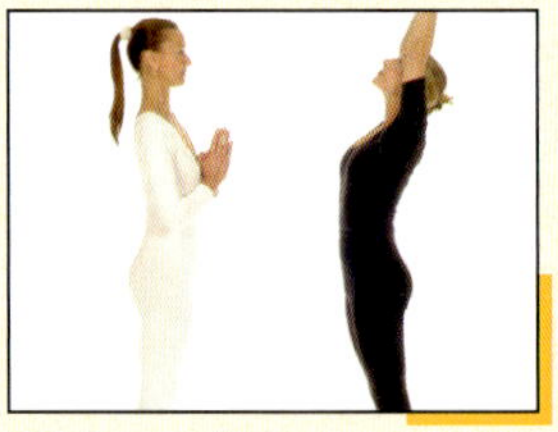
Die Bergstellung
Angehobene Armstellung

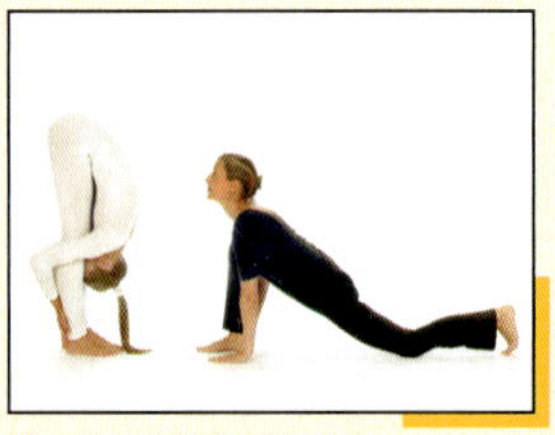
Hand-zu-Fuß-Stellung
Reiterstellung

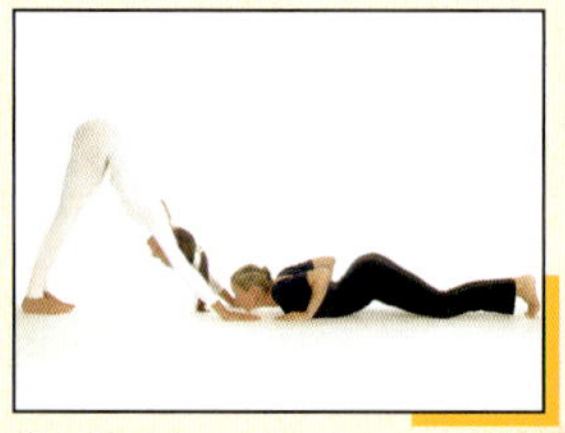
Der Hund
Begr. mit acht Körperteilen

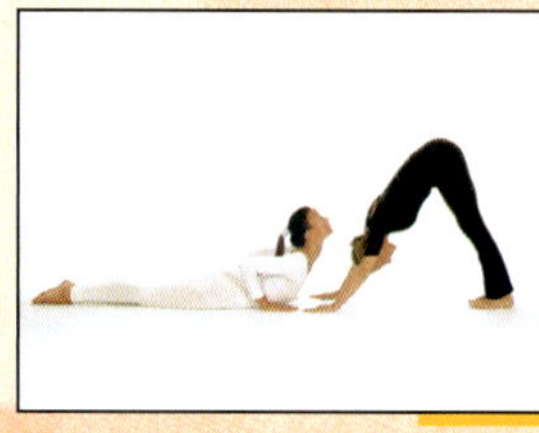
Die Kobra
Der Hund

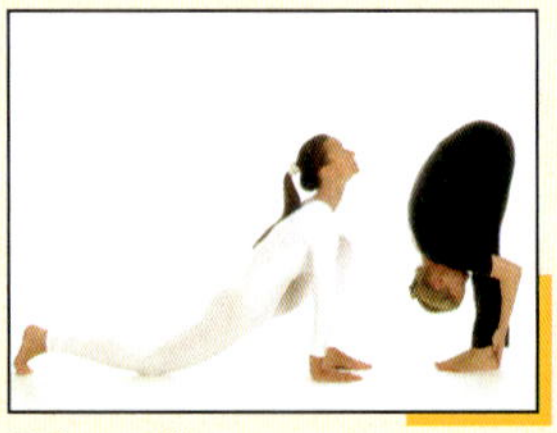
Reiterstellung
Hand-zu-Fuß-Stellung

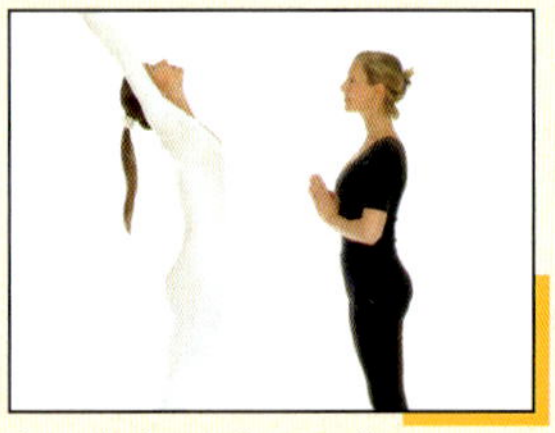
Angehobene Armstellung
Bergstellung

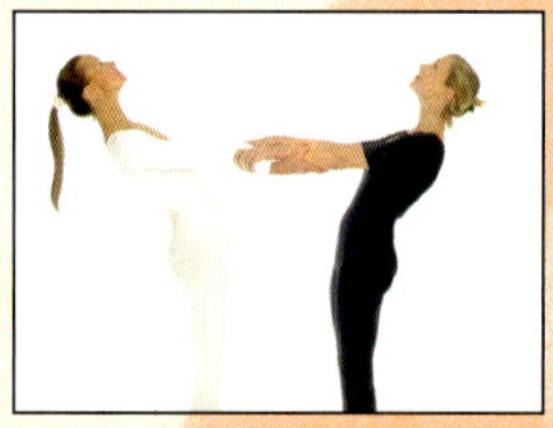
Der Kelch

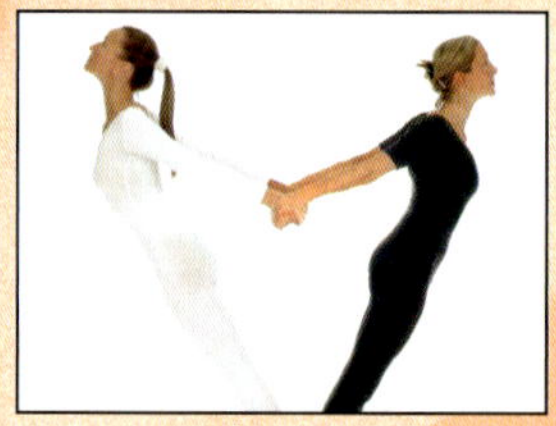
Das Herz

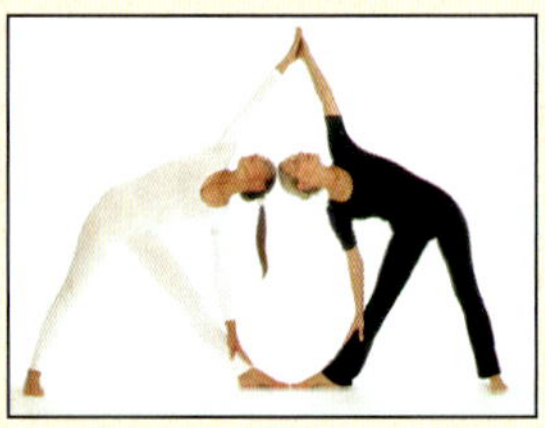
Das Dreieck

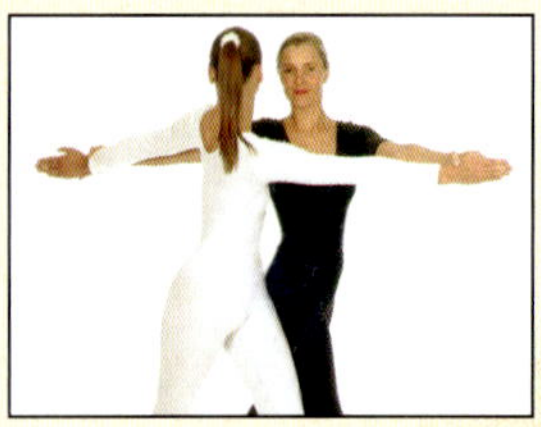
Drehübung

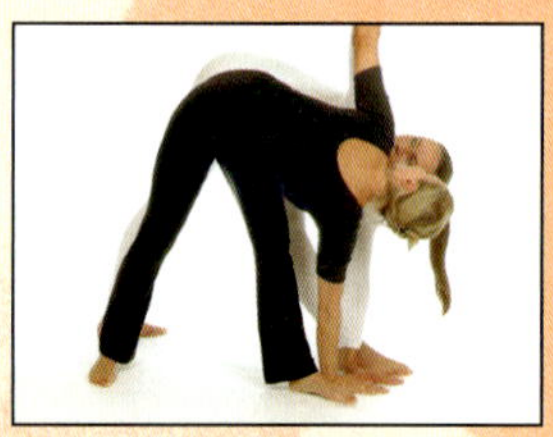
Dreieck mit Drehung

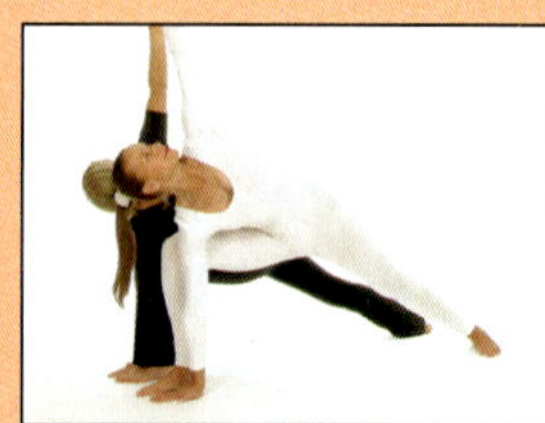
Dreieck mit gebeugtem Bein

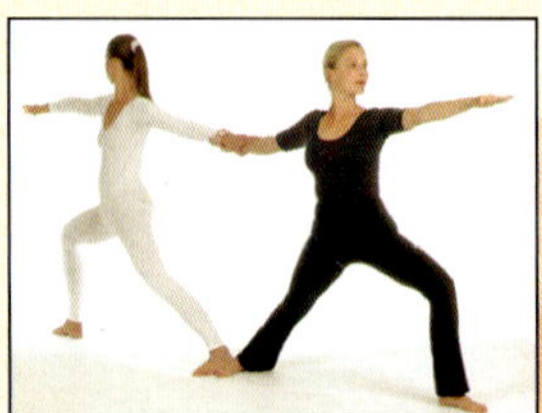
Der Held

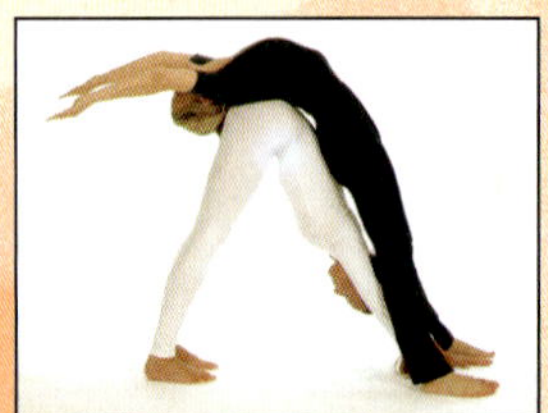
Hund – Fisch

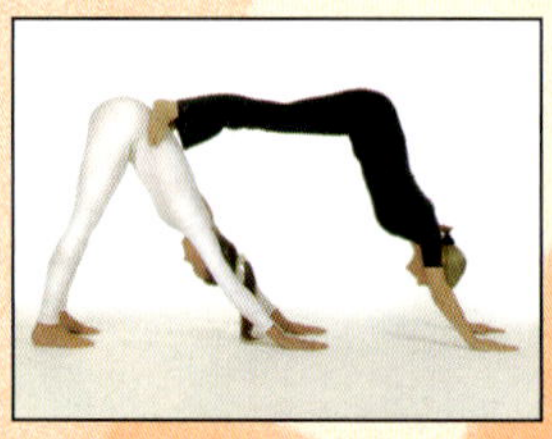
Doppelter Hund

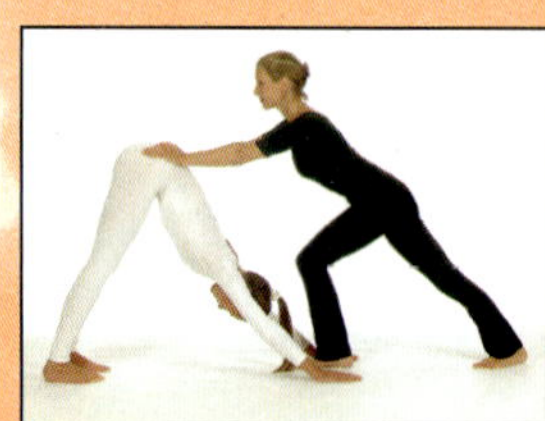
Hund mit Hilfestellung

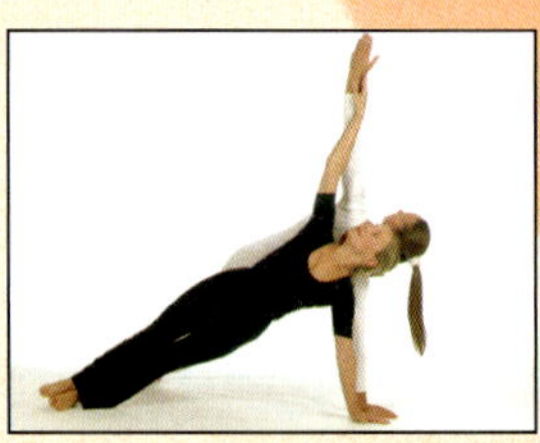
Die schiefe Ebene

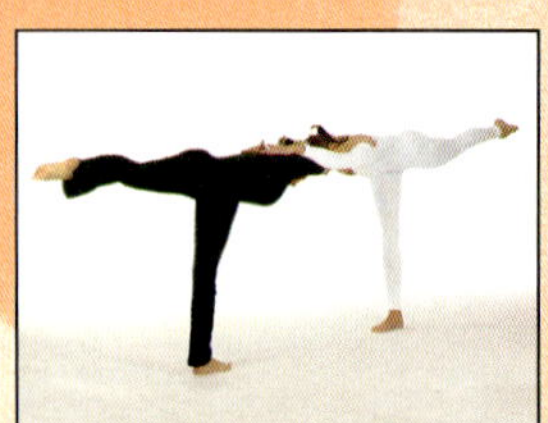
Die Waage

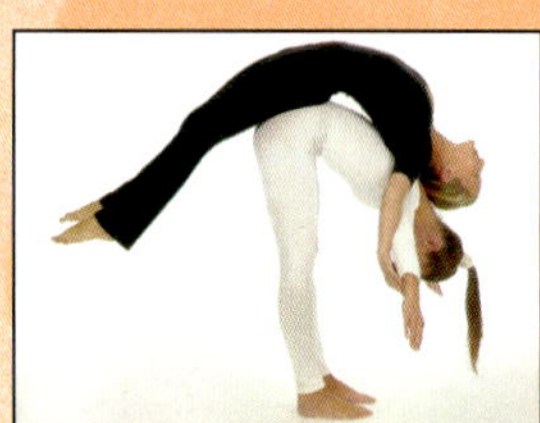
Vorbeuge im Stand – Fisch

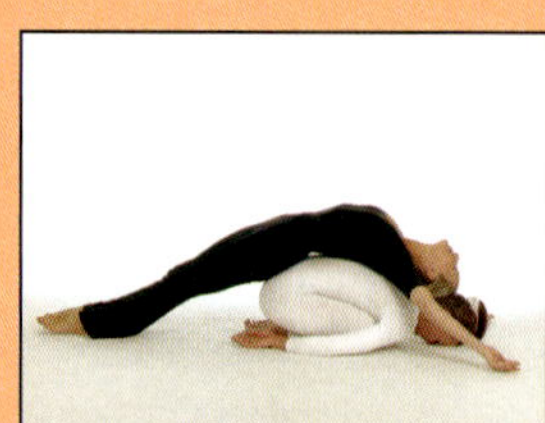
Fisch – Kindstellung

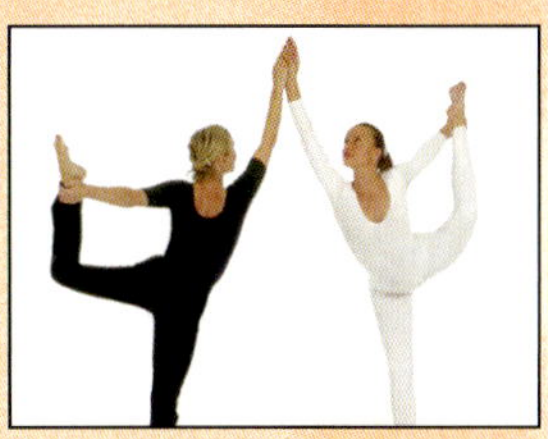
Der Tänzer

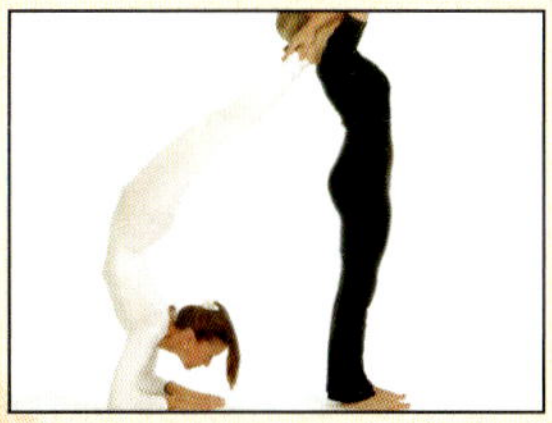
Skorpion – Fisch

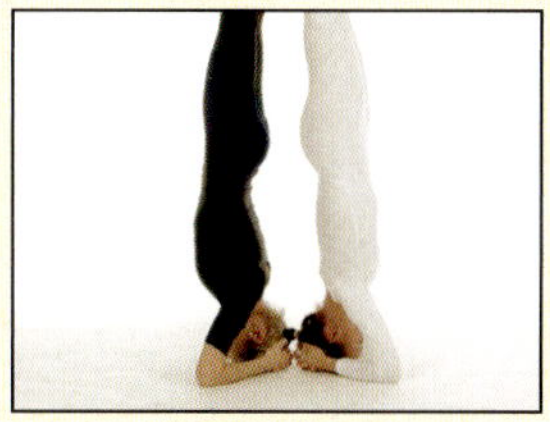
Der Kopfstand

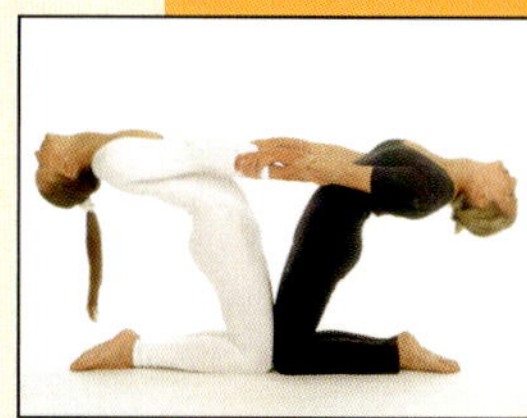
Das Kamel

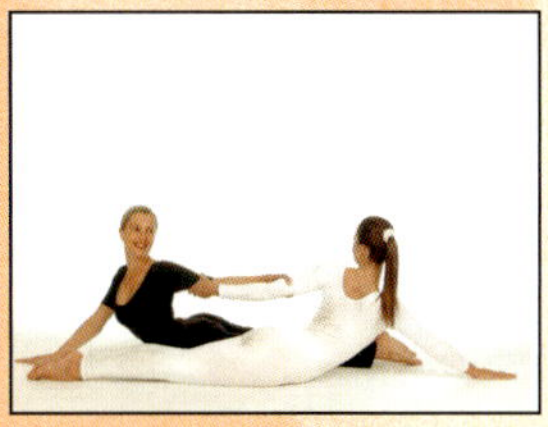
Gedrehte Kobra

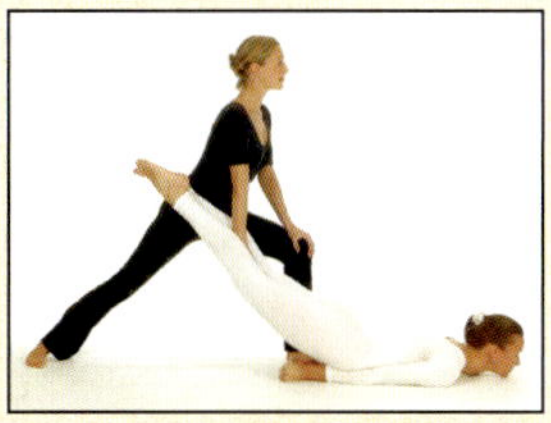
Die Heuschrecke

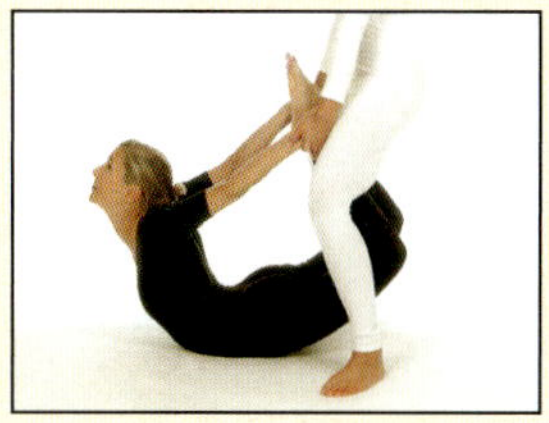
Bogen mit Hilfestellung

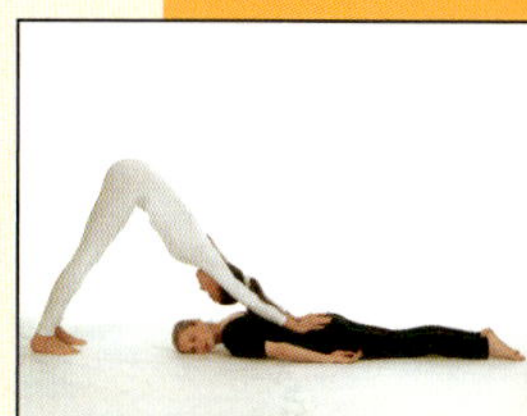
Entspannte Bauchlage – Hund

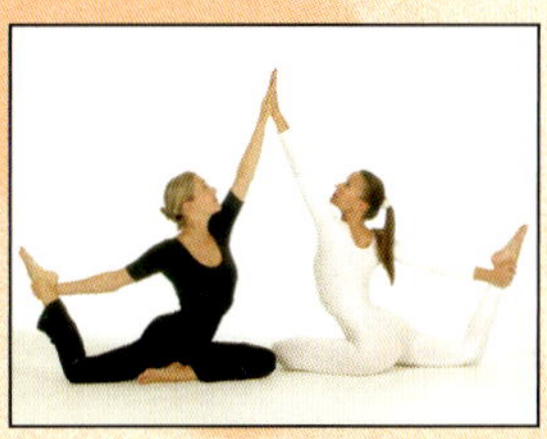
Die Taube

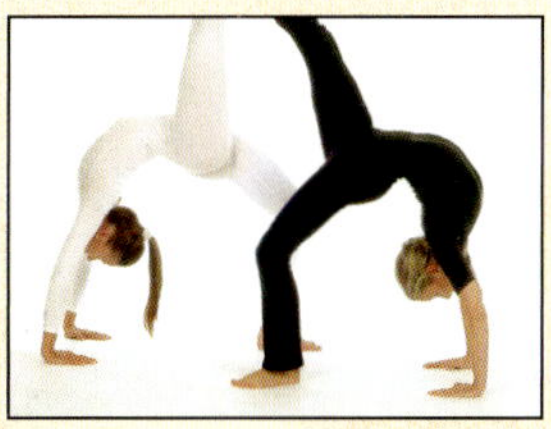
Das Rad

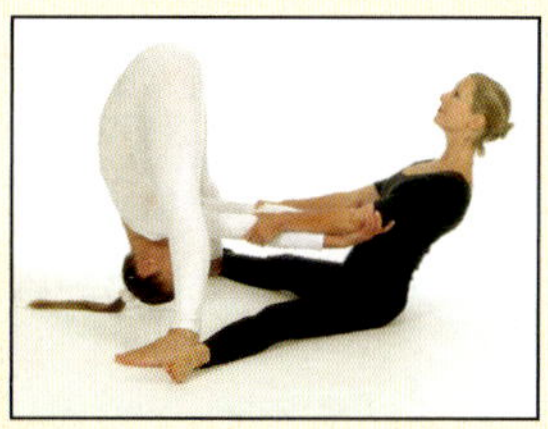
Gegrätschte Vorbeuge

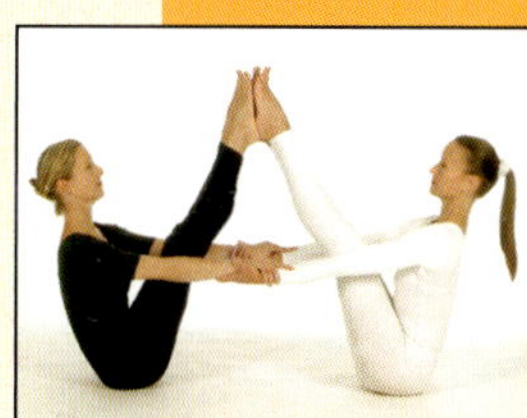
Das Boot

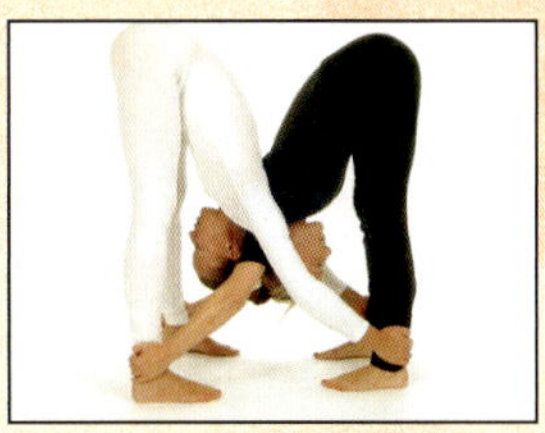
Doppelt gegrätschte Vorbeuge

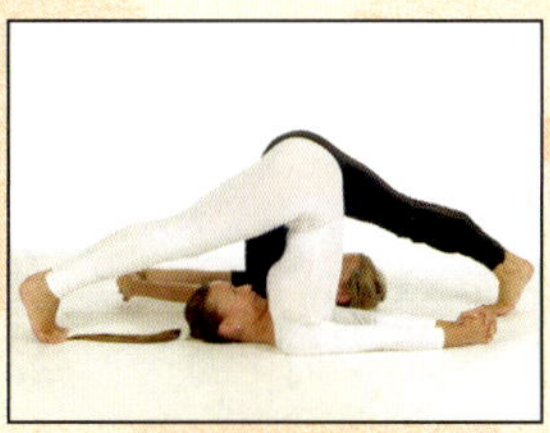
Der Pflug

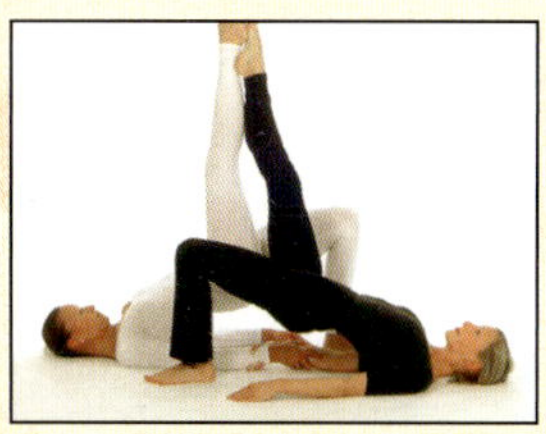
Die Brücke

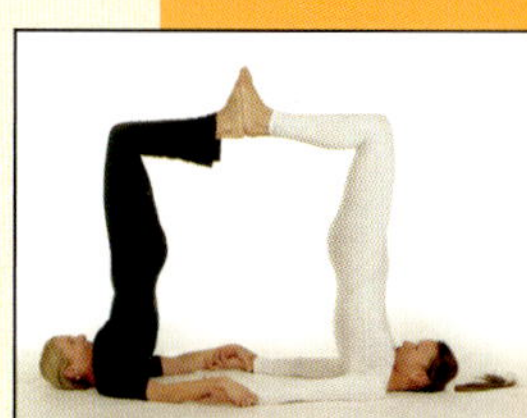
Schulterstand

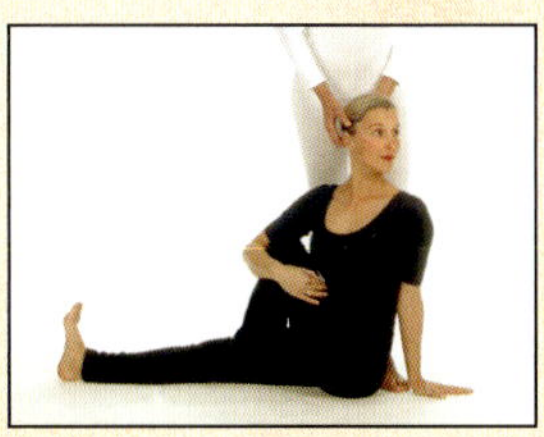
Halber Drehsitz

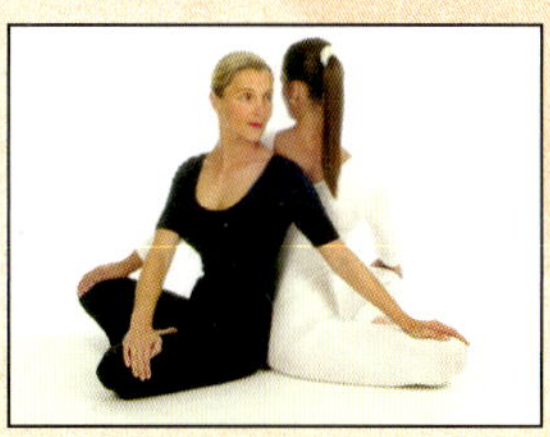
Halber Drehsitz parallel

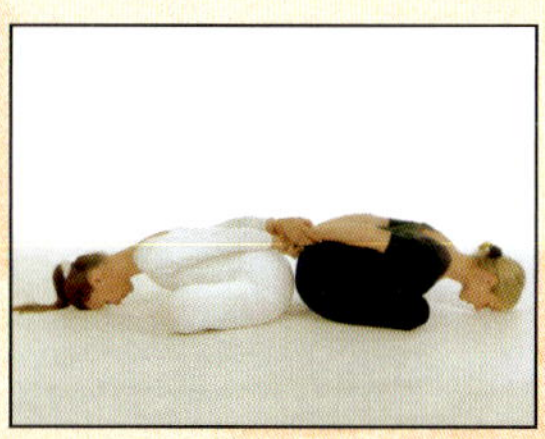
Das Yoga-Siegel

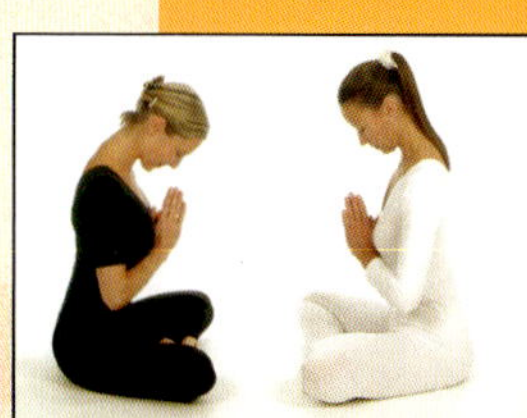
Abschließender Gruß

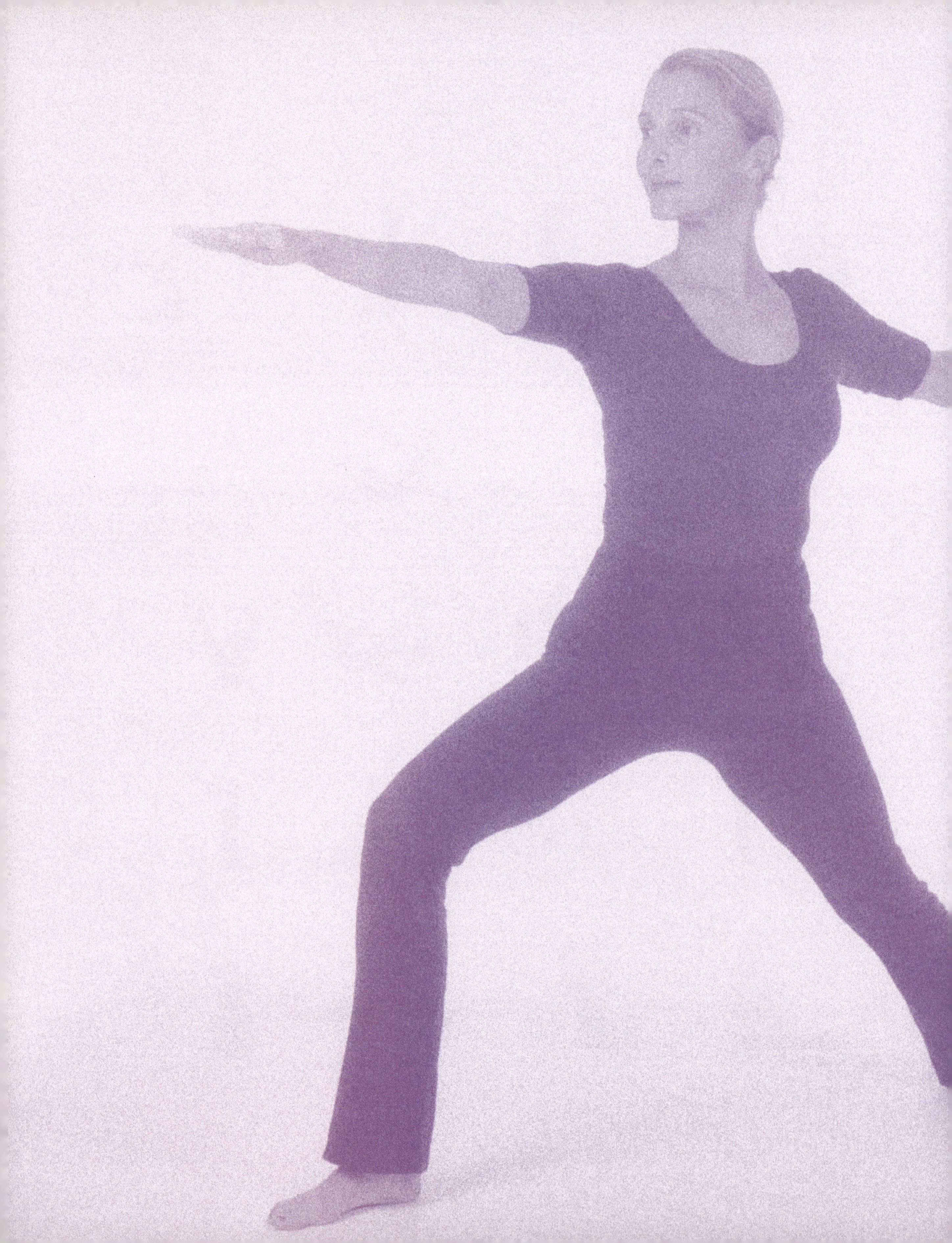

Teil 3 Anhang

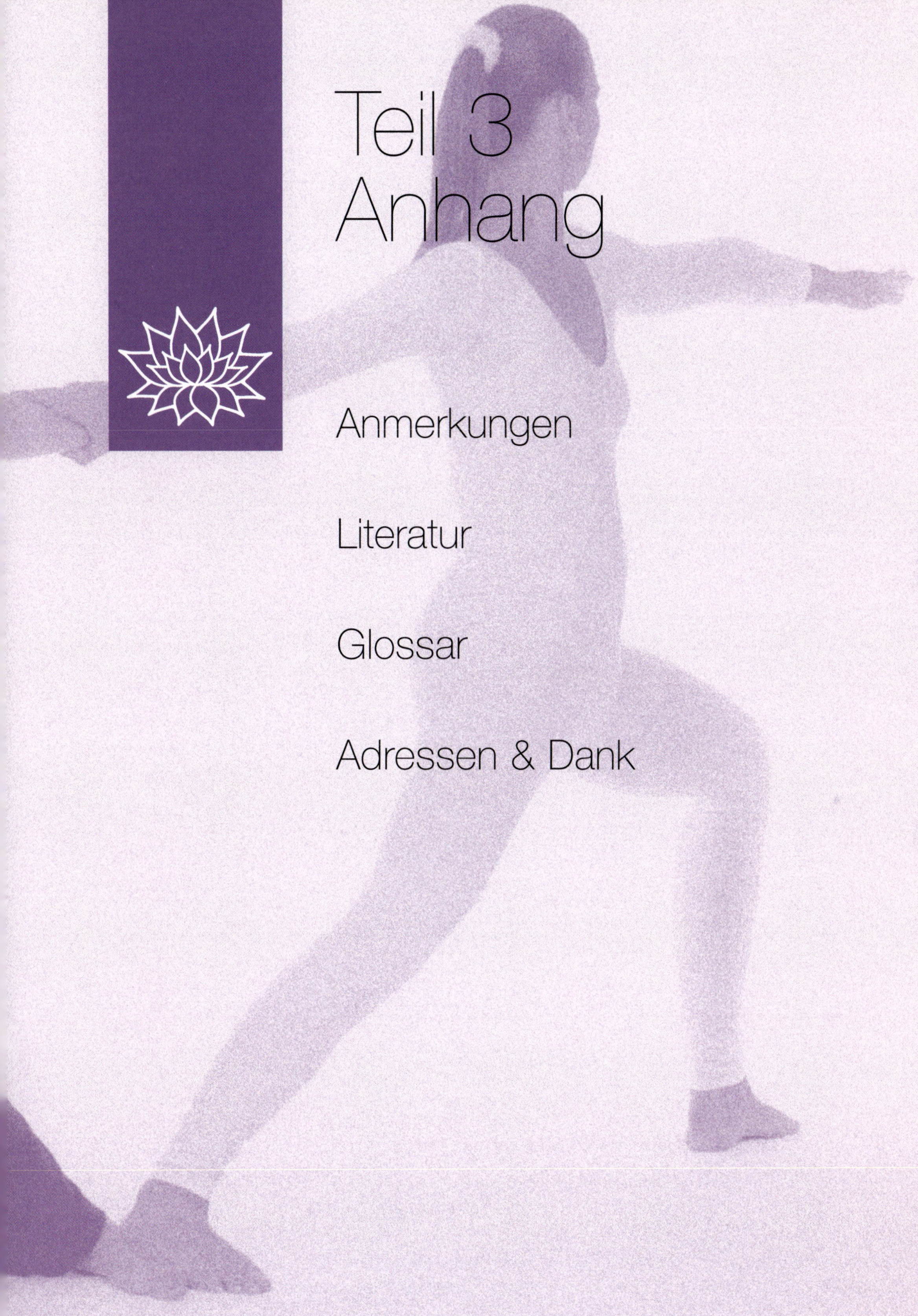

Anmerkungen

Literatur

Glossar

Adressen & Dank

Anmerkungen

9 Eric Hubert, Uschi Osermeier-Sitkowski, S. 13.

2 Bei den vier heiligsten Schriften des Hinduismus handelt es sich um die „Atharva-Veda", die „Rig-Veda", „Sama-Veda" und „Yajur-Veda". Sie enthalten Offenbarungen und Anleitungen für die Durchführung der Opferhandlungen. Ihnen angegliedert sind jeweils auch noch Mrahmana, Aranyaka, Samhita, Sutra und Upanishaden genannte Schriften. Ursprünglich wurden die Veden mündlich überliefert. (Cai Pfannstiel, Handbuch Yoga, S. 400).

3 Thomas Schweer: Stichwort Hinduismus, S. 32

4 ebd.

5 Auszug aus dem Material zur Yogalehrer ausbildung von Anna Röcker zum Thema Karma-Yoga.

6 ebd.

7 Sivananda: Yoga für Körper und Seele, S. 6.

8 Eric Hubert, Uschi Ostermeier-Sitkowski, S. 9.

9 Susan Hayward, Das kleine Buch der Weisheiten, S. 29.

10 Eric Hubert, Energy Yoga, S. 72.

11 Anna Elisabeth Röcker: Übungseinheiten Yoga, S. 120.

12 siehe dazu: Enerkennen, was krank macht. Doris Iding, Barbara Tilmann

13 Anna Elisabeth Röcker: Übungseinheiten Yoga, S. 120.

14 Yoga: Sivananda Yoga Centre, S. 128.

15 Anna Elisabeth Röcker: Übungseinheiten Yoga, S. 121.

16 Das internationale Yoga-Kochbuch, S. 17.

17 An dieser Stelle möchten wir uns ganz herzlich bei der Yogalehrerin Sybille Heilmeier bedanken. Mit ihrem „Feinschmecker-Service" bietet sie eine ganze Palette von Gerichten für Seminare und Feste an. Gekocht wird hier selbstverständlich nach der 5-Elemente-Küche.

18 Nach chinesischer Auffassung bilden Mensch, Natur und Kosmos eine Einheit, die in einer ausgeglichenen Wechselbeziehung zwischen den gegensätzlichen Polen Yin und Yang besteht. Yin steht für das dunkle, weibliche und Yang für das helle, männliche Prinzip. Das Ziel der 5-Elemente-Küche ist, immer wieder einen Ausgleich zwischen diesen Polen herzustellen. Sind Yin und Yang im Gleichgewicht, dann ist der Mensch gesund und fühlt sich energievoll und zufrieden. Ein Ungleichgewicht hingegen macht sich durch übermäßiges Frieren oder Schwitzen, rasche Ermüdung, Niedergeschlagenheit und Verdauungsprobleme bemerkbar und kann sich aber auch in ernsteren Krankheiten äußern.
Für die Chinesen besitzt jeder Mensch, aber auch jedes Nahrungsmittel Yin- und Yang-haltige Tendenzen. Wenn Sie leicht frieren, dann befinden Sie

sich im Yin-Zustand und brauchen für eine Balance mehr Yang-haltige, wärmende Nahrung, wie zum Beispiel Ingwer oder Dinkel. Essen Sie hingegen Bananen, die eine thermisch kühlende Wirkung auf den Körper besitzen, dann werden Sie noch mehr und noch schneller frieren. Schwitzen Sie schnell, dann sind Sie eher ein Yang-Typ und brauchen kühlende Nahrung wie Tomaten, Gurken oder Rohkost. Essen Sie hingegen zum Beispiel thermisch wärmendes Ziegenfleisch oder Fenchel, werden sie noch schneller schwitzen, als sie es ohnehin schon tun. Neben Yin- und Yang-Tendenzen – von heiß über warm, neutral, erfrischend und kalt – enthält auch jeder Mensch, jeder Organismus und jedes Nahrungsmittel die fünf Elemente Holz, Feuer, Erde, Metall und Wasser. Sie werden den Jahreszeiten zugeordnet und sollten entsprechend ihrer Wachstums- und Erntezeit verwendet werden. Aber auch die Geschmacksrichtungen, Gerüche und Gemütslagen werden den Elementen zugeordnet.
Die 5 Elemente der chinesischen Küche – Holz-Feuer-Erde-Metall-Wasser (sie sind nicht identisch mit den Ideen der westlichen Welt) – werden bei dieser Art des Kochens entsprechend ihres natürlichen Auftretens verwendet, und Kochen wird nicht nur zu einem sinnlichen Erlebnis, sondern versorgt Sie auch mit wertvoller und erfrischender Energie. Dabei speist jedes Element in diesem Zyklus das ihm im Uhrzeigersinn nachfolgende: Holz füttert Feuer, Feuer wird zu Erde, aus Erde entsteht Metall und Metall nährt mit seinen Mineralien das Wasser. Nach Ansicht der Chinesen bewirkt diese Art des Kochens ein abgerundetes, harmonisches Essen bei dem zum Beispiel an Salz kräftig gespart werden kann. Je häufiger Sie diesen 5-Elemente-Zyklus beim Kochen beachten, desto energiereicher wird die Mahlzeit, die Organe werden optimal mit Energie versorgt und Sie verwöhnen sich selbst und Ihre Familie mit einer ausgewogenen Ernährung. Das Salz in der Suppe ist neben der richtigen Kombination der Lebensmittel aber auch noch eine entsprechende Zubereitung der Speisen. Geht ein Mensch nach chinesischer Ansicht lieblos beim Kochen vor, schadet er nicht nur seinem Körper, sondern auch seinem Geist. Somit ist Kochen für die Asiaten nicht ein tägliches Übel, welches verrichtet werden muss, sondern auch eine Möglichkeit, Körper und Geist Tag für Tag aufs Neue zu verwöhnen. Essen bedeutet mehr, als nur satt zu werden. Essen nach den 5-Elementen stellt eine Chance dar, mit Freude und Genuss die Gesundheit, Liebes- und Lebenskraft zu erhöhen. Das Kochen nach den 5-Elementen kann auf jede kulinarische Richtung übertragen werden. Besonders eignet sich diese Küche auch, wenn Sie Ihre Gäste einmal auf eine ganz neue Art und Weise überraschen wollen.

19 Auszug aus dem Material zur Yogalehrerausbildung von Anna Röcker zum Thema Karma-Yoga.

20 Anna Elisabeth Röcker, Yoga, Der Weg zur inneren Harmonie, S. 130.

21 Sivananda Yoga Zentrum: Yoga, S. 87.

22 Sivananda Yoga Zentrum:Yoga, S. 87.

23 S.Y. Yoga, S. 88.

24 ebd., S. 96.

25 S.Y. Yoga, S. 96.

26 Aus A.E. Röcker: Yoga Der Weg, S. 22.

Literatur

Bäumer, Bettina:
Patanjali. Die Wurzeln des Yoga. Die klassischen Lehrsprüche des Patanjali, die Grundlage aller Yoga-Systeme.
O.W. Barth, München 1995.

Berufsverband deutscher Yogalehrer (Hrsg.):
Der Weg des Yoga. Handbuch für Übende und Lehrende.
Via Nova, Petersberg.

Bretz, S.V.:
Die Yogaweisheit des Patanjali für Menschen von heute.

Bustorf-Hirsch, Maren:
Die feine Vollwertküche.
Falken, Niedernhausen 1987.

Carroll, Cain and Lori Kimata, N.D.:
Partner-Yoga. Making Contact for Physical, Emotional and Spiritual Growth.
Rodale Books, 2000.

Clerc, Roger:
Grundlagen des Yoga der Energie.
Via Nova, Petersberg.

Desikachar, T.K.V.:
Über Freiheit und Meditation. Das Yoga-Sutra des Patanjali. Eine Einführung.
Via Nova, Petersberg.

Desikachar, T.K.V.:
Yoga – Tradition und Erfahrung.
Via Nova, Petersberg.

Choudhury, Bikram:
Bikram's Beginning Yoga Class.
J.P.Tarcher/Putnam, A member of Pinguin Putnam N.Y., Inc. New York 1978.

Füngers, Elisabeth:
Ayurveda. Das Kochbuch.
Südwest, München 2002.

Harf, Anneliese:
Yoga - Wege zur Harmonie.
Falken, Niedernhausen 1989/1991.

Hubert, Eric: Ostermeier-Sitkowski:
Energy Yoga, 40 Asanas, die verborgene Energien wecken.
Midena, München 2001.

Iding, Doris, Dr. Tilmann, Barbara:
Erkennen, was krank macht.
Kösel, München 2003.

Iding, Doris:
Der Tod geht um die Welt. Märchen und Mythen über den Tod.
Goldmann, München 1999.

Iding, Doris:
Rituale fürs Alleinsein.
Königsfurth, 2003.

Iyengar, B.K.S:
Licht auf Yoga – Das grundlegende Lehrbuch des Hatha-Yoga.
O.W. Barth Verlag, Bern, 3. Auflage 1997.

Jacquemart, P., S. Elkéfi:
Yoga als Therapie – Lehrbuch für die Arzt- und Naturheilpraxis.
Weltbild, 1996.

Mohan, A.G.:
Yoga – Rückkehr zur Einheit.
Via Nova, Petersberg.

Oberbeil, Klaus / Lenz, Christine:
Obst und Gemüse als Medizin. Die Heilkräfte in unserer Natur wirksam nutzen.
Südwest, München 1996.

Oppitz, Christian:
Ernährung für Mensch und Erde.
Hans-Nietsch-Verlag Freiburg 1998.

Pfannstiel, Cai:
Handbuch Yoga – Grundlagen, Übungen, Techniken.
dtv, München 1997.

Pfretschzner, Helga:
Yoga – Üben in Schritten.
Via Nova, Petersberg.

Prabhavananda Swami: Gotterkenntnis.
Die Yoga-Sutras des Patanjali.
Ullstein, München 1998.

Röcker, Anna Elisabeth:
Yoga, Der Weg zu innerer Harmonie und Gesundheit.
Südwest, München 1997.

Röcker, Anna Elisabeth:
Übungseinheiten Yoga. Körperliches und geistiges Training für Gesundheit und innerer Harmonie.
Südwest, München 1998.

Schell, Jürgen:
Yoga – Schlüssel zur Stressbewältigung.
Via Nova, Petersberg.

Schenkbier, Barbara:
Das Geheimnis der Quelle. Ein Yogamärchen.
Via Nova, Petersberg.

Schweer, Thomas:
Stichwort Hinduismus.
Heyne, München 1994.

Schrott, Ernst:
Die köstliche Küche des Ayurveda. Essen mit Leib und Seele.
Mosaik, München 1995.

Sivananda Yoga Vedanta Centre:
Yoga für Körper und Seele.
Mosaik, München 1996.

Sivananda Yoga Vedanta Centre:
Das internationale Yoga-Kochbuch. Köstliches für Körper und Geist.
Hermann Bauer, München 1999.

Sivananda Yoga Zentrum:
Yoga.
Gräfe und Unzer, München 2000.

Swami Satyananda Saraswat:
Asana Pranayama Mudra Banda.
Bihar Yoga Bharati, Munger, Bihar, Indien 1996.

Sri Swami Satchianandа:
The Yoga Sutra of Patanjali.
Integral Yoga Publications, Yogaville Virginia 1986.

Sri Swami Satchidananda:
The healthy vegetarian.
Integral Yoga Publications, Yogaville Virginia 1986.

Tatzky, Trökes, Pinter-Neise:
Theorie und Praxis des Hatha-Yoga.
Via Nova, Petersberg.

Trökes, Anna:
Das große Yoga Buch. Das moderne Standardwerk zum Hatha-Yoga.
Gräfe und Unzer, München 2000.

Vogel, Werner:
Yoga – ein Weg zu den Quellen der Spiritualität.
Audio-Kassette. Via Nova, Petersberg.

Wolz-Gottwald, Eckard:
Yoga-Philosophie-Karten. Ein Grundkurs zur Philosophie des Yoga.
Via Nova, Petersberg.

Glossar

Asana:
Im Sanskrit bedeutet Asana bequemste Stellung. Asanas sind Stellungen, die ausgeführt werden, um eine größere Beherrschung von Körper und Geist zu erlangen.

Adho Mukha Shvanasana:
Asana: Der Hund, der nach unten schaut.

Ahimsa:
Gewaltlosigkeit; erstes Yama.

Aparigraha:
Nicht-Horten, fünftes Yama.

Ardha Mastyendrasana:
Asana: Halber Drehsitz, hier auch als halbe Drehstellung.

Ashtanga Namaskara:
Asana: Die Begrüßung mit acht Körperteilen.

Ashwa Sanchalanasana:
Asana: Die Reiterstellung.

Asteya:
Nicht-Stehlen, drittes Yama.

Bhagavad-Gita:
Hinduistische Schrift; sie bildet eine der Hauptgrundlagen in der Yoga-Wissenschaft.

Bhakti-Yoga:
Der Yoga-Weg der Hingabe.

Brahmacharya:
Mäßigung, viertes Yama.

Bhujanghasana:
Asana: Die Kobra.

Chakrasana:
Asana: Das Rad.

Chakras:
Energiezentren im Astralkörper, an deren Stelle Energiebahnen (nadis) zusammenlaufen. Sie entsprechen den Nervengeflechten des physischen Körpers.

Chin Mudra:
Eine besondere Handhaltung, bei der Daumen (Repräsentant für das göttliche Bewusstsein) und Zeigefinger (Repräsentant für das individuelle Selbst) sich berühren.

Dhyana:
Meditation. Auf dem achfachen Pfad des Patanjali stellt dhyana die siebte Stufe dar. Die Grundlage für die Meditation stellt die Konzentration (sechste Stufe) dar und ist die Vorbereitung zur höchsten Stufe, die Versenkung (samadhi).

Dharana:
Konzentration. Die sechste Stufe auf dem Pfad des Patanjali.

Dhanurasana:
Asana: Der Bogen.

Eka Padasana:
Asana: Stellung auf einem Bein. Hier als Asana „Die Waage" aufgeführt.

Halasana:
Asana: Der Pflug.

Hasta Utthanasana:
Asana: Die angehobene Armstellung.

ishvara pranidhana:
Hingabe an das Höchste, fünftes Niyama.

Kapotanasana:
Asana: Die Taube.

Karma:
Wörtlich übersetzt bedeutet Karma „Aktion", welches die Reaktion mit einschließt. Karma beruht auf dem Gesetz von Ursache und Wirkung. Alles, was wir tun, wird irgendwann wieder auf uns zurückfallen. Unser jetziges Leben ist somit nur die Folge von Handlungen aus früheren Leben.

Karma-Yoga:
Der Weg des selbstlosen Dienens.

Kayvaly Pada:
Buch über die Freiheit; eines der vier Bücher von Patanjalis Sutra.

Mahabharata:
Hinduistisches Volksepos; enthält die Bhagavad Gita.

Manipura-Chakra:
Drittes Chakra, das Solarplexuschakra.

Mantra:
Eine heilige Silbe, auch Klangschwingung genannt, die bei der Meditation verwendet wird, um den Geist auszurichten. OM ist das älteste Mantra, wird auch als Ur-Mantra bezeichnet und repräsentiert die göttliche Grundschwingung allen Seins.

Matsyasana:
Asana: Der Fisch.

Mudra:
Eine Handhaltung, die das Prana in eine bestimmte Richtung lenkt.

Muladhara- Chakra:
Erstes Chakra, das Wurzelchakra.

Nadis:
Feine Energieleitbahnen im Astralkörper. Der Yogi-Theorie zufolge gibt es 72 000 Nadis im menschlichen Körper. Die drei wichtigsten sind: Sushumna, Ida und Pingala.

Natarajasana:
Asana: Der Tänzer.

Navasana:
Asana: Das Boot.

Niyama:
Die zweite Stufe des achtfachen Pfads nach Patanjali. Niyama bezeichnet die moralischen Gebote bzw. inneren Disziplinen, nach denen sich ein Yogi richten sollte. 1. Innere und äußere Reinheit, 2. Zufriedenheit, 3. Askese und Selbstdisziplin, 4. Studium der heiligen Schriften, 5. Verehrung Gottes.

Japa:
Die Wiederholung eines Mantras.

Jnana-Yoga:
Der Weg des Intellekts. Wissen oder Weisheit auf einer höheren Ebene. Im Jnana-Yoga glaubt man, Wissen vor allem durch das Studium des Vedanta und der Meditation zu erlangen.

OM:
Om ist das allumfassende Mantra. Es wird häufig auch AUM geschrieben. OM wird als das universelle Mantra bezeichnet, das auch Bestandteil aller anderen Mantren ist.

Padahastasana:
Asana: Hand zur Fußstellung.

Parivritta Trikonasana:
Asana: Dreieck mit Drehung.

Parivritta (oder Tiryaka) Bhujangasana:
Asana: Gedrehte Kobra.

Patanjali:
Yogi und Philosoph; Patanjali war der erste, der Yoga systematisiert hat.

Prana:
Unter Prana versteht man die universelle Lebenskraft, die überall vorhanden ist. Erst durch sie wird Leben möglich.

Pranayama:
Kontrolle des Prana. Es sind Yoga-Atemtechniken, die darauf ausgerichtet sind, Körper und Geist zu kontrollieren und zu reinigen. Sie stellen die vierte Stufe des achtfachen Pfads von Patanjali dar. Sie werden auch als Vorbereitung zur Konzentration und Meditation empfohlen.

Prasaritta Padottanansana:
Asana: Gegrätschte Vorbeuge.

Pratyahara:
Beherrschung der Sinne durch Rückzug. Sie gilt als die fünfte Stufe auf dem achtfachen Pfad. Der Yogi versucht, sich von äußeren Sinneseinflüssen unabhängig zu machen, um sich allein auf das wahre Selbst zu konzentrieren.

Rajas:
Eine der drei Gunas. (Qualität der Elemente) Rajasige Nahrung führt zu Hyperaktivität und Leidenschaft. Yogis versuchen, rajasige Nahrung zu vermeiden.

Raja-Yoga:
Königlicher Yoga-Weg, der zur Kontrolle des Geistes führt. Das Raja-Yoga ist neben Karma-Yoga, Bhakti-Yoga und Jnana-Yoga eine der vier Hauptrichtungen im Yoga. Raja-Yoga begründet sich auf Patanjalis Yoga-Sutras.

Sadhana Pada:
Buch über die Übung; eines der vier Bücher aus Patanjalis Sutra.

Samadhi Pada
Buch über die Versenkung; eines der vier Bücher aus Patanjalis Sutra.

Salabasana:
Asana: Die Heuschrecke.

Samadhi:
Die letzte Stufe auf dem Pfad des Patanjali. Im Samadhi ist das Ich-Bewusstsein überschritten, und man erfährt das universelle Sein.

Samtosha:
Zufriedenheit; zweites Niyama.

Sanskrit:
Sanskrit ist eine der ältesten Sprachen. Sie gilt als die Hoch- und Gelehrtensprache Indiens. Sie wird auch häufig als „Devanagari", die Sprache der Götter bezeichnet.

Sarvangasana:
Asana: Schulterstand.

Sattva:
Sattva ist eine der drei Gunas (Qualität der Elemente) und steht für Leichtigkeit und Reinheit. Sattvige Nahrung fördert das innere Gleichgewicht.

Satya:
Wahrhaftigkeit; zweites Yama.

Saucha:
Reinheit; erstes Niyama.

Setu Bhandasana:
Asana: Die Brücke.

Sirshasana:
Asana: Kopfstand.

Surya Namaskaram:
Asana: Sonnengruß.

Sutra:
Faden; ein Werk, das die heiligen Lehren enthält. Die Sutras (Aphorismen) im Yoga vermitteln das heilige Wissen auf sehr knappe Weise. Auch im Buddhismus gibt es Sutras. Dort ist mit einem Sutra eine Lehrrede Buddhas gemeint. Sie beginnen immer mit den Worten: „Ich habe gehört ..."

Svadhyaya:
Studium heiliger Schriften; viertes Niyama.

Swadisthana-Chakra:
Zweites Chakra; das Sakralgeflecht.

Tadasana:
Asana: Die Bergstellung.

Tamas:
Eine der Gunas (Qualität der Elemente). Tamasige Lebensmittel machen lethargisch und faul. Yogis versuchen, Nahrungsmittel und Situationen zu vermeiden, die tamasig sind.

Tapasya:
Unreinheiten verbrennen; dazu gehört, Schmerz annehmen, ohne Schmerz zuzufügen; drittes Niyama.

Trikonasana:
Asana: Das Dreieck.

Upanishaden:
Alte Lehren in Sanskrit. Sie bilden das Ende der Veden.

Ushtrasana:
Asana: Das Kamel.

Utthanasana:
Asana: Vorbeuge im Stand.

Vasishtasana:
Asana: Die schiefe Ebene.

Vedanta:
Eine der sechs Schulen der Hindu-Philosophie.

Vibhuti Pada:
Buch über die außersinnlichen Kräfte; eines der vier Bücher aus Patanjalis Sutra.

Virabhadrasana:
Asana: Der Held.

Vrischikasana:
Asana: Skorpion.

Yama:
Wörtlich: Zügel. Es ist die erste Stufe auf dem achtfachen Pfad des Patanjali. Gemeint ist das rechte Handeln: Gewaltlosigkeit, Wahrhaftigkeit, Nichtstehlen, Mäßigung, Nicht-Horten.

Yoga:
Einheit, Joch. Methode zur Veränderung und Überwindung des Bewusstseins.

Adressen & Dank

Informationen über Partner-Yoga und
Integral Yoga-Lehrerausbildungen mit Heike Mayer:

Integral Yoga-Zentrum
www.integralyoga.de
highkey@integralyoga.de
Tel.: 0 82 32-90 95 81

Informationen über Yoga-Kurse mit Doris Iding
Doris Iding
Email: doid@gmx.de

Informationen über
Integral Yoga-Kurse mit Eva Pfiffner
Eva Pfiffner
Kappbergstr. 55
86391 Stadtbergen
0821-154341

Informationen und Fotos zum Thema Yoga
Lichtbilddesign
Susanne Holzmann
Kirchbergstr. 23
86157 Augsburg

Informationen zur
5-Elemente-Küche & Integral Yoga
Feinschmecker-Service
Sybille Heilmeier
Ulrich-Schiegg-Str. 9
86159 Augsburg

Meine tiefste Dankbarkeit und Ehrfurcht
gelten meinem großartigen Meister
und geistigen Vater
Sri Swami Satchidananda Maharaj.

Er war ein strahlendes Beispiel lebendigen Yogas,
er war der Inbegriff von Freiheit und Glückseligkeit.

Seine schlichte Klarheit machte
die jahrtausendalte Wissenschaft des Geistes
für alle verständlich und nachvollziehbar.
In ihr hat er unzählige Menschen aus allen
Kulturen, Religionen und Gesellschaftsschichten vereint.

Inspiriert hat er durch sein Vorbild,
unermüdlich, in Demut und Hingabe zu dienen.

Sein Humor, seine kindliche Freude und
seine grenzenlose Liebe
werden stets als Funke strahlen,
in denen, die seiner Lehre folgen.

Durch ihn fühle ich mich
mit der unendlichen Kraft verbunden
und mit dem Göttlichen vereint.

Innigster Dank gilt auch meiner Mutter,
die mir stets unerschütterlichen Glauben vorgelebt hat,
und meinem Vater, dessen bedingungslose Liebe
mich noch heute trägt.

Heike Mayer

Mein persönlicher Dank gilt meinen Yogalehrern Anna Röcker und Ines Fischer. Ihre Begeisterung, Ihre Herzlichkeit und Kompetenz haben mich während der Yoga-Lehrerausbildung begleitet. Ich würde mich freuen, wenn sie noch viele Menschen auf den Yoga-Weg bringen würden.

Doris Iding

Unser gemeinsamer Dank gilt Erika Schuler-Konietzny, durch deren Engagement dieses Projekt überhaupt erst zustande kam, und Reinhold Geyersberger, unserem Grafiker, der die Essenz und Gestaltung dieses Buches so wunderbar in Einklang gebracht hat.
Schließlich richtet sich unser Dank auch an all die nicht namentlich Genannten, die dieses Buch durch Ihre Kompetenz und Ihren Einsatz unterstützend mitgestaltet haben.
Des weiteren danken wir unserem Model Eva, unserer Fotografin Susanne sowie Bille für Ihre herzliche Unterstützung.

Kraftquelle Yoga

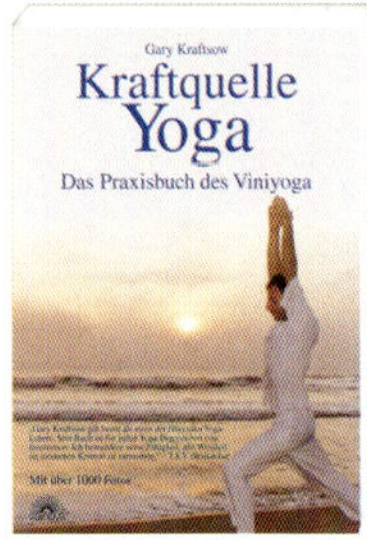

Das Praxisbuch des Vini-Yoga

Gary Kraftsow

Paperback, 360 Seiten, Großformat,
über 1000 Fotos
ISBN 978-3-86616-027-9 **2. Auflage**

„Der Stern des Yoga geht auf." Mit diesen Worten beginnt ein Buch, dessen Lektüre für alle Yoga-Praktizierenden zu einer Sternstunde des Yoga werden kann. Im ersten Teil des Buches, das auf einzigartige Weise eine Vielzahl von Themen in großer Tiefe behandelt, erläutert der Autor die Grundlagen der Yoga-Praxis, zu denen körperliche Haltungen, der Atem und der richtige Aufbau einer Yoga-Stunde gehören, sowie die Biomechanik der Bewegung anhand einer Reihe praktischer, in sich abgeschlossener Übungsreihen. Der zweite Teil behandelt das enorm große Heilungspotenzial, das der Yoga-Therapie innewohnt. Für eine Vielzahl körperlicher und seelischer Erkrankungen zeigt der Autor – stets wissenschaftlich fundiert – eine Fülle von Übungsreihen und Haltungen, die in hohem Maße zu ihrer Heilung beitragen können. Einzigartig sind auch die exzellenten, über 1000 fotographischen Darstellungen und detaillierten Anleitungen zu den einzelnen Asanas. Dieses Buch ist eine Goldgrube praktischen Wissens, das den Leser immer wieder zu neuen Erkenntnissen führen wird.

Yoga für Seele, Geist und Körper

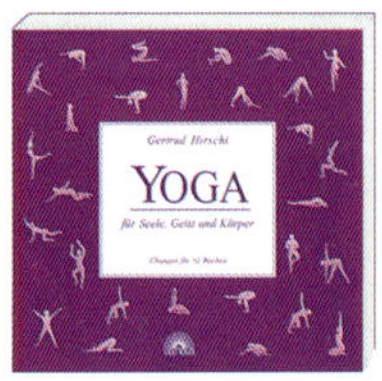

Übungen für 52 Wochen **7. Auflage**

Gertrud Hirschi

Paperback, 272 Seiten, 580 Abbildungen
ISBN 978-3-936486-38-4

Mit ganzheitlich angelegten Übungsfolgen, verbunden mit positiven Visualisationen und Affirmationen, vermittelt die bekannte Bestseller-Autorin („Mudras, Yoga mit dem kleinen Finger") die wunderbare Chance, eine neue Haltung dem Leben gegenüber zu finden. Mit diesem reich illustrierten Yoga-Buch können Sie körperliches Wohlbefinden, höhere Leistungsfähigkeit oder einen stressfreien Alltag erreichen, Ihre Spiritualität besser zum Ausdruck bringen, mehr Tiefe in Ihrer Meditation finden, Ihre Lebenskräfte steigern und Ihre Beziehung verbessern. Das Buch ist sowohl für Fortgeschrittene als auch für den Anfänger geeignet, der damit einen Einstieg in den Yoga wagen kann. Die Autorin erklärt die richtige Übungsweise und den begleitenden Atem und gibt Hinweise zur Bewältigung des Alltags. In 52 Wochenthemen werden die verschiedensten Aspekte des Lebens angesprochen. Die Körperübungen – ausgewählt nach dem neuesten Stand medizinischer Erkenntnisse – garantieren Ihnen ein rückengerechtes Üben.

Yoga-Philosophie-Atlas

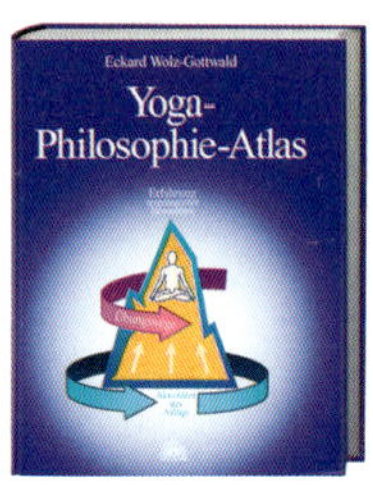

Eckard Wolz-Gottwald

Hardcover, 228 Seiten, 230 Abb. **2. Auflage**
und Graphiken
ISBN 978-3-936486-04-9

Der „Yoga-Philosophie-Atlas" ist eine Enzyklopädie der Yoga-Philosophie. Er besteht aus Texten zu allen zentralen Themen der Yoga-Philosophie. Die den Text erläuternden Grafiken können die Grundstrukturen eines Gedankens treffend auf den Punkt bringen und ermöglichen so den Zugang zu den oft komplizierten Zusammenhängen der Yoga-Philosophie. Von der allgemein verständlichen Anschaulichkeit ist der Weg zu den Tiefen des yogischen Wissens gewiesen. Der „Yoga-Philosophie-Atlas" erläutert die einzelnen Wege und Schulen und setzt sie in den großen Zusammenhang der Philosophie des Yoga. Die Grundthemen der Yoga-Philosophie, die großen Text-Zeugnisse des religiösen Yoga, des klassisch-philosophischen Yoga und auch des körperorientierten Yoga der Gegenwart bilden besondere Schwerpunkte.

Yoga-Üben in Schritten

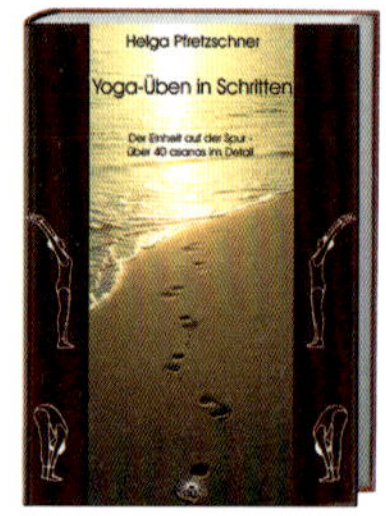

Der Einheit auf der Spur – über 40 „Åsanas"
im Detail

Helga Pfretzschner **2. Auflage**

Hardcover, 384 Seiten, 680 Abb.
ISBN 978-3-928632-86-7

In diesem Buch werden nicht nur Yoga-Haltungen mit 680 Abb. detailliert erklärt, sondern es wird auch ein strukturierter Übungsweg zu den einzelnen Positionen vorgestellt. Neben der ausführlichen Darstellung jeder Haltung werden Ausgleichsübungen, Wirkungen, Vorsichtsmaßnahmen sowie Alternativen erläutert. Die Autorin versteht es, den ganzheitlichen Aspekt – vom Groben bis ins Feinste – in die Körperpraxis einzubringen. Es geht nie allein darum, mit dem Körper zu arbeiten, sondern letztendlich mit allen Ebenen des Seins in den Dialog zu kommen. So werden zu jeder Haltung die Symbole veranschaulicht, und damit wird eine tiefere Schicht des Bewusstseins angesprochen. Das Buch gibt allen Yoga-Übenden und den Yoga-Lehrenden inspirierende Anregungen für ihre Praxis. Es spricht aber auch Menschen an, die sich neu auf Yoga einlassen wollen; ihnen gewährleistet es eine sorgfältige, systematisch aufgebaute Anleitung.

Yoga – Energie ein Leben lang

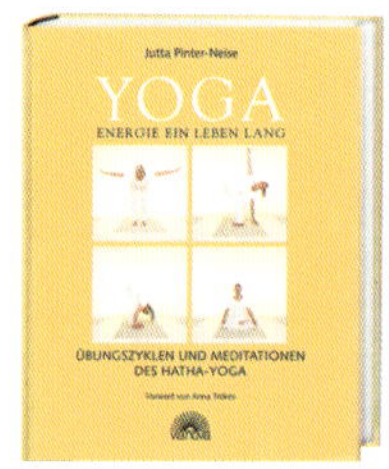

Übungszyklen und Meditationen des Hatha Yoga

Jutta Pinter-Neise

Hardcover, 184 Seiten, 200 farbige Fotos
ISBN 978-3-86616-098-9

In diesem Buch werden 35 Jahre Erfahrung im „Yoga der Energie" weitergegeben. Die Entwicklung der Achtsamkeit führte zu einer immer größeren Einfachheit und Genauigkeit in der Ausführung der Haltungen und Bewegungsabläufe. Die vier Übungszyklen bauen in ihrer Anforderung aufeinander auf.

Je tiefer der Übende sich einzulassen gewillt ist, desto tiefer wird er berührt werden. Die einzelnen Übungen sind so aufeinander abgestimmt, dass jede Übungssequenz eine in sich geschlossene Einheit ergibt, die jeweils mit einer Meditation abschließt. Der Autorin geht es darum, zu berühren, damit Veränderung geschehen kann. Ihre jahrelange Suche hat ihr mit aller Deutlichkeit gezeigt, dass es nur unser Denken und Fühlen ist, das alles verändert.

Das Geheimnis der ewigen Jugend der Derwische

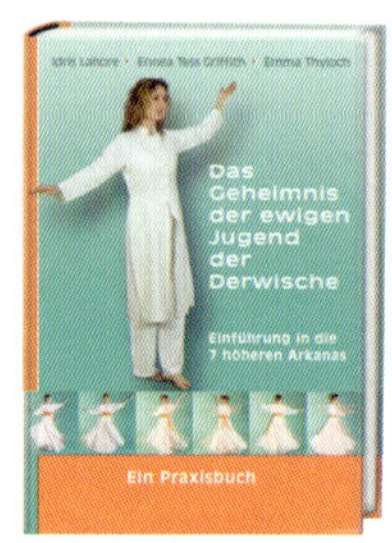

Einführung in die 7 höheren Arkanas
Ein Praxisbuch

Idris Lahore – Ennea Tess Griffith – Emma Thyloch

Hardcover, 208 Seiten, über 250 farbige Fotos
ISBN 978-3-86616-075-0

Die Kunst, die Philosophie und die Wissenschaft der Bewegungen der sieben höheren Arkanas werden von Derwischen in ihren geheimen Bruderschaften seit undenklichen Zeiten praktiziert. Die Kunst der Bewegungen des Samadeva steht sowohl dem Yoga als auch dem Tai Chi Chuan und dem Tanz nahe.

In diesem Buch werden die sieben grundlegenden Arkanas, die von den Derwischen auch „Übungen der Verjüngung" genannt werden, dargestellt. Sie sind sehr einfach und dennoch außerordentlich belebend. Sie kräftigen den Körper und schenken ihm Gesundheit, Energie, Beweglichkeit und Entspannung. Sie bringen die Psyche ins Gleichgewicht, verlangsamen den Alterungsprozess, erneuern den Geist und lassen ihn klarer und lebendiger werden. Diese wirklich bemerkenswerten Übungen harmonisieren und stimulieren unsere körperlichen, emotionalen und mentalen Kräfte, und sie helfen uns, den Situationen des Alltags gelassener, fröhlicher und kreativer zu begegnen. Anhand zahlreicher Detailphotos werden die Übungen im vorliegenden Buch sowohl einfach als auch wirkungsvoll beschrieben.

Die Heilkraft der Mudras

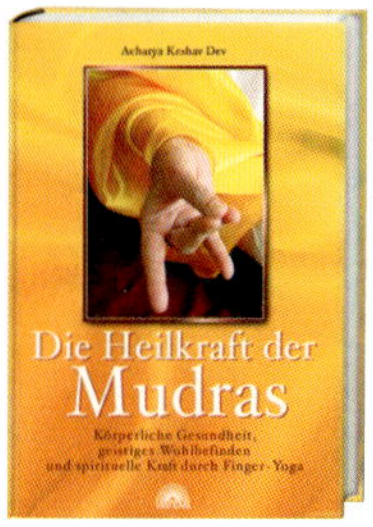

Körperliche Gesundheit, geistiges Wohlbefinden und spirituelle Kraft durch Finger-Yoga

Acharya Keshav Dev   2. Auflage

Hardcover, 148 Seiten, 84 Fotos
ISBN 978-3-936486-78-0

Mudras sind Yoga-Haltungen, die mit den Fingern ausgeführt werden. Archarya Keshav Dev hat diese alte indische Wissenschaft als Schlüssel zu Gesundheit und Wohlbefinden für die moderne Welt von heute wieder neu entdeckt und durch eigene Mudras zusätzlich bereichert. In einer einfachen und leicht verständlichen Sprache beschreibt dieses Buch die wichtigsten Fingerhaltungen und erklärt ausführlich, welche erstaunlichen positiven Wirkungen Mudras auf die körperliche Gesundheit, das geistige Wohlbefinden und die spirituelle Tiefe des Übenden haben können. Auch die Rolle, die Mudras in der Meditation spielen, wird eingehend erläutert. Zahlreiche Fotos veranschaulichen die beschriebenen Mudras und machen es dem Leser leicht, sie eigenständig zu erlernen und zu üben.

Mit Yoga Nidra das Leben meistern

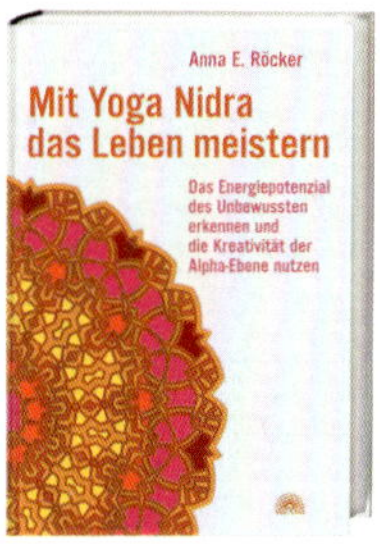

Das Energiepotenzial des Unbewussten erkennen und die Kreativität der Alpha-Ebene nutzen

Anna Röcker

Hardcover, 192 Seiten
ISBN 978-3-86616-069-9

Leicht erlernbare „magische" Praktiken ermöglichen es auf verblüffend einfache Weise, die Fähigkeiten des Geistes optimal und zielgerichtet zu nutzen. Auf verschiedenen Stufen führt Yoga Nidra von einer ganzheitlichen, tiefen Entspannung bis hin zur Lösung von alten Mustern und Blockaden sowie Programmierungen aus der Kindheit. Davon frei zu werden eröffnet völlig neue Möglichkeiten, die innere Stimme zu hören und das eigene kreative Potenzial zu entwickeln und für die eigene Lebensgestaltung einzusetzen. Im besten Sinne führt Yoga Nidra nicht nur zur eigenen Weiterentwicklung und inneren Freiheit, sondern zur Mitgestaltung und Erhaltung der Schöpfung. Yoga Nidra ist für jeden Menschen geeignet, da es sich um ein in sich schlüssiges System handelt. Das uralte Yoga Nidra-Wissen wird damit zum Schlüssel für die „neue Zeit", von der die moderne Gehirnforschung spricht.

Yoga-Weisheit leben

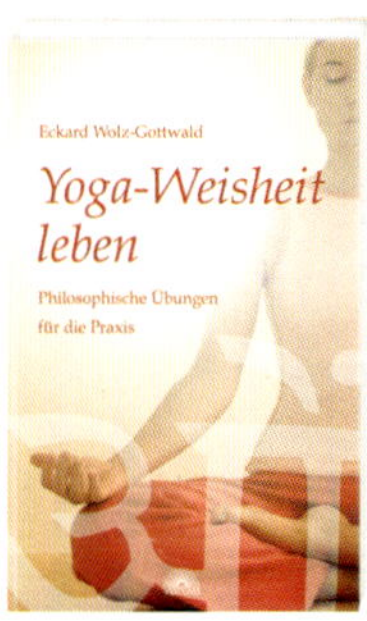

Philosophische Übungen für die Praxis

Eckard Wolz-Gottwald

Taschenbuch, 168 Seiten
ISBN 978-3-86616-137-5

„Gelebte Yoga-Weisheit" ist ein Übungsbuch für Einsteiger wie Fortgeschrittene, die durch Yoga-Philosophie ihre Praxis vertiefen und weiterführen wollen. Jedes der 18 Kapitel ist verbunden mit Übungen, durch die Yoga-Philosophie nicht nur verständlich, sondern auch im Alltag anwendbar und erfahrbar wird. Das Buch zeigt, dass Yoga-Philosophie weit mehr bedeutet als Theorie. Die philosophischen Übungen helfen, sich des ursprünglichen Sinns der Yoga-Praxis bewusst zu werden. Es wird möglich, Yoga als Weg der Schulung der Bewusstheit von Körper, Geist und Seele, aber auch als Wegweisung für das Leben im Alltag zu erfahren.

Hatha Yoga Pradipika

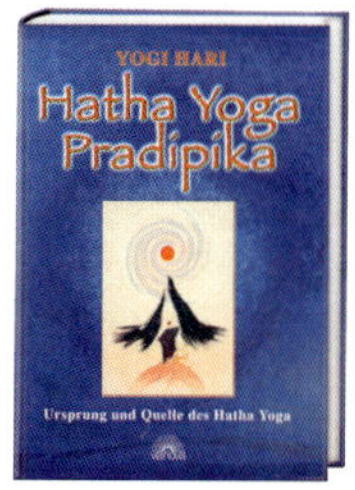

Ursprung und Quelle des Hatha Yoga

Yogi Hari

Hardcover, 272 Seiten, 35 Fotos
ISBN 978-3-86616-083-5

Die Hatha-Yoga-Pradipika (HYP) ist bis heute der Grundlagentext für den sogenannten Hatha-Yoga, also für jene Übungsform des Yoga, die sich hierzulande zunehmender Beliebtheit erfreut. Um so mehr mag es erstaunen, daß die HYP bis jetzt nur in einer einzigen deutschen Ausgabe vorliegt, die bereits 1893 veröffentlicht wurde. Diese Ausgabe trifft allerdings weder in der Wortwahl noch in den Kommentierungen den Geist unserer Zeit. Ganz anders die vom Verlag VIA NOVA neu herausgebrachte Fassung der HYP von Yogi Hari. Aus diesem Buch spricht nicht nur eine große fachliche Kompetenz, denn der Inder Yogi Hari verfügt über eine jahrzehntelange eigene Praxis. Das Buch atmet auch den freien Geist einer wirklich spirituellen Umsetzung des Yoga. Indische Tradition verbindet sich hier wohltuend mit modernen westlichen Erkenntnissen. Hilfreiche Details zur Ausführung einzelner Übungen kombinieren sich mit einer verständlichen Einbettung in die dahinter stehende Philosophie. Von diesem Buch werden interessierte Laien wie erfahrene Yoga-Übende gleichermaßen profitieren.

Wie werde ich ein richtiger Yogi?

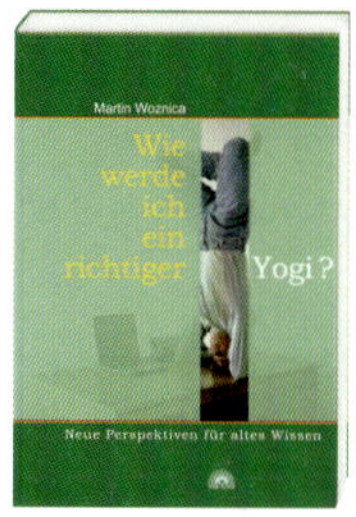

Neue Perspektiven für altes Wissen

Martin Woznica

Paperback, 272 Seiten
ISBN 978-3-86616-082-8

Die Frage, wie wir ein Yogi werden, beantwortet der Autor auf zwei parallelen Ebenen: Er beschreibt die 4 klassischen Yoga-Wege Jnana-, Raja-, Bhakti- und Karma-Yoga und fragt gleichzeitig nach den Grundgedanken und -motiven dieser alten indischen Weisheiten. Er sucht nach dem Gemeinsamen, das hinter all dem Verschiedenen in unterschiedlichen Kulturen und Religionen durchscheint. Den Wüstenvater vergleicht er mit dem Yogi, und er „meditiert" über ein Zen-Koan. Das indische Denken mit den Begriffen „Karma" und „Dharma" interpretiert er dahingehend, dass wir uns zunächst über unsere persönlichen Einschränkungen und Talente klar werden müssen, um sie dann stimmig zu einem ewigen Gesetz zu entfalten. Fragen und Möglichkeiten der Meditation verknüpft der Autor mit Erkenntnissen und Weltbild der modernen Wissenschaften, um auf einer grundlegenden Ebene zu verstehen, wie wir als Person und wie Welt und Kosmos als Ganzes „funktionieren".

Hand und Fuß – Quellen der Heilung

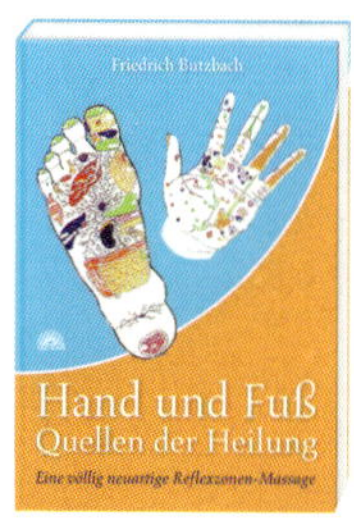

Eine völlig neuartige Reflexzonen-Massage

Friedrich Butzbach

Paperback, 192 Seiten, 70 Grafiken und Zeichnungen
ISBN 978-3-86616-138-2

In einer über dreißigjährigen Praxis erwuchsen dem Autor neue Erkenntnisse der Fußreflexzonenmassage, besonders an den großen Zehen. Er fand hier über 40 Reflexpunkte der Hirnreflexe, über die schnellere und intensivere Reaktionen ablaufen. Dazu kommen noch rund 20 neu gefundene Reflexpunkte, die zum Beispiel den Augeninnendruck, Herpes und Gürtelrose, hohen Blutdruck, Herzbeschwerden, Asthma oder Zahnschmerzen sehr schnell und effektiv positiv beeinflussen. Die Massage eines von ihm gefundenen Reflexpunkts kann selbst sehr alte Schockerlebnisse aus dem Unterbewusstsein in das Bewusstsein bringen und die dadurch entstandenen Belastungen und Blockaden abbauen. Genaue Beschreibungen und viele Skizzen und Schaubilder machen nicht nur die Lokalisierung der Reflexpunkte und die Art der jeweils erforderlichen Massage klar, sondern sind vom Autor auch ausdrücklich als Möglichkeit zur Selbsthilfe für sich und vor allem zur Anwendung bei Kindern gedacht.

Liebe dich selbst, sonst liebt dich keiner

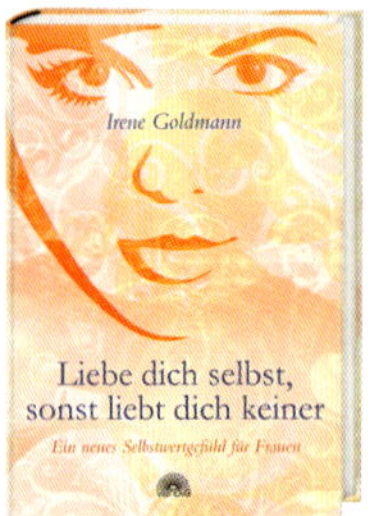

Ein neues Selbstwertgefühl für Frauen

Irene Goldmann

Hardcover, 168 Seiten
ISBN 978-3-86616-125-2

Warum fällt es Frauen heute trotz besserer Möglichkeiten so schwer, ihr Leben glücklich zu gestalten? Dieser Frage geht die Autorin nach und kommt auf überraschende Antworten: Die Vorstellung von der Liebe als einer Art „Schlaraffenland" ist es, die verhindert, in der Partnerschaft das ersehnte Glück zu finden. Viele Frauen haben nicht genügend gelernt, sich um sich selbst zu kümmern, sich selbst zu lieben. Warum aber mangelt es Frauen an dieser Fähigkeit, die doch die Grundlage für persönliches Glück ist? Auf der Basis jüngster wissenschaftlicher Forschung erklärt die Autorin nicht nur, wie dieser Mangel entsteht. Sie macht auch deutlich, dass es möglich ist, Selbstliebe zu lernen, und begleitet Frauen auf diesem Weg. Sie zeigt ihnen, wie sie ihre Bedürfnisse optimal befriedigen, ihr Leben glücklich und sinnerfüllend gestalten und zu seiner einzigartigen Bedeutung vordringen können, um dann wirklich fähig für wahre Liebe und Partnerschaft zu werden.

Kompass für das Abenteuer Alter

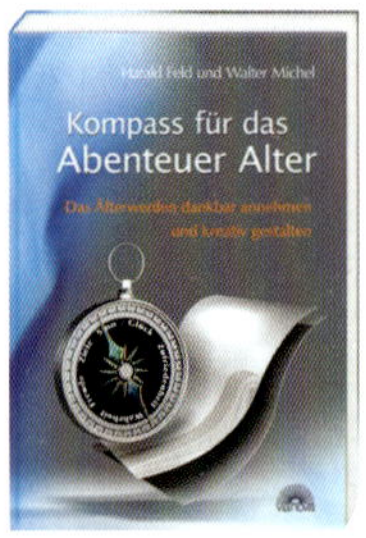

Das Älterwerden dankbar annehmen und kreativ gestalten

Harald Feld/Walter Michel

Paperback, 168 Seiten
ISBN 978-3-86616-135-1

Menschen werden heutzutage immer älter, die Lebensphase nach der beruflichen Arbeit immer länger. Jeder muss wohl seine eigenen Erfahrungen mit dem Älterwerden machen, aber dieses Buch kann helfen, sich auf diese Periode vorzubereiten, sich mit der Problematik, den Erfordernissen und Chancen des Alterns auseinander zu setzen, um sie besser zu verstehen und vielleicht auch vorzuplanen. Das Buch nimmt die Angst vor dem Älterwerden und zeigt den Reichtum des Alters auf. Die Autoren Dr. Harald Feld und Walter Michel zeigen überzeugend auf, wie der älter werdende Mensch mit einer optimistischen Einstellung durch kreatives, konstruktives Handeln und sinnvolles Gestalten dieser Lebensperiode im sozialen Miteinander seinem Leben mehr Inhalt, Reife und Erfüllung geben kann.

Brücken zwischen Himmel und Erde

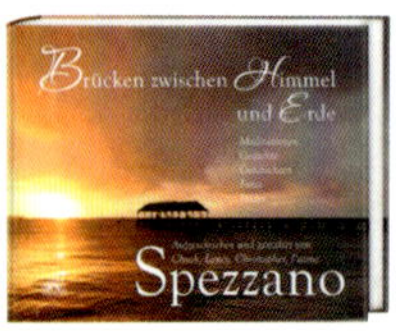

Meditationen, Gedichte, Geschichten, Fotos, Bilder

Aufgeschrieben und gestaltet von Chuck, Lency, Christopher, J'aime Spezzano

Hardcover, vierfarbig, 192 Seiten, über 100 Fotos und Bilder
ISBN 978-3-86616-128-3

Brücken zwischen Himmel und Erde ist ein Buch, das von einer Familie geschaffen wurde. Es enthält Photos des Sohnes (der auch für das Layout verantwortlich ist), Gemälde der Tochter, inspirierende Kurzgeschichten der Mutter und poetische Texte des Vaters, die das Herz öffnen. Die Photos zeigen die Schönheit und die Vielfalt der Erde, und die Gemälde berühren und öffnen für die Schönheit der Kunst. Worte können Arznei sein, das perfekte Gegenmittel gegen das, was uns quält. In einer Welt, die allzu oft den Mut verloren hat, soll dieses Buch dem Leser helfen, ihn wiederzugewinnen. Man kann einen anderen Menschen nur inspirieren, indem man sein Herz öffnet und das, was einen selbst inspiriert, mit ihm teilt. Genau das hat die Familie Spezzano getan.

Sich ändern – statt ärgern

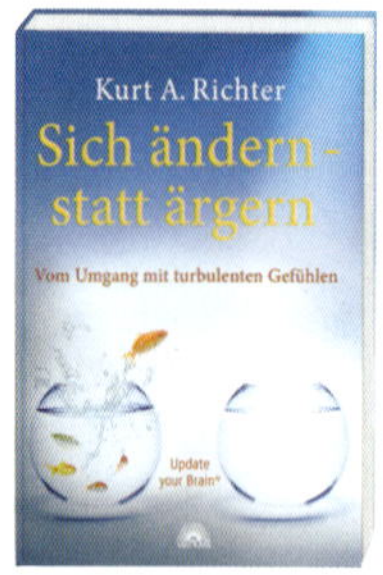

Vom Umgang mit turbulenten Gefühlen

Kurt A. Richter

Paperback, 288 Seiten
ISBN 978-3-86616-124-5

Machen Sie sich fit im Umgang mit arroganten, nörglerischen, vorwurfsvollen, eifersüchtigen, rechthaberischen, neidischen und zynischen Zeitgenossen. Erkennen Sie die inneren Ursachen negativer Gefühlszustände, die Ihr Selbstbewusstsein und Ihre besten Qualitäten unterdrücken. Entdecken Sie anhand von 22 inspirierenden Gesprächen, ähnlich der Dialog-Methode von Sokrates, völlig neue Möglichkeiten, mit verbalen Tiefschlägen und turbulenten Gefühlszuständen wie Ärger, Schuldgefühlen, Streit, Sorgen, Prüfungsängsten und Schlafstörungen umzugehen. „Update your brain" heißt: Aktualisieren Sie Ihr Denken und bringen Sie Ihre soziale Kreativität auf den neuesten Stand.
„Update your brain" heißt: Update für deinen Geist … dein Gemüt … dein Wohlbefinden … deine Leistungsfähigkeit … deine Lebendigkeit … dein Glückserleben … deine Liebe … deine Lebensfreude … deine Kreativität … deine Inspiration … deine Leidenschaft … deine Energie … deinen Humor.

Die Angst ist ein seltsamer Vogel

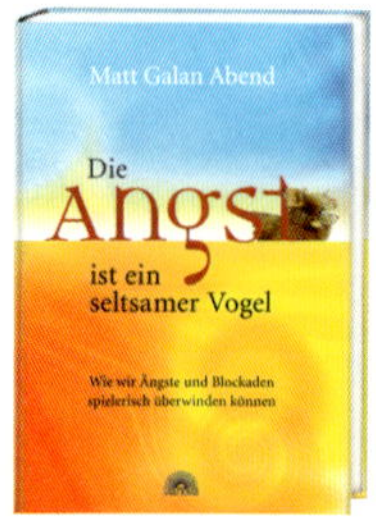

Wie wir Ängste und Blockaden spielerisch überwinden können

Matt Galan Abend

Hardcover, 144 Seiten, 10 Zeichnungen
ISBN 978-3-86616-106-1

Noch nie war das menschliche Leben so angstbesetzt wie heute: Existenzangst, Versagensangst, Angst um den Arbeitsplatz, Angst vor Verarmung, dem Alter, vor Krankheit, dem Alleinsein usw. usw. Für den Autor lautet die alles entscheidende Frage: Habe ich Angst – oder hat die Angst mich? Wer hat wen? Wer geht mit wem um? Matt Galan Abend entlarvt zunächst die Angst als Software unseres Unterbewusstseins, beschreibt Ursachen und Hindernisse, weshalb die Angst so bedrohlich ist und unüberwindbar scheint. Er lehrt, wie man sich von der Angst trennen und die Identifikationen mit ihr auflösen kann. Der Autor personifiziert die Angst in diesem Buch mit der Figur des seltsamen Vogels und zeigt darüber hinaus einen Weg, wie wir Ängste und Blockaden auch aus unserer unbegrenzten, geistigen Ebene heraus heilen können.

Meine Hände helfen und heilen

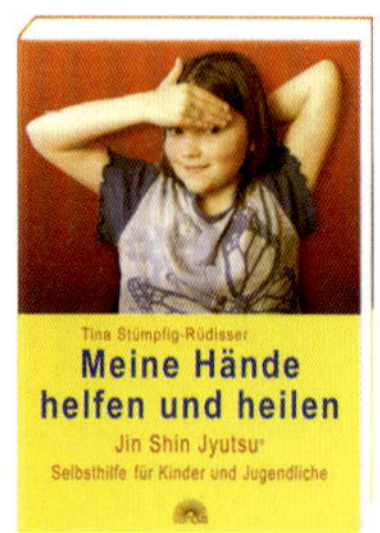

Jin Shin Jyutsu®
Selbsthilfe für Kinder und Jugendliche

Tina Stümpfig-Rüdisser

Paperback, 120 Seiten, über 100 vierfarbige Fotos
ISBN 978-3-86616-116-0

Wenn die Energie frei im Körper fließt, fühlt sich der Mensch gesund und wohl. Energieblockaden können zu Missstimmungen, Ängsten oder Konzentrationsschwächen führen, aber auch zu organischen Störungen und Krankheiten. Mit diesem Buch, entstanden aus vielen Jin Shin Jyutsu-Selbsthilfekursen, will die Autorin speziell Kindern und Jugendlichen Möglichkeiten aufzeigen, wie sie selbst ihre Lebensenergie wieder ins Gleichgewicht bringen können, mit Ängsten, Wut, Trauer u.a. umgehen und bei verschiedenen Krankheiten ihre Selbstheilungskräfte aktivieren oder sogar bei Schulproblemen sich selbst helfen können. Mithilfe von Fotos und Erklärungen lernen sie, sich selbst eigenverantwortlich wahr- und ernstzunehmen und mit einfachen Handgriffen in Harmonie und Entspannung zu bringen, eine wertvolle Ergänzung zu herkömmlichen Heilmethoden.